ullstein

DR. MED. LIV KRAEMER ist Fachärztin für Dermatologie mit über zwanzig Jahren medizinischer Erfahrung. Als Wissenschaftlerin spezialisierte sie sich auf Genetik, Stammzellforschung und Tissue Engineering weltweit und arbeitete unter anderem an der Columbia University New York und am Universitätsklinikum Charité Berlin.

Vor mehr als zehn Jahren gründete sie ihre Skin Longevity Clinic in Zürich, aus der die *Dr.-Liv-Methode* hervorging, die das volle Potenzial jeder Haut entfaltet. Darüber hinaus ist sie Medical Advisor, Keynote-Speakerin und Buchautorin.

Dr. med. Liv Kraemer

Skin Longevity

Der Schlüssel zu gesunder und strahlender Haut

Ullstein

Alle Informationen und Empfehlungen dieses Buches wurden mit größter Sorgfalt von der Autorin zusammengestellt. Sie dienen ausschließlich Bildungs- und Informationszwecken und keiner medizinischen Beratung. Die Inhalte dieses Werkes ersetzen keinesfalls die fachliche Beratung, Diagnose oder Behandlung durch qualifizierte Gesundheitsfachkräfte. Bei gesundheitlichen Fragen oder Beschwerden ist stets der Rat von Ärztinnen und Ärzten oder anderen qualifizierten Gesundheitsdienstleistern einzuholen. Die Sachverhalte in diesem Buch werden auf abstrakte Weise erklärt und es wird nicht spezifisch auf Hauterkrankungen oder Krankheiten eingegangen. Die Darstellungen zielen darauf ab, ein allgemeines Verständnis für die Haut und ihre Pflege zu fördern, ohne konkrete medizinische Zustände zu behandeln. Sowohl die Autorin als auch die Firma übernehmen keine Verantwortung für mögliche negative Folgen, die durch die Anwendung der in diesem Buch beschriebenen Methoden, Techniken oder Empfehlungen entstehen können. Es wird keine Gewährleistung oder Garantie bezüglich der Genauigkeit, Aktualität oder Vollständigkeit der bereitgestellten Informationen gegeben. Die Nutzung der Informationen erfolgt auf eigenes Risiko der Lesenden. Die Haftung der Autorin, des Verlags, der Firma sowie deren Beauftragten für jegliche Art von Schaden, einschließlich Personen-, Sach- und Vermögensschaden, die aus der Anwendung oder dem Vertrauen auf die in diesem Buch bereitgestellten Informationen resultieren konnten, ist ausdrücklich ausgeschlossen.

FSC www.fsc.org
MIX
Papier | Fördert gute Waldnutzung
FSC® C083411

PRODUZIERT MIT VERANTWORTUNG

Lizenzausgabe im Ullstein Taschenbuch,
ein Imprint der Ullstein Buchverlage GmbH,
Friedrichstraße 126, 10117 Berlin 2025
1. Auflage Januar 2026

Bei Fragen zur Produktsicherheit wenden Sie sich bitte an
produktsicherheit@ullstein.de
Textliche Überarbeitung: Rahel Hogg
Kreative Leitung: Timon Oberholzer
Illustrationen im Innenteil: DLMC AG
Umschlaggestaltung: semper smile Werbeagentur GmbH
Titelabbildung: © Ken Laurent
Satz: Arnold & Domnick, Leipzig
Gesetzt aus der Georgia Pro
Druck und Bindearbeiten: CPI books GmbH, Leck
ISBN 978-3-548-07399-6

Inhalt

9 *Vorwort – warum ich schreibe*

15 1 Die Haut – das Organ

17 *Der Aufbau der Haut – die Schichten*
18 Die Epidermis – die Backsteinmauer
20 Die Dermis und Subcutis – die Matratze
21 Muskeln und Knochen – das Haltegerüst

25 *Ein kurzer Exkurs zur Hautalterung – weg vom Idealzustand*
26 Extrinsisches Altern – Beschleuniger von außen
32 Intrinsisches Altern – Beschleuniger von innen

43 *Hautpflege – eine Übersicht*
44 Die Old-School-Kosmetik – das Spa
46 Die New-School-Kosmetik – das Fitnessstudio
47 Skincare-Routine – dein Fitnessprogramm
50 Die Basis-Routine für jede Haut – Cleanse und Protect
57 Aktive Inhaltsstoffe – über drei Levels musst du gehen

77 *2 Hautprobleme – deine Trainingsziele*

79 *Raue, trockene, großporige Haut - dein Oberflächenproblem*
80 Die Zeichen der Zeit - was passiert, wenn du nichts tust
83 Gegensteuern - wie du deine Haut in die richtige Richtung lenkst
90 Dermatologie - was du selber nicht machen kannst

99 *Pickel - die unerwünschten Besucher*
100 Darum kriegen wir Pickel - viele Rädchen müssen sich drehen
103 Der Weg zu reiner Haut - was du gegen Pickel tun kannst
114 Wenn aus ein paar Pickeln mehr wird - das kann die Dermatologie tun

125 *Rötungen - das unerwünschte Rouge*
126 Rötungen - wieso, weshalb, warum?
129 Rot statt rosig - das kannst du dagegen tun
137 Ausgebildete Rosazea - wenn die Dermatologie eingreifen muss

143 *Pigmentflecken - wenn wir zum Dalmatiner werden*
145 Die dunkle Seite der Sonne - so entstehen Pigmentflecken
147 Oh Schreck, ein Fleck - das kannst du selber tun
155 Oh Schreck, mehr als ein Fleck - jetzt muss die Dermatologie ran

161 *Falten Teil 1 – Kollagen- und Volumenverlust*
162 Falten entstehen – wenn die Matratze einfällt
164 Volumen- und Kollagenverlust – was du dagegen tun kannst
171 Volumen- und Kollagenverlust – jetzt muss die Dermatologie ran

186 *Falten Teil 2 – Mimikfalten*
187 Mimikfalten entstehen – das unerwünschte Sixpack im Gesicht
188 Keine Miene verziehen – so wirst du dein Sixpack wieder los
190 Wenn du selber nicht entspannen kannst – relaxe mit der Dermatologie

199 3 Von Kopf bis Fuß – die Haut geht weiter

201 *Narben – die Zeichen der Vergangenheit*
202 Start bis Stopp – wenn Verletzungen zu Narben werden
205 Prävention – dein Trumpf bei Narben
212 Verbesserung von Narben – die Dermatologie rückt ein

220 *Spider Veins – die Spinnchen auf der Haut*
221 Von Autobahnen bis Landstraßen – darum entstehen Spider Veins
224 Spider Veins – die Dermatologie wird zum Spinnenfänger

228 *Haarentfernung – wie das Stachelschweinchen zur Nacktschnecke wird*
229 Rasieren – das Schaf auf der Wiese
231 Pinzette – der Specht auf der Haut
232 Epilation – die Specht-Familie im Einklang
233 Threading – die geschickte Seidenspinne
234 Chemische Epilation – so sanft wie ein Schmetterling
235 Nadelepilation – ein Piks vom Stachelrochen
235 Waxing – fleißig wie eine Biene
236 Sugaring – der Angriff des Ameisenbärs
238 Laser – der Anglerfisch der Haarentfernung

243 *Tätowierungen entfernen – wenn man seine Meinung ändert*
243 Laser – der Farbe zu Leibe rücken
246 Die Qual der Wahl – welches Licht für welche Farbe

251 *Zum Schluss*

253 *Quellen*

281 *Dank*

Vorwort – warum ich schreibe

Meine Leidenschaft für die Haut war keineswegs Liebe auf den ersten Blick. Ich wollte zwar schon immer Medizin studieren, aber an die Dermatologie habe ich dabei lange nicht gedacht. Wie viele andere auch, schenkte ich meiner Haut nur dann Beachtung, wenn etwas nicht stimmte und zum Beispiel irgendwo ein Pickel spross. Erst als ich zu modeln begann, rückte sie zum ersten Mal so richtig in den Vordergrund.

Meine Mutter war bereits Model, und obwohl sie dagegen war, entschloss ich mich vorerst, ihrem Weg zu folgen. Schon bald wurde jedoch von mir erwartet, dass ich für das Modeln mein Abitur aufschiebe, was für mich keine Option war. Ich schloss mein Abitur also wie geplant ab und begann, Medizin zu studieren. Als während des Studiums meine finanziellen Mittel aber zur Neige gingen und ich nicht länger mit Putzen Geld verdienen wollte, kehrte ich erneut zum Modeldasein zurück. Neben meinem Studienalltag, in dem ich mich auf das Schreiben von Publikationen und das Heilen von Krankheiten konzentrierte, tauchte ich also erneut in eine Welt ein, in der sich alles um Schönheit drehte. Eine makellose Haut war dafür unabdingbar, obwohl viele Models aufgrund ihres Lebensstils mit Hautproblemen zu kämpfen haben. Da jedoch die Zeit fehlte, um diese Probleme zu beheben, wurden Pickel, Mitesser und Rötungen stattdessen mit Make-up abgedeckt. Schon damals fragte ich mich, wie es sein konnte, dass so viele Menschen unter Hautproblemen litten, obwohl die Kosmetikindustrie von sogenannten Wundermitteln übersät war.

Trotzdem verschlug es mich nicht sofort in die Dermatologie. Ich schrieb meine Doktorarbeit über Tissue Engineering von Herzklappen aus körpereigenen Gefäßen und durfte dank der Unterstützung von Stipendien in Houston und New York arbeiten und forschen. Dort stillte ich meinen Wissensdurst in der Genetik und Stammzellenforschung. Dabei entdeckte ich meine Faszination für Zellen und fand über sie den Weg zur Haut zurück. Zur gleichen Zeit begann ich, mich für die Atkins-Diät zu interessieren, und beschäftigte mich damit, wie unsere Ernährung die Zellen in unserem Körper beeinflusst. Mir wurde immer mehr bewusst, dass die Haut nicht isoliert, sondern ganzheitlich unter Einfluss der Ernährung und Umwelt betrachtet und unterstützt werden muss. Durch diesen ganzheitlichen Ansatz begann ich, Hautpflege neu zu definieren, und fand in ihm auch den Schlüssel zur Skin Longevity.

Nachdem ich für ein paar Jahre in den USA, den UAE und in Europa gearbeitet hatte, entschloss ich mich deshalb, jenen Ansatz in die Tat umzusetzen. Ich eröffnete eine Skin Longevity Clinic in Zürich und begann, meine eigenen Produkte zu entwickeln. Mein Ziel dabei war und ist, den Menschen nicht nur zu helfen, ihre Hautprobleme zu bekämpfen, sondern ihnen auch zu zeigen, wie sie ihre Haut ganzheitlich unterstützen können, damit sie so lange wie möglich gesund bleibt. Das ist für mich der Inbegriff von Skin Longevity.

Longevity ist momentan ein stark wachsender Bereich der Medizin und Wissenschaft. Er zielt darauf ab, Alterungsprozesse zu verlangsamen oder gar umzukehren und somit die Qualität und Dauer des Lebens zu verbessern. Wie das genau erreicht wird, unterscheidet sich je nach Disziplin; die einen schwören auf die Epigenetik (einschließlich eines gesunden Lebensstils), die anderen auf Stammzellen und Gentherapien. Bei der Skin Longevity verhält sich dies nicht anders, nur kann man mit einer holistischen Hautpflege bereits extrem viel erreichen und die Gesundheit der Haut langfristig fördern. Zudem ist die Haut als sichtbarer Indikator für den Alterungsprozess der ideale Einstiegspunkt in die ganzheitliche Gesundheit und somit in den Longevity-Funnel.

Genau das findest du in diesem Buch und natürlich noch viel mehr. Du wirst lernen, woher Hautprobleme kommen und was man gegen sie tun kann, wie du deine Haut mit aktiven Inhaltsstoffen trainierst und warum die tägliche Routine dabei eine Rolle spielt. Ich werde dir zeigen, wieso die Haut eine Minimalistin ist und Trends gar nicht mag und was du tun kannst, um das Gelernte so einfach und effektiv wie möglich in die Tat umzusetzen.

Dazu gehört natürlich auch ein Verständnis für die Haut selbst. Der erste Teil des Buches befasst sich deshalb damit. Er bildet die Grundlage jeder Hautpflege, ganz unabhängig davon, was für ein Hautproblem angegangen werden möchte, und erklärt, welche Mechanismen wir unterstützen müssen, damit die Haut so lange wie möglich gesund bleibt. Der Rest des Buches ist auf diesen Grundlagen aufgebaut, weshalb es enorm wichtig ist, Teil 1 zuerst zu lesen. Danach geht es um Hautprobleme, wie sie entstehen, was die Kosmetik gegen sie bewirkt und wie die Dermatologie zusätzlich nachhelfen kann. Hierbei liegt der Fokus vor allem auf der Gesichtshaut, da Probleme dort am häufigsten auftreten. Im dritten und letzten Teil werden abschließend Themen behandelt, die über die Gesichtspflege hinausgehen und ganz verschiedene Körperstellen betreffen können.

Zudem enthält jedes Kapitel einen kleinen Q&A-Teil, in dem ich auf Fragen eingehe, die mir in der Clinic, auf Konferenzen, bei Vorträgen oder in den sozialen Medien häufig gestellt werden. Sie dienen dazu, gewisse Themen weiter zu vertiefen und schwierige Sachverhalte einfach und anschaulich darzustellen, genauso wie ich es auch bei meinen Patient:innen tue.

Schließlich steckt in diesem Buch natürlich auch ganz viel Wissen, gewonnen aus den Erfahrungen, die ich in den letzten zwanzig Jahren in der Medizin und meiner Clinic sammeln durfte, und ergänzt durch die neuesten Forschungserkenntnisse. Es ist mir eine Riesenfreude, dieses Wissen mit dir teilen zu können und dir dabei zu helfen, wieder im Driver's Seat zu sitzen und die Gesundheit deiner Haut selbst in die Hand zu nehmen.

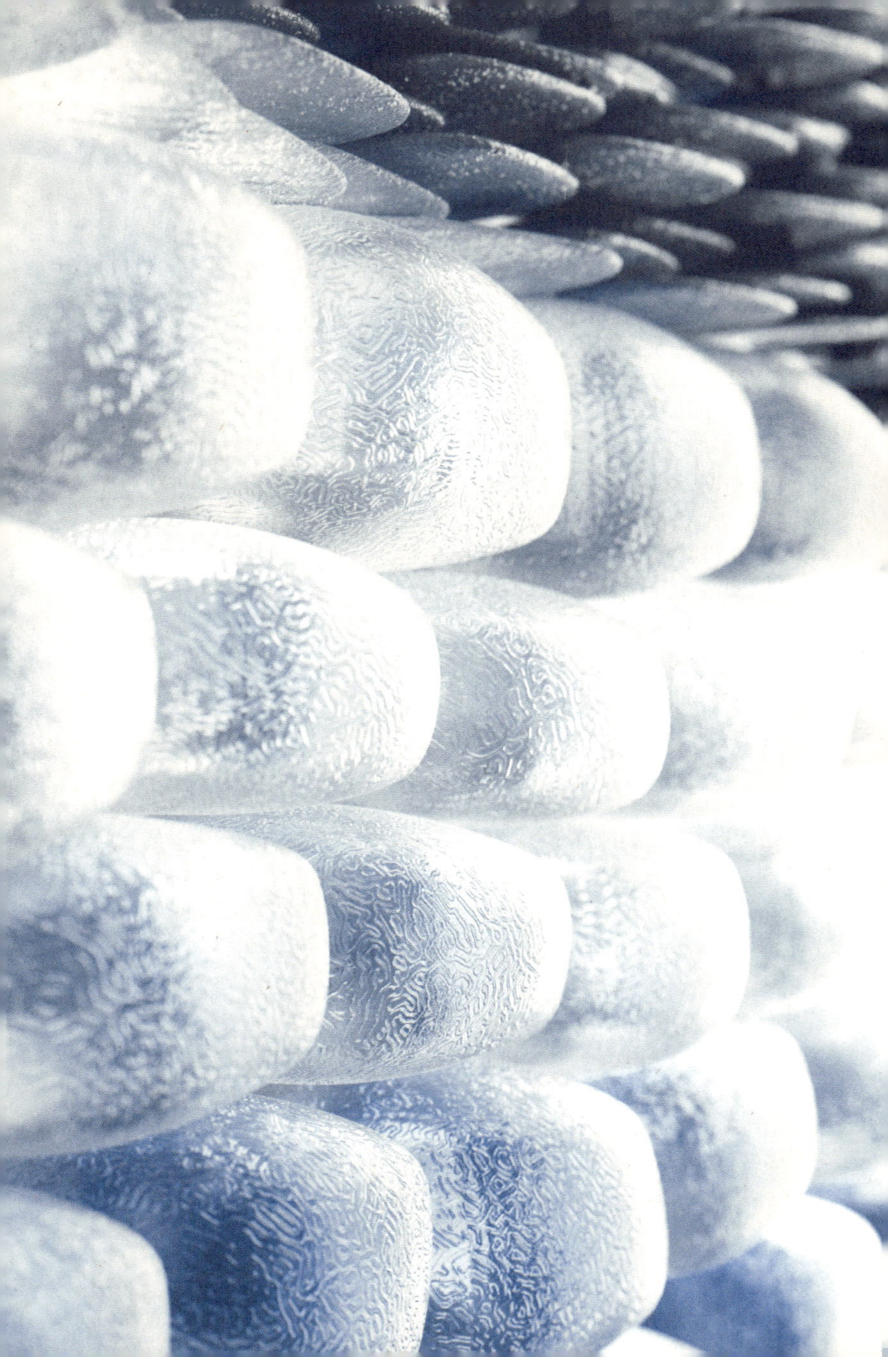

1 Die Haut – das Organ

Die Haut ist eine unerschöpfliche Quelle der Faszination für mich. Ich könnte stundenlang über biochemische Prozesse mit TNFα und MMP, interzelluläre Matrix, Pathways und Co. erzählen. Zum Zweck dieses Buches würde solch eine detaillierte Abhandlung aber nur wenig beitragen. Schließlich möchte ich meinen lieben Leser:innen keine medizinische Ausbildung mitgeben, sondern euch dazu verhelfen, die Gesundheit eurer Haut selbst in die Hand zu nehmen.

Am besten geht das, wenn man die Haut abstrakt, von einer Art Vogelperspektive aus betrachtet, damit die kleinen Details in den Hintergrund rücken und man sich auf das Wesentliche konzentrieren kann. Das Wichtigste für die Haut (und somit auch für uns) ist nämlich, dass sie ihre Schutzfunktion aufrechterhalten kann. Denn wie eine solide Mauer, die unser Zuhause umgibt, schützt die Haut unseren Körper vor der Außenwelt und sorgt dafür, dass nichts Unerwünschtes eindringen und nichts Wertvolles aus ihm entweichen kann. Diese Funktion kann sie jedoch nur erfüllen, solange die »Mauer« solide und intakt ist und von den permanent auf sie wirkenden Einflüssen nicht beschädigt wird. Ziel der Hautpflege ist also, die Haut so zu unterstützen, dass sie schön dick und stabil bleibt und weiterhin diese wunderbare Arbeit leisten kann.

> Ziel ist, dass die Haut schön dick und stabil bleibt

Wie so eine Hautpflege aber genau aussieht, scheint für viele ein ziemliches Mysterium zu sein. Bei all den Mythen, Philosophien und Trends, die im Hautpflege-Universum umherschwirren, ist das auch kaum verwunderlich. Was vielen nämlich fehlt, ist das Verständnis dafür, wie die Haut funktioniert. Bevor ich also erklären kann, was es mit der sagenumwobenen Hautpflege auf sich hat, ist es wichtig, dass jede:r die eigene Haut versteht.

Der Aufbau der Haut – die Schichten

Vereinfacht ausgedrückt, ist die Haut also eine Schutzmauer, die unseren gesamten Körper umgibt. Unter dem Mikroskop betrachtet, sieht sie auch tatsächlich wie ein Mauerwerk mit verschiedenen Schichten aus. Ganz zuoberst befindet sich eine Schicht Zellen, die optisch stark einer »Backsteinmauer« gleicht und in der Medizin Epidermis genannt wird. Darunter liegen zwei weitere Schichten, die Dermis und die Subcutis, die ich der Einfachheit halber zusammenfasse und abstrakt als »Matratze« bezeichne. Noch weiter unten liegen schließlich die Muskeln und Knochen, die zwar streng gesehen nicht mehr zur Haut gehören, aber für sie trotzdem von Bedeutung sind. Fangen wir am besten gleich mal oben mit der »Backsteinmauer« an.

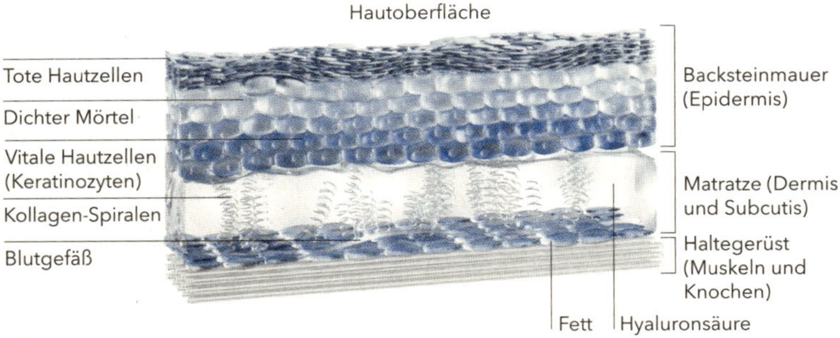

Die Haut

Die Epidermis – die Backsteinmauer

Die oberste Schicht der Haut ist nicht nur wegen ihres Aussehens, sondern auch wegen ihrer Funktion mit einer »Backsteinmauer« vergleichbar. Sie ist für unseren Körper nämlich Schutz und Barriere zugleich und dafür verantwortlich, dass nichts Unerwünschtes eindringen und nichts Wertvolles entweichen kann. Das ist wichtig, denn wir bewohnen die Welt nicht alleine und sind ständig von Mikroorganismen umgeben, die uns schaden können. Unsere »Backsteinmauer« hält diese schädlichen Mikroorganismen von uns fern (sie separiert sie von uns) und sorgt dafür, dass alles im Gleichgewicht bleibt.

Im Gegensatz zu einer richtigen Mauer ist die Epidermis aber nicht aus Backsteinen, sondern aus Hautzellen, den sogenannten Keratinozyten, aufgebaut. Dazwischen befindet sich die Kittsubstanz, eine interzelluläre Schicht, die wie ein Mörtel wirkt und aus diversen Substanzen wie Cholesterol, Triglyceriden und freien Fettsäuren besteht. Zusammen bilden sie ebenjene dichte, wasserfeste Struktur, die uns vor schädlichen Einflüssen wie Ozon, Partikeln und Mikroorganismen schützt. Unterbrochen wird die ansonsten dichte »Backsteinmauer« nur von Härchen. Wegen des Haares entsteht in der Mauerschicht eine kleine Lücke, durch die Mikroorganismen potenziell eindringen können. Dazu gehören beispielsweise die Bakterien, Milben und Pilze, die ganz natürlich auf unserer Haut leben und die wir, sofern sie sich im Gleichgewicht befinden, genauso lieben wie sie uns.

So weit, so gut. Damit die »Backsteinmauer« ihre Schutz- und Barrierefunktion aber aufrechterhalten kann, muss sie sich stetig erneuern. Denn die Zellen an der Hautoberfläche werden durch äußere Einflüsse mit der Zeit so beschädigt, dass sie ihre Aufgabe nicht mehr richtig erfüllen können und ausgetauscht werden müssen. Hier kommt der Zellumsatz ins Spiel.

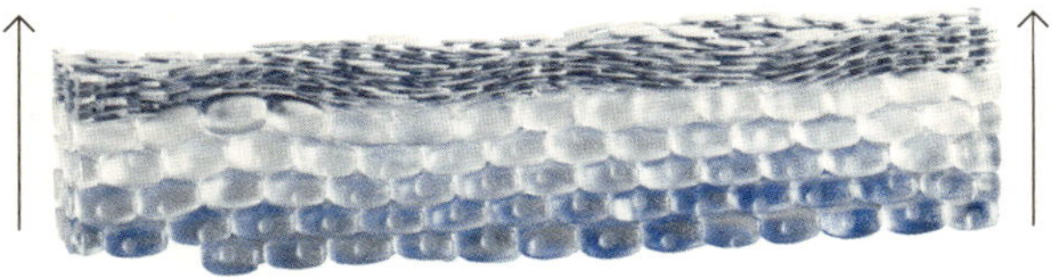

Die »Backsteinmauer« (Epidermis) und der normale Zellumsatz

Der Zellumsatz - die Reset-Funktion der Haut

Bei einer richtigen Mauer würden die meisten von uns vermutlich versuchen, beschädigte Backsteine von oben beziehungsweise von außen auszutauschen. Die Haut macht dies viel cleverer, und zwar indem sie die beschädigten Zellen von unten nach oben auswechselt: Sie produziert permanent neue Zellen in der unteren Schicht (*Stratum basale*) der »Backsteinmauer«, sodass die darüberliegenden Zellen nach oben geschoben werden und an die Hautoberfläche gelangen. Dort angekommen, werden sie schließlich durch die nachrückenden Zellen abgestoßen und enden als Hautschuppen. Dieser Erneuerungsprozess wird als Zellumsatz bezeichnet.

Funktioniert der Zellumsatz jedoch nicht einwandfrei, werden mit der Zeit immer mehr Zellen beschädigt, sodass die »Schutzbarriere«, also die stabile Schicht gesunder Zellen, immer dünner wird. Die »Backsteinmauer« selbst bleibt dabei zwar gleich dick, doch das Verhältnis zwischen beschädigten und gesunden Zellen verändert sich negativ: Die Schicht toter, beschädigter Zellen wird dicker und die »Schutzbarriere« dünner. Ist das der Fall, kann die Haut ihre Schutz- und Barrierefunktion nicht mehr richtig aufrechterhalten, sodass diverse »Hautprobleme« entstehen.

Der Zellumsatz ist für die Gesundheit und Funktion der Haut also so zentral, dass er aus der Hautpflege eigentlich nicht wegzudenken ist. Aus diesem Grund ist er im Verlauf des Buches auch immer wieder anzutreffen und spielt beim Aufbau einer effektiven Pflegeroutine eine zentrale Rolle.

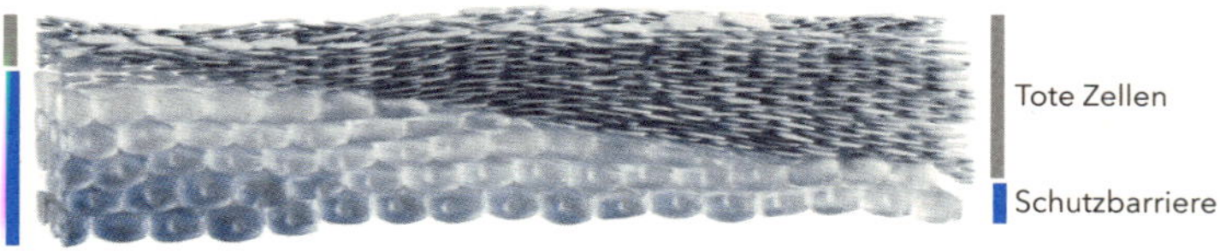

»Schutzbarriere« und Schicht toter Zellen, wenn der Zellumsatz verringert wird

Die Dermis und Subcutis – die Matratze

Unter der »Backsteinmauer« befinden sich die Dermis und die Subcutis. Wie zuvor erwähnt, fasse ich diese beiden Schichten zusammen und vergleiche sie ganz banal mit einer Matratze. Diese besteht, vereinfacht ausgedrückt, aus zwei Hauptkomponenten, nämlich aus Spiralen und Schaumstoff. Die Spiralen sind Kollagenfasern, die unter dem Mikroskop tatsächlich wie Spiralen (sogenannte Tripelhelix) aussehen. Sie fungieren als Puffer und sorgen für Straffheit. Der »Schaumstoff« besteht aus zwei Schichten: der gelartigen extrazellulären Matrix, die unter anderem Hyaluronsäure enthält, und Fett, das ebenfalls als Puffer dient. Die Aufgabe des »Schaumstoffes« ist, die darin eingebetteten Gefäße zu schützen und Schäden durch Einflüsse von oben zu verhindern oder zu vermindern. Zu diesen Gefäßen zählen Arterien, Venen und Lymphgefäße. Sie sorgen für einen Austausch von Flüssigkeiten, bringen einerseits nützliche Nährstoffe zur Haut, entsorgen aber auch »Abfallprodukte«. Zudem befördern sie Botenstoffe, mit denen die Zellen untereinander kommunizieren. Durch den Blut- und den Lymphstrom gelangen viele Zellen durch den gesamten Körper, etwa rote Blutkörperchen, die das Gewebe mit Sauerstoff versorgen, und weiße Blutkörperchen, die den Körper gegen Eindringlinge wie Bakterien oder Viren verteidigen.

Muskeln und Knochen – das Haltegerüst

Schließlich spielen auch die Knochen als Haltegerüst eine Rolle. Sie sind von Muskeln umgeben, die wiederum an der Haut befestigt sind. Das Gesicht ist die einzige Stelle im Körper, wo der Muskel direkt an der Haut befestigt ist. Dies ist wichtig, denn nur so sind wir zur Mimik fähig und können als soziale Wesen Empathie zeigen und über kleinste Gesichtsbewegungen miteinander kommunizieren. Der einzige Nachteil hierbei ist, dass diese Gesichtsbewegungen mit der Zeit so sehr zur Gewohnheit werden, dass wir auch eine Miene verziehen, wenn wir gar nichts kommunizieren möchten, und diese unbewusste Mimik führt leider irgendwann zu Falten (hierzu mehr im Kapitel *Falten Teil 2*).

Was ist dein Geheimnis für schöne, gesunde Haut?

Diese Frage wird mir sehr oft gestellt, und meine Antwort bleibt stets die gleiche: Solch ein Geheimnis oder Wundermittel gibt es leider nicht. Vermeintliche Hautpflege-Geheimnisse dienen nämlich meist nur dem Hype und nicht der Haut, weshalb ich rate, dass man die Finger von ihnen lässt. Müsste ich jedoch etwas auswählen, von dem ich mir wünschte, dass mehr Menschen Bescheid wissen, dann wäre das definitiv der Zellumsatz und wie man ihn unterstützt beziehungsweise ankurbelt. Aus diesem Grund wiederhole ich ihn im Verlauf des Buches auch immer wieder wie ein kleines Mantra.

Unterscheidet sich »Männerhaut« von »Frauenhaut«?

Natürlich gibt es, wissenschaftlich gesehen, Unterschiede, aber für die alltägliche Hautpflege spielen sie kaum eine Rolle, weshalb ich bewusst nicht zwischen den Geschlechtern unterscheide. Viel wichtiger ist, dass man die Grundlagen beherrscht, wie zum Beispiel, wie man das Gesicht richtig mit aktiven Inhaltsstoffen reinigt. Der einzige nennenswerte Unterschied liegt bei der Anpassung der Pflegeroutine an die persönlichen Bedürfnisse sowie bei der Bartrasur.

Wie viel Wasser braucht die Haut pro Tag, damit sie schön prall bleibt?

Wasser ist zwar lebensnotwendig, aber die Haut aufpolstern kann es nicht. Das heißt, egal wie viel Wasser man am Tag auch trinkt, die Haut wird dadurch weder straff noch strahlend. Wie prall die Haut ist, hat nämlich weniger mit Wasser, sondern mit Fett und Kollagen zu tun. Wer hierzu mehr erfahren möchte, schaut sich am besten das Kapitel Falten Teil 1 an.

Wieso erklärst du die Haut auf einer abstrakten Ebene?

Als ich in NYC lebte und Besuch bekam, haben sich die meisten in den Häuserschluchten verloren. Deshalb liebte ich es, sie zuerst auf das Empire State Building zu schicken und ihnen die Stadt so zu erklären: Hier liegt der Hudson River, dort der Central Park, da die Upper East und die Upper West Side, dort die Houston Street, der Broadway und Lower Manhattan. Die Vogelperspektive lässt vieles klarer erscheinen, ganz anders, als wenn man sich mit seinem Smartphone den Weg durch die Häuserschluchten suchen und dabei andauernd auf das Display starren muss. Ich will die Leser:innen im übertragenen Sinn auf das Empire State Building heben und ihnen klar den Weg zu ihren »Hautzielen« zeigen, sei das beim Thema Pickel, Rötungen, Pigmentflecken oder Kollagenverlust. Denn viele Menschen (getriggert von Social Media und dem Internet) verirren sich so im Detail, dass sie das große Ganze nicht sehen und viel falsch oder allgemein viel zu viel machen. Ich sehe mich auch eher als Skin-Trainerin und gehe mit meinen Patient:innen oder hier mit meinen Leser:innen sozusagen durch das Fitnessstudio der Inhaltsstoffe. Ich erfinde die Geräte (also die Inhaltsstoffe) nicht neu, sondern zeige lediglich, wie man sie sich am besten zunutze machen kann. Das ist viel weniger komplex, als die meisten denken. Ich sage meinen Patient:innen auch immer: Wir können uns Stunden über die einzelnen Geräte unterhalten oder einfach mal anfangen. Bei der Hautpflege verhält sich das genau gleich.

Wie beschäftigen dich als Ärztin die unglaublich vielen und immer neuen Pflegetrends, die einem schöne, strahlende und gesunde Haut versprechen?

Grundsätzlich finde ich es super, dass heutzutage mehr über die Haut und Inhaltsstoffe gesprochen wird und sich immer mehr Menschen über sie informieren möchten. Für diese »Aufklärung« ist aber eine medizinische bzw. wissenschaftliche Basis extrem wichtig, da ansonsten falsche oder fehlerhafte Informationen in Umlauf geraten und Trends entstehen, die entweder nicht viel bewirken oder der Haut schlimmstenfalls sogar schaden. Aus diesem Grund bin ich selbst auf den sozialen Medien unterwegs: Ich versuche, den Leuten die Haut so zu erklären, dass sie verstehen, wie sie funktioniert, und die neuen Trends für sich selbst einordnen können.

Gibt es einen Pflegetrend, den du gut findest?

Ja, den sogenannten Skinimalism. Den versuche ich, meinen Patient:innen und Followern seit jeher nahezulegen. Ein minimaler Aufwand mit maximalem Ergebnis erleichtert es, Eigenverantwortung zu übernehmen. Ich bin eine Verfechterin von aktiven Inhaltsstoffen und einer simplen Basis-Routine.

Ein kurzer Exkurs zur Hautalterung – weg vom Idealzustand

Wenn wir auf die Welt kommen, befindet sich unsere Haut im Idealzustand: Sie ist eine solide, unbeschädigte »Schutzmauer« und ein in sich geschlossenes System, das perfekt funktioniert. Babyhaut braucht deshalb kaum Pflege, denn die stetige Produktion neuer Zellen sorgt dafür, dass die »Schutzbarriere« schön dick und stabil bleibt und Schäden gar nicht erst sichtbar werden. Dieser Idealzustand ist aber leider nicht von Dauer, denn bereits im Teenageralter beginnt der Zellumsatz, sich zu verlangsamen: Es werden weniger neue Zellen gebildet, und beschädigte Zellen werden nicht mehr so schnell abgestoßen, sondern lagern sich an der Oberfläche ab. Wir nehmen das als raue, großporige Haut wahr, die fahl und matt aussieht.

Das ist aber leider noch nicht alles, denn die Haut ist permanent schädlichen Einflüssen ausgesetzt, die sie abwehren und denen sie standhalten muss. Das kann sie jedoch nur, solange die »Schutzbarriere« schön dick und stabil ist. Da sich der Zellumsatz aber mit der Zeit verlangsamt, wird die »Schutzbarriere« immer dünner, und die Haut kann die schädlichen Einflüsse nicht mehr abhalten, sodass die Hautalterung beschleunigt wird. Solche Beschleuniger (sogenannte Katalysatoren) können sowohl von außerhalb (extrinsisch) wie auch von innerhalb (intrinsisch) des Körpers kommen, und genau sie müssen aufgehalten werden, damit die Haut nicht beschädigt wird und schneller altert.

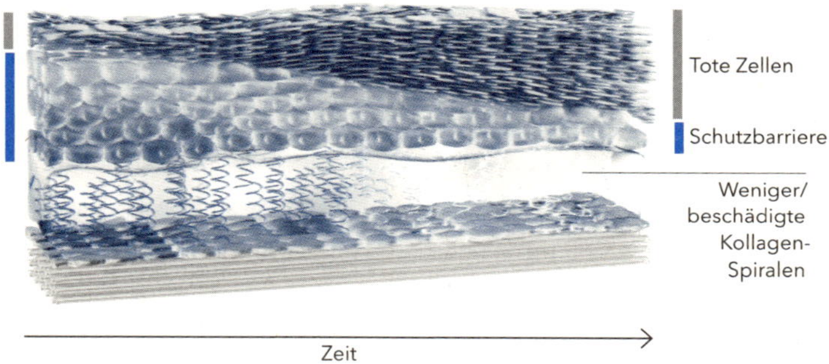

Ablagerung beschädigter Hautzellen im Laufe der Zeit

Extrinsisches Altern - Beschleuniger von außen

Die Sonne - die gefährlichen Strahlen

Obwohl wir die Sonne brauchen und lieben, nimmt sie folgenreich Einfluss auf unsere Haut: UV-Strahlung (ultraviolett) schädigt unsere Haut und führt dazu, dass sie schneller altert. Dabei ist es wichtig, dass man zwischen UVA- und UVB-Strahlung unterscheidet, da sie sich unterschiedlich auf uns auswirken.

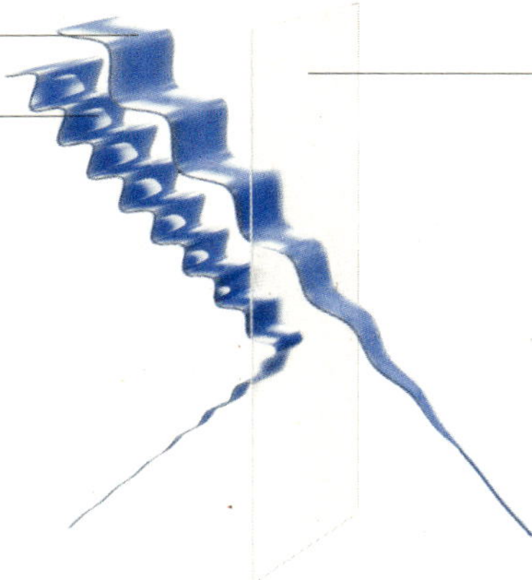

UVA dringt durch Glas, UVB nicht

UVB-Strahlung hat eine kürzere Wellenlänge und mehr Energie als UVA und dringt »nur« bis in die »Backsteinmauer« vor. Sie zerstört mit ihrer Energie die DNA und trägt größtenteils dazu bei, dass man braun wird oder einen Sonnenbrand bekommt und Hautkrebs entstehen kann. Im Gegensatz zur UVA-Strahlung wird sie vom Fensterglas reflektiert und ist um die Mittagszeit am stärksten, weshalb wir versuchen, die Mittagssonne zu meiden. Wer glaubt, er oder sie sei nicht gefährdet, weil es in unseren Breiten weniger Hitzesommer gibt als etwa in Australien oder am Mittelmeer, der irrt. Die Schweiz gehört zu den Top-10-Ländern mit den weltweit meisten Hautkrebserkrankungen, dicht gefolgt von den restlichen deutschsprachigen Ländern. Der Sonnenschutz wird also auch hierzulande immer noch vernachlässigt, was für unsere Gesundheit leider fatale

UVB: B wie Brennen

Folgen haben kann, denn die Sonne scheint schlichtweg jeden Tag (sonst ist es Nacht), und deshalb sollten wir uns täglich vor ihr schützen.

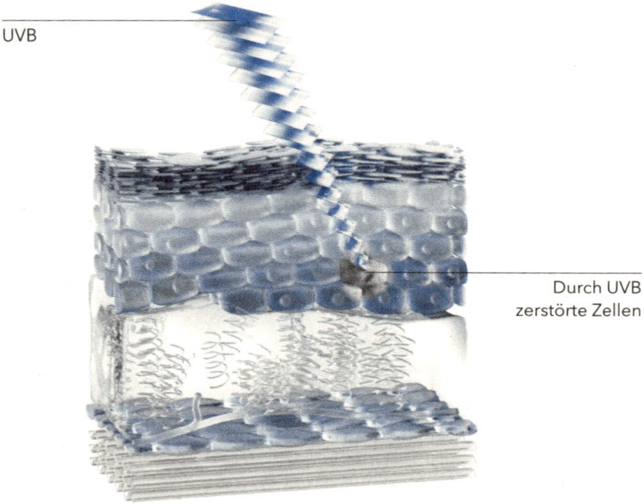

UVB-Strahlung in der Haut

UVA: A wie Altern

UVA macht den größten Teil der Hautalterung aus, was Wissenschaftler als »Photoaging« bezeichnen. A wie Altern. Sie hat eine hohe Energie und dringt sogar durch Fensterglas und dichte Wolkendecken, was bedeutet, dass sie unserer Haut auch dann schadet, wenn wir uns drinnen aufhalten oder es draußen regnet. In der »Backsteinmauer« (der Epidermis) zerstört sie Zellen und dringt im Gegensatz zu UVB noch tiefer bis in die »Matratze« ein. Sie trifft dort auf Kollagen und beschädigt die Kollagenverbindungen. Das spiralförmige Kollagen »leiert« dadurch aus und wird länger, sodass die Haut ihre Straffheit verliert, erschlafft und nach unten in Richtung Erdboden sinkt (Genaueres hierzu im Kapitel *Falten Teil 1*). Das Gefährlichste an dem Ganzen ist aber, dass die meisten Menschen glauben, dass sie sich nur draußen und bei schönem Wetter vor der Sonne schützen müssen, was dazu führt, dass sie ihre Haut täglich UV-Strahlen aussetzen.

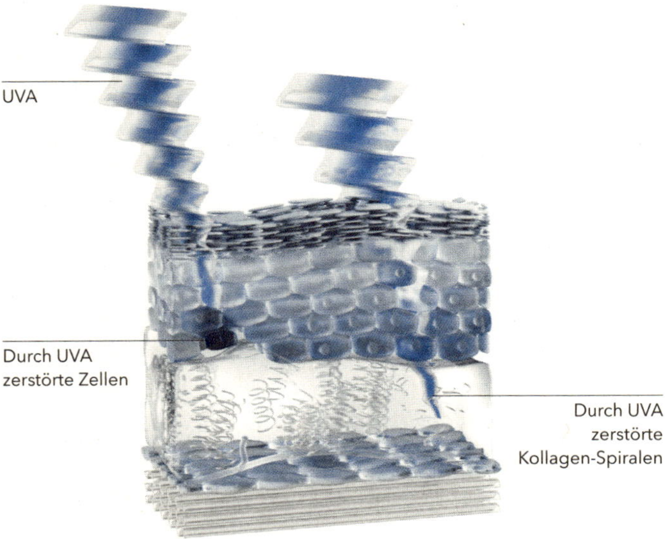

UVA-Strahlung in der Haut

Luftverschmutzung – das Bombardement von außen

Ein weiterer externer Einflussfaktor ist die Luftverschmutzung. In der Luft befinden sich bedauerlicherweise diverse Partikel, zum Beispiel aus Industrieemissionen, Abfallverbrennung, Abgasen, Feinstaub oder Ozon. Sie verschmutzen die Luft und beeinflussen unsere Haut, indem sie die Bildung von freien Radikalen (»*reactive oxygen species*«, ROS) verstärken.

Freie Radikale entstehen, wenn ein Sauerstoffmolekül (also 2 Sauerstoffatome, die mit einer Doppelbindung verbunden sind) in der Luft durch UV-Strahlung und die Partikel der Verschmutzung in zwei freie Sauerstoffradikale gespalten wird. Man kann sich diese entfesselten Sauerstoffradikale wie zwei Kanonenkugeln vorstellen, die unsere »Backsteinmauer« mit voller Wucht treffen. Prasseln immer mehr solche energiegeladenen Kanonenkugeln auf uns ein, zerstören sie irgendwann die Mauer, sodass sie ihre Schutzfunktion nicht mehr voll erfüllen kann. Wenn die Anzahl freier Radikale in der Luft so stark ansteigt, dass die Abwehr unserer Haut ihnen nicht mehr vollständig standhält, dann werden Zellen beschädigt und die Haut altert schneller. Das ist zum Beispiel auch der Fall, wenn du rauchst und damit die Anzahl der Kanonenkugeln, also der Sauerstoffradikale, erhöhst. Die Rechnung ist simpel: viel Beschuss = viel Schaden.

> Freie Radikale sind wie Kanonenkugeln, die mit voller Wucht auf unsere »Backsteinmauer« treffen und sie zerstören

Um dies zu verhindern, müssen die freien Sauerstoffradikale abgefangen werden. Das gelingt mit »Antioxidantien« als sogenannten »Radikalfängern«. Sie fungieren als zusätzliche Schutzschilder, an denen die freien Radikale »abprallen« und unschädlich gemacht werden. Dafür eignen sich beispielsweise Ectoin, Vitamin E (Tocopherol), Vitamin C (Ascorbinsäure), Grüntee (Polyphenole), Niacinamid oder Resveratrol, die als aktive Inhaltsstoffe in einer Creme oder einem Serum auf die

Haut aufgetragen werden. Zusätzlich kann man Antioxidantien durch die Nahrung aufnehmen und die Haut so von innen unterstützen, denn freie Radikale können auch im Inneren des Körpers entstehen, zum Beispiel durch falsche Ernährung, Stress und Schlafmangel.

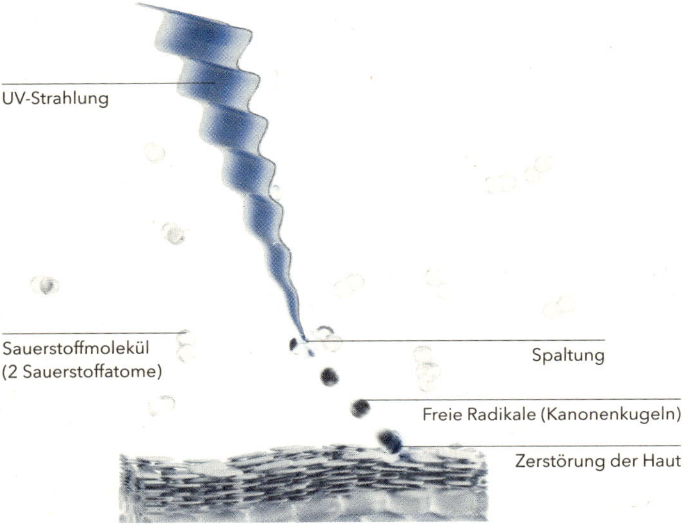

Entstehung freier Radikale und wie sie auf die Haut prallen

Mimik – unser Sixpack im Gesicht

Kaum zu glauben, aber etwas völlig Alltägliches wie unsere Mimik beschleunigt die Zeichen der Hautalterung. Wir kommunizieren nonverbal mit kleinsten Bewegungen unseres Gesichts, indem wir zum Beispiel die Stirn runzeln, lächeln, die Augen zusammenkneifen oder die Nase rümpfen. Wir bewegen die Gesichtsmuskeln oft, ohne dass uns das bewusst ist, und nach einiger Zeit zeigt sich das Resultat in Form von Falten: Genauso wie Sit-ups mit der Zeit ein Sixpack hervorbringen, führen wiederholte Gesichtsbewegungen irgendwann zu Falten, obwohl Letzteres meist weniger erwünscht ist. Wenn man diese Falten als störend empfindet, sollte man zunächst den Rat der Eltern beherzigen, die gemahnt haben: »Guck nicht so böse, das gibt Falten.« Anders ausgedrückt: Am besten versucht man, sich bewusst zu machen, wie oft man eine Bewegung im Gesicht pro Tag macht. Denn dann ist man in der Lage, den Automatismus zu unterbrechen und die Bewegungen zu reduzieren (mehr hierzu im Kapitel *Falten Teil 2*).

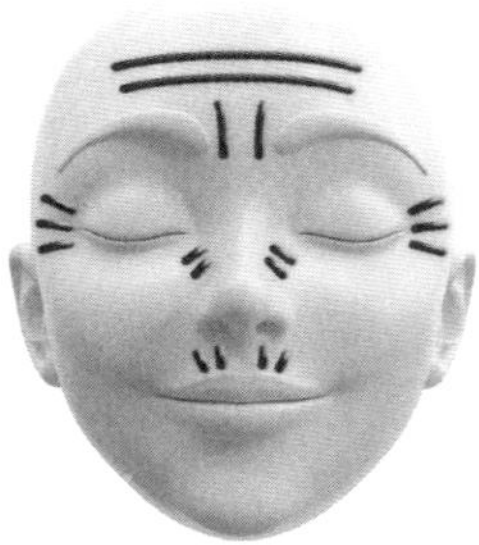

Mimikfalten

Intrinsisches Altern – Beschleuniger von innen

Stress – lass nach

Wir alle kennen und kämpfen mit Stress und haben vermutlich auch schon einmal gehört, dass Stress uns schneller altern lässt. Im Grunde ist Stress aber eigentlich nichts Schlechtes. Man kann ihn sich wie eine Erschütterung unseres Systems vorstellen, die Körper, Geist und Seele in Alarmbereitschaft versetzt. Wir schütten stoßartig die Stresshormone Adrenalin und Noradrenalin aus, die uns aufmerksam machen. Damit wir die ungewohnte Situation schnellstmöglich meistern können, wird unsere gesamte Energie darauf fokussiert und aus anderen Bereichen wie der Durchblutung der Haut oder unserem Darm abgezogen. Haben wir die Situation wieder im Griff, reguliert sich der Körper zurück in den Normalzustand.

Wenn Stress jedoch chronisch wird, pendelt sich das System nicht mehr ein: Es wird nicht entwarnt und bleibt ständig aktiviert. Während akuter Stress uns mal so richtig in Schwung bringt, unterdrückt die Gewöhnung an den permanenten Zustand eine angemessene Reaktion. Das Fatale ist: Wir werden dauerhaft geschwächt. Denn der Stress erhöht auch unser Kortisonlevel, welches wiederum freie Radikale (ROS) erhöht. Die Zellen und ihre DNA werden dadurch geschädigt und ihre Reparaturmechanismen vermindert. Auf der Haut zeigt sich das in stressbedingten Mini-Entzündungen (sogenannter Inflammation), die sich in Rötungen, Trockenheit, fahler Haut, Pickeln oder beschleunigter Hautalterung äußern können. Darum muss man das Problem an der Wurzel packen und Stress bewusst abbauen, beispielsweise mit Techniken wie Yoga, Meditation oder Atemübungen.

Schlafmangel – auch deine Darmbakterien brauchen Schlaf

Dunkle Augenringe, geschwollene Partien, Falten oder Pickel können von unruhigen oder kurzen Nächten zeugen. Nicht umsonst heißt es Schönheitsschlaf. Zwischen 7 und 9 Stunden Schlaf werden allgemein als ideal angesehen. In dieser Zeit durchläuft der Körper unterschiedlich tiefe Schlafphasen, in denen er sich regeneriert. Wenn wir also zu wenig schlafen, kann sich der Körper und somit auch die Haut nicht mehr ausreichend regenerieren. Durch verminderten Schlaf werden im Körper zudem freie Radikale erzeugt und das Kortisonlevel steigt, was wiederum deine Haut verschlechtert. Neue Ergebnisse zeigen auch, dass unsere Darmbakterien durch Schlafmangel negativ beeinflusst werden können und dadurch auch die Haut.

Damit dies nicht geschieht, brauchen wir nicht nur genügend, sondern auch qualitativ hohen Schlaf, und dafür ist die richtige Schlafroutine entscheidend. Dazu gehören die optimalen Bedingungen im Schlafzimmer: eher kühl bei 18 Grad, dunkel, wenig Staub und keine Lärmbelästigung. Aber auch die Aktivitäten vor dem Zubettgehen sind für einen gesunden Schlaf wichtig. Damit der Übergang ins Land der Träume etwas leichter fällt, empfehle ich zum Beispiel, abends vor dem Schlafengehen zu duschen (das vermindert auch gleich noch die Chance, dass Pickel entstehen), einen Tee zu trinken und sich nicht stundenlang dem Tablet oder Smartphone, sondern lieber einem Buch zu widmen. Wer das Smartphone unbedingt als Wecker auf dem Nachttisch liegen haben möchte, sollte es zumindest in den Flugmodus versetzen. Schließlich ist das Essverhalten am Abend ebenfalls ein entscheidender Faktor: Versuche, mindestens zwei Stunden vor dem Schlafengehen nichts mehr zu essen, da dies sonst deine Schlafqualität beeinträchtigen kann.

Zucker – der Feind der Zellen

Auch die Ernährung kann sich negativ auf deine Haut auswirken. Zucker steht hier an erster Stelle: Er beschleunigt die Hautalterung, indem er die Zellen regelrecht »karamellisiert« und sie dadurch schneller beschädigt werden. Wenn du in einen knackigen Apfel beißt, kannst du die pralle Frische förmlich schmecken. Ein Kandisapfel auf dem Jahrmarkt mit seiner dicken Zuckerglasur hat hingegen nur noch wenig mit dem fruchtigen Kraftpaket zu tun. So ähnlich kannst du dir die Glykation (auf Deutsch Verzuckerung) der Zellen vorstellen. Die Elastizität und die Straffheit der Haut nehmen ab, da auch die Kollagenfasern negativ beeinflusst werden, was wiederum die Faltenbildung und das Altern begünstigt. Zucker sollte demnach entweder komplett oder zumindest größtenteils vom Speiseplan gestrichen werden. Dazu gehören auch die vermeintlich »gesunden« Zucker wie Honig und Agavendicksaft oder ganz allgemein Dextrose und Maltodextrin.

Hormone – die Balance muss her

Wir sind von Hormonen bestimmte Wesen. Diese »Botenstoffe« übermitteln Informationen von einem Organ oder auch Gewebe zum anderen. In erster Linie regeln sie den Stoffwechsel und haben somit neben dem Einfluss auf Körper und Psyche auch einen auf Haut und Haare. Herrscht aus irgendeinem Grund (Schwangerschaft, Pubertät, weiblicher Zyklus, Wechseljahre etc.) ein Mangel oder ein Überschuss, kann sich das mittels Falten, Trockenheit oder Unreinheiten auf der Haut abzeichnen.

Vor allem das Hormon Östrogen (es ist unter anderem für die Stimulation von Kollagen in der Haut verantwortlich) bzw. dessen Mangel beschleunigt leider den Alterungsprozess. Manche Lebensmittel wie Soja, Leinsamen, getrocknete Aprikosen und Bohnen enthalten natürliches Östrogen (Phytoöstrogene), sodass es sich lohnt, sie bei Bedarf auf den Speiseplan zu setzen, jedoch immer nur in Maßen. Achte zudem darauf, frühzeitig deine Gynäkologin aufzusuchen, um ein hormonelles Ungleichgewicht zu erkennen und auszugleichen – besonders ab dem 45. Lebensjahr. Allerdings sind Hormone alleine meist nicht dafür verantwortlich, dass Probleme entstehen; sie sind lediglich ein Faktor von vielen. Um Hautproblemen entgegenzuwirken, braucht es deshalb immer auch eine angemessene Pflegeroutine, dann können Hormone auch mal außer Rand und Band sein, ohne die Haut gleich zu beeinträchtigen.

Gene - unser Bauplan

Auch die Gene haben Einfluss auf die Haut, jedoch nur als eine Art Tendenz. Gewisse Gene können gewisse Hautprobleme prädestinieren, was aber nicht bedeutet, dass man von dem vorgezeichneten Weg nicht abweichen kann. Genauso wenig wie beispielsweise ein Sixpack vom Vater auf den Sohn vererbt wird, werden Falten im Gesicht vererbt. Bisher weisen Studien darauf hin, dass nur circa 18–20 Prozent des Alterungsprozesses auf genetische Ursachen zurückzuführen sind (Krankheiten mal außen vor gelassen). Die Epigenetik spielt dabei jedoch auch eine Rolle. Sie umfasst Faktoren, die über den genetischen Code hinausgehen, wie etwa den Lebensstil oder Umweltfaktoren. Diese verändern die DNA selbst zwar nicht, beeinflussen jedoch, welche Gene aktiviert oder deaktiviert werden. Zwillingsstudien veranschaulichen diesen Effekt besonders gut, da Zwillinge denselben genetischen Code haben, aber unterschiedliche Lebensstile führen können. Ein Zwilling, der gesund lebt (nicht raucht, wenig Stress hat, sich ausgewogen ernährt etc.), wird beispielsweise deutlich jünger aussehen als sein Geschwister.

Gibt es eine Merkhilfe, wie man UVA und UVB unterscheiden kann?

Die UVB-Strahlung sorgt für den Sonnenbrand und geht nicht durch das Fenster. Sie ist am stärksten zur Mittagszeit, deshalb sollte man auch die Mittagssonne meiden. UVA ist hingegen immer gleich stark, sie kommt mit dem Tageslicht und geht mit ihm. Besonders wichtig ist, dass UVA durch das Fensterglas dringen kann. Man ist also auch im Homeoffice immer der UVA-Strahlung ausgesetzt, höchstens man arbeitet vielleicht im Keller und geht nie ans Tageslicht. Die UVA-Strahlung ist also 365 Tage im Jahr vorhanden und beschleunigt die Hautalterung. Außerdem entstehen durch sie Pigmentflecken, Rötungen und Kollagenverlust und somit auch Falten. Als Eselsbrücke kann man sich darum A für Altern merken und B für Brennen (im Englischen A wie Aging, B wie Burning).

Ist Braunwerden schädlich?

Diese Frage erläutere ich gerne mit einem Star-Trek-*Vergleich. Wenn ein Raumschiff durch das friedliche Universum gleitet, sind keine Schutzschilde erforderlich. Gelangt das Raumschiff jedoch in feindliches Territorium und wird unter Beschuss genommen, aktiviert es seine Schutzschilde, um unbeschadet zu bleiben. Ähnlich verhält es sich mit unserer Haut: Sie setzt Pigmente als Schutzschild gegen UV-Strahlung ein. Dies ist noch keine Schädigung, signalisiert jedoch, dass wir unter Beschuss stehen. Wenn die Schutzschilde jedoch versagen, erleidet das Raumschiff Schaden. Auf der Haut zeigt sich dieser Schaden in Form eines Sonnenbrandes. Sollten sich zusätzlich Feinde (bei* Star Trek *die Klingonen) einschleichen, wird das Raumschiff zerstört. Bei unserer*

Haut wäre das vergleichbar mit dem Hautkrebs. Um also jegliche Beschädigung zu vermeiden, empfiehlt es sich, die Haut gar nicht erst UV-Strahlen auszusetzen. Am besten trägt man deshalb jeden Morgen UV-Schutz auf und cremt diesen im Verlauf des Tages pflichtbewusst nach.

Kann man die Haut auch durch Antioxidantien in der Nahrung vor freien Radikalen schützen und wenn ja, mit welchen?

Radikalfänger von innen finden sich in der Nahrung oft in den Farbstoffen von Obst und Gemüse, insbesondere in der Schale. Ich denke da an die Vitamine C und E, Carotinoide (z. B. Karotte), Resveratrol (Trauben), Lycopin (Tomate). Zudem gehören zu den Antioxidantien die Polyphenole (Grüntee). Glutathion ist ein Tripeptid, das man in Spargel, Brokkoli, Tomaten oder Spinat findet und das als die Mutter der Antioxidantien bezeichnet wird. Q10 kommt zum Beispiel in Geflügel, Hering, Sardinen, Mandeln, Pistazien sowie Rapsöl oder Walnussöl vor. Omega 3 ist auch ein guter Radikalfänger und kann mittels fettem Fisch wie Lachs, Rapsöl, Leinöl oder Leinsamen zugeführt werden. Die Spurenelemente Zink (Fleisch, Fisch, Hülsenfrüchte), Selen (Hülsenfrüchte, Zwiebeln, Pilze, Paranüsse), Kupfer (Haferflocken, Kichererbsen, weiße Bohnen) und Mangan (Weizenkeime, Hirse, Reis) tragen ebenfalls mit vereinten Kräften zur Abwehr bei.

Der negative Einfluss von Stress ist auf der Haut sichtbar. Hast du einen einfachen Tipp zur Stressreduktion, der sich auch in einem anstrengenden Berufsalltag verwirklichen lässt?

Ausreichend Schlaf und regelmäßige Bewegung. Damit meine ich nicht zwingend intensiven Sport. 30-Minuten-Spaziergänge pro Tag reichen bereits, um die Anhäufung von oxidativem Stress zu begrenzen, da sie die Abwehrkräfte stimulieren. Außerdem lohnt es sich, mal auf das Auto zu verzichten und zu Fuß zu einem Termin zu gehen oder anstatt der Rolltreppe die Treppe zu benutzen. Studien haben jedoch auch gezeigt, dass intensive Work-outs besonders für Frauen über 40 vorteilhaft sein können. Das hat damit zu tun, dass Muskeln als endokrines Organ fungieren und Botenstoffe wie Interleukin im gesamten Körper freisetzen.

Woher kommt Stress?

Stress ist dazu da, den Körper in Alarmbereitschaft zu versetzen. Früher war das beispielsweise der Fall, wenn wir vor einem Mammut fliehen oder es erlegen mussten. Dann wurde unser Körper so in Alarmbereitschaft gebracht, dass alle wichtigen Ressourcen von Haut und Darm abgezogen wurden und nur in die für Flucht oder Kampf wichtigen Organe flossen. Heute ist es nicht mehr das Mammut, sondern der Chef oder der Terminkalender, aber wir können nicht mehr fliehen. Das bedeutet, auch der Darm und die Haut bekommen den Stress zu spüren, da sie nicht mehr so versorgt werden, wie sie es im Normalzustand wären. Man sagt ja nicht umsonst: Stress schlägt einem auf den Magen. In der Tat wird z. B. L-Glutamin in Stresssituationen dem Darm entzogen und den Muskeln (für die Fluchtreaktion) zur Verfügung gestellt. Wenn aber L-Glutamin dem Darm entzogen wird, kann das seine Integrität beeinträchtigen, da L-Glutamin für die Darmgesundheit essenziell ist. Da es auch eine Darm-Haut-Verbindung gibt, macht das auch der Haut zu schaffen. Also tut Stressreduktion Darm und Haut gut.

Warum werden wir zu Beginn eines Urlaubs oft krank?

Ganz einfach: Während intensiver Stressphasen sind unsere Adrenalin- und Cortisolspiegel erhöht, wodurch unser Immunsystem vorübergehend unterdrückt wird. Sobald der Urlaub beginnt, sinken jedoch die Adrenalin- und Cortisollevel, und plötzlich können sich Bakterien und Viren ausbreiten. Aus diesem Grund ist es wichtig, das Stressniveau möglichst niedrig zu halten. Ich weiß, leichter gesagt als getan, aber es lohnt sich, vor allem, wenn du deinen Urlaub gesund und entspannt genießen möchtest, anstatt krank im Bett zu liegen.

Gibt es bestimmte Hilfsmittel, die zu einem besseren Schlaf verhelfen?

Mittlerweile gibt es zum Beispiel sogenannte Biohacking-Gadgets wie Ringe, Armbänder oder Uhren, die uns Feedback über unseren Schlaf geben und uns helfen, ihn zu optimieren. In der Longevity-Community nutzen viele diese Feedbacks, weil man versucht, den Schlaf zu verbessern. Denn jeder von uns weiß zwar, dass Alkohol, spätes Abendessen oder grelles Licht vor dem Zubettgehen den Schlaf schlechter macht, aber wenn man das auf dem iPhone visualisiert sieht, kann man sein Verhalten schneller verändern und verbessern. Zudem gibt es heutzutage immer mehr Apps, die mit AI-Software versuchen, den Schlaf verständlicher zu machen. Wenn wir unseren Schlaf verbessern, reduzieren wir somit auch viele Entzündungsbotenstoffe, die uns und unser Mikrobiom, also unsere Bakterien im Darm, schädigen. Schlafentzug wurde früher sogar als Foltermittel eingesetzt.

Staubreduktion ist bei empfindlicher Haut wichtig. Was kann man nebst Putzen sonst noch alles tun, um Staubansammlungen im Schlafzimmer zu verhindern?

Ich empfehle zum Beispiel, die Matratze am Morgen auszulüften, um die Wärme und insbesondere die Feuchtigkeit unter der Bettdecke loszuwerden (diese sind für Mikroorganismen nämlich ein idealer Nährboden). Man sollte sein Bett auch unbedingt mit einer Tagesdecke abdecken, um zu verhindern, dass sich Staub und somit Milben absetzen können. Am besten die Tagesdecke zweifarbig wählen, damit man immer die gleiche Seite nach oben legt und das Bett nicht mit der staubigen Seite abdeckt. Zudem lohnt es sich, offene Flächen wie zum Beispiel bei einem Bücherregal im Schlafzimmer auf ein Minimum zu reduzieren, da sich der Staub dort vermehrt ansammelt und man deshalb öfter entstauben muss.

Ist Honig nicht eigentlich ein guter Zucker?

Ja und nein. Im Endeffekt macht es sich der Körper einfach. Er unterscheidet vor allem zwischen Proteinen, Fetten und Kohlenhydraten. Natürlich kommen noch gewisse Zusatzstoffe wie Spurenelemente oder Vitamine dazu, aber eigentlich sind es diese drei Hauptkategorien. Bei Kohlenhydraten unterscheidet er außerdem, ob sie aus einzelnen oder miteinander verbundenen Glukosemolekülen bestehen. Enthalten sie Glukosemoleküle, die miteinander verbunden sind (der sogenannte Zweifach- oder Mehrfachzucker), werden die Kohlenhydrate im Körper zu Einfachzucker, also zu einzelnen Glukosemolekülen gespalten. Außer bei der Cellulose, bei der so viele Glukosemoleküle aneinanderhängen, dass sie von

uns Menschen nicht oder nur durch Bakterien im Darm zerlegt werden können.
Einfachzucker wie beispielsweise Honig oder weißer Zucker besteht bereits, wie erwähnt, aus einem Glukosemolekül. Mag sein, dass im Honig zusätzlich Nährstoffe drin sind, aber für die Zellen ist das erst mal egal, denn es geht um das Glukosemolekül, und das führt zur »Karamellisierung« der Zellen. Wenn man also nur den Zucker betrachtet, ist der Honig genauso schlecht wie der normale Haushaltszucker.

Ab welchem Alter sollte mit Anti-Aging-Hautpflege begonnen werden?

Die Frage, wann man mit der Hautpflege beginnen sollte, ähnelt der Überlegung, ab welchem Zeitpunkt Sport Teil des Lebens werden sollte. Meine Antwort lautet: Je früher, desto besser. Man beginnt mit Sport nicht erst dann, wenn die Beweglichkeit nachlässt, sondern bereits frühzeitig, um gesundheitlichen Problemen vorzubeugen. Gleiches gilt für die Hautpflege: Bereits im Teenageralter ist es wichtig, auf gründliche Gesichtsreinigung und ausreichenden Sonnenschutz zu achten. Mit zunehmendem Alter sollte man dann zusätzlich den Zellumsatz anregen. Anti-Aging bedeutet also nicht, dass man tausend Cremes, Seren und Augencremes verwendet, sondern dass man einer Routine folgt, die das Gesicht reinigt, den Zellumsatz anregt und die Haut schützt.

Hautpflege – eine Übersicht

Bei all den äußeren und inneren Einflüssen, welche der Haut schaden, mag gesunde Haut fast schon unerreichbar wirken. Das ist zum Glück aber nicht so. Ganz im Gegenteil, gesunde Haut ist bei Weitem nicht so kompliziert, wie es Trends wie zum Beispiel die koreanische 12-Step-Skincare-Routine vermuten lassen. Die meisten machen bei der Hautpflege sogar viel zu viel. Die Haut braucht keine Schar von Produkten und auch keine langen, komplexen Routinen. Am liebsten hat sie es einfach und effektiv, eine richtige Minimalistin eben. Treue schätzt sie übrigens auch sehr. Also nicht zu oft mit neuen Trends und Produkten liebäugeln, auch wenn sie noch so verlockend klingen. Hautpflege kann extrem viel bewirken, aber das leider sowohl im Guten als auch im Schlechten, weshalb es umso wichtiger ist, dass man es nicht übertreibt. Das heißt, lieber weniger Produkte, dafür aber die richtigen, wobei es grundsätzlich zwei verschiedene Ansätze gibt, die ich als Old-School-Kosmetik und New-School-Kosmetik bezeichne. Lass mich das erklären:

Die Old-School-Kosmetik – das Spa

Die Old-School-Kosmetik begann, als Kosmetikpionierin Helena Rubinstein sich 1908 dazu entschloss, Hautcremes zu einem Industriezweig zu machen. Sie war weder Wissenschaftlerin noch Ärztin, dafür aber Unternehmerin mit einer exzellenten Beobachtungsgabe. Sie betrachtete die Haut ihrer Klient:innen aufmerksam und stellte fest, dass sie sich in der Regel mit dem Älterwerden verändert. In jungen Jahren haben viele Menschen ölige Haut, etwas später gesellen sich trockene Partien hinzu und in noch älteren Jahren tendieren die meisten zu trockener Haut. Gemäß diesen Beobachtungen erfand sie ein System, das die Haut als trocken, ölig oder als Mischhaut klassifizierte, und kreierte eine Pflege, die diesen Hautzuständen mit unterschiedlichen Konsistenzen entgegenwirkte. Die Idee war, den fortlaufenden Wasserverlust der Haut auszugleichen. Für trockene Haut gab es

Die Old-School-Kosmetik konzentriert sich auf Konsistenzen – ölige, trockene und Mischhaut

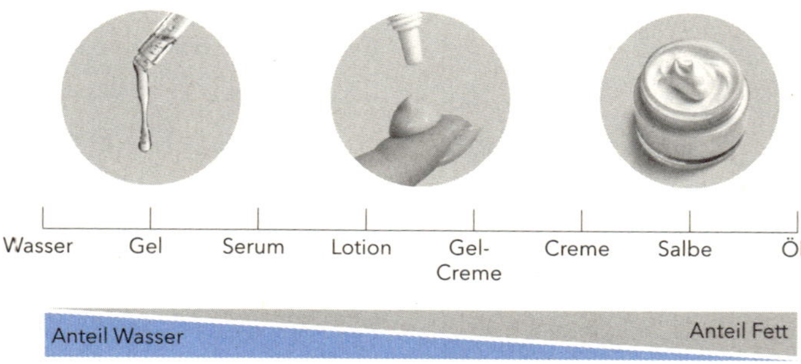

Die verschiedenen Konsistenzen

deshalb Produkte wie die Creme oder das Pflegeöl, die viel Fett enthalten, für Mischhaut eine Lotion mit weniger Fett und für ölige Haut ein leichtes Gel oder ein Serum mit wässriger Konsistenz beziehungsweise mit sehr wenig Fett. In der Old-School-Kosmetik ist der Unterschied zwischen einer Creme und einem Serum also lediglich die Konsistenz beziehungsweise der Fettanteil des Produktes.

Mit diesen Konsistenzen wurde also eigentlich versucht, Wasser in der Haut »einzuschließen«. Wenn man zum Beispiel ein wässriges Serum auftrug, das schnell verdunstet, verwendete man danach zusätzlich eine Creme als eine Art Deckel, damit die flüssige Substanz darunter festgehalten wurde.

Der Haken an dem Ganzen ist jedoch, dass sich die Haut wieder trocken anfühlt, sobald die Creme, Lotion oder das Öl weg ist. Denn das im Produkt enthaltene Fett bekämpft lediglich das Symptom, nicht aber die Ursache. Dadurch wird das Trockenheitsgefühl zwar zeitweise gelindert, die toten Zellen bleiben jedoch weiterhin bestehen. Solch eine Symptombekämpfung ist zwar nicht falsch, aber eben auch nicht wirklich effektiv, da das unterliegende Problem nicht gelöst wird.

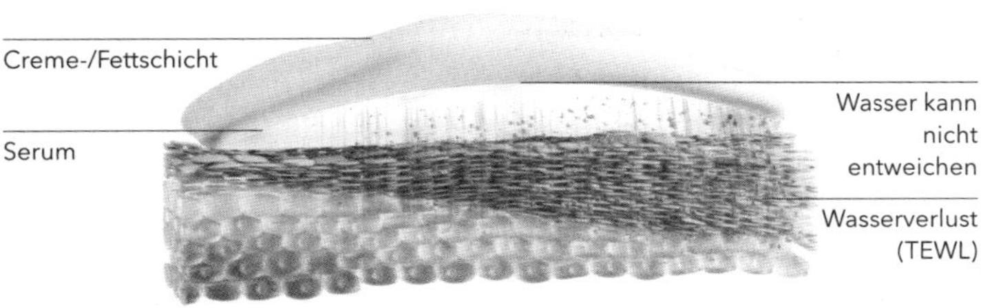

Verminderung des Zellumsatzes im Laufe der Zeit mit dazugehörigem TEWL (transepidermaler Wasserverlust) sowie Serum und Creme

Ich vergleiche die Old-School-Kosmetik deshalb gerne mit einem Spa-Besuch: Man will sich wohlfühlen und gewisse Beschwerden wie beispielsweise Schmerzen, die durch eine schlechte Haltung entstanden sind, lindern. Kurzfristig klappt das wunderbar, doch die Beschwerden kehren nach dem Besuch meist bald wieder zurück, da eben nur der Schmerz, nicht aber die schlechte Haltung angegangen wurde. Um das zu ändern, müssten die Muskeln trainiert und die Haltung so verbessert werden. Bei der Haut verhält sich dies genau gleich, denn auch sie kann »trainiert« werden, nur werden dafür keine Übungen oder Geräte, sondern die aktiven Inhaltsstoffe der New-School-Kosmetik verwendet. Aus diesem Grund vergleiche ich die New-School-Kosmetik jeweils mit einem Fitnessstudio.

Die New-School-Kosmetik – das Fitnessstudio

In der New-School-Kosmetik dreht sich also alles um aktive Inhaltsstoffe. Sie stammen aus der Medizin, genauer gesagt aus der Dermatologie, und erlauben es, bewusst auf Prozesse in der Haut einzugehen. Für nahezu jedes Hautproblem gibt es einen aktiven Inhaltsstoff, der in einem Öl, einer Creme, einem Gel oder in einem Serum »schwimmt«. Frei erhältlich sind Produkte mit Wirkstoffkonzentrationen oder Derivaten (ähnlich wirkende Wirkstoffe aus der gleichen »Wirkstoff-Familie«), die du allein gut handhaben kannst. Falls eine höhere Konzentration oder stärker wirkende Verbindungen erforderlich sind, beispielsweise bei einer Hauterkrankung, geht es nicht mehr um Kosmetika, sondern um Arzneimittel, die rezeptpflichtig sind. Diese Hürde ist wichtig, weil der Arzt oder die Ärztin dir mit genauen Anweisungen die optimale Anwendung zusammenstellt und dir mit Rat zur Seite steht. Vergleichbar mit dem Fitnesstrainer: Für gewisse Geräte oder Hanteln brauchst du die genaue Anleitung eines Trainers, damit du dir keinen Schaden zufügst.

Bei frei erhältlichen Produkten muss die optimale Anwendung oft selbst recherchiert werden, und da macht es einem die Kosmetikindustrie nicht gerade einfach. Die Unmenge an neuen Produkten, Inhaltsstoffen und Trends sorgt oft für Verwirrung, sodass es den meisten Menschen schwerfällt, herauszufinden, welche Produkte sie wann, wie und in welcher Kombination verwenden sollten. Also eigentlich, wie sie sich eine Hautpflegeroutine aufbauen können, und genau darum soll es jetzt gehen. Ich führe dich also sozusagen durch das Fitnessstudio der Inhaltsstoffe, indem ich sie gruppiere und dir zeige, wie du sie am besten verwendest.

Die New-School-Kosmetik – das Fitnessstudio der Inhaltsstoffe

Skincare-Routine – dein Fitnessprogramm

Die Routine ist in vielen Bereichen des Lebens zum Trendwort geworden. Egal, ob es die Arbeits-, Fitness-, Schlaf- oder schlichtweg die Morgenroutine ist, wir Menschen scheinen als Gewohnheitstiere allgemein Gefallen an der Idee zu finden. Bei der Hautpflege zahlt sich das doppelt aus, denn eine gut eingespielte Routine macht die Pflege nicht nur einfacher, sondern auch weitaus effektiver. Aktive Inhaltsstoffe brauchen nämlich Zeit, um ihre volle Wirkung entfalten zu können: Je regelmäßiger sie angewendet werden, desto wirksamer sind sie. Das verhält sich wie beim Training unserer muskulären Fitness. Von heute auf morgen entsteht weder ein Sixpack noch ein Bizeps. Ein Wundermittel, das alle Hautprobleme über Nacht wegzaubert, gibt es genauso wenig. Unnötig kompliziert muss es aber auch nicht sein. Eine Routine mit zwei bis vier Schritten reicht völlig aus, um die Haut eingehend zu unterstützen und so zu »trainieren«, dass sie sich wieder ihrem Idealzustand annähert. Jeder Schritt sollte dafür aber eine spezifische Aufgabe erfüllen und die entsprechenden Produkte enthalten. Ich bezeichne diese vier Schritte als Cleanse, Treat, Protect und Supplement und empfehle, sie jeweils morgens und abends in folgender Reihenfolge durchzuführen:

1. Cleanse

Die Gesichtsreinigung sollte der erste Schritt in jeder Hautpflegeroutine sein, denn sie ist dazu da, die Haut von Schmutz, Verunreinigungen und Bakterien zu befreien. Diese können sich im Laufe des Tages oder während der Nacht auf der Haut ansammeln und diverse Hautprobleme wie zum Beispiel Irritationen oder Pickel verschlimmern. Idealerweise werden hier auch bereits aktive Inhaltsstoffe angewendet, welche die Neuproduktion der Zellen und somit den Zellumsatz anregen.

2. Treat

Hier geht es den Hautproblemen an den Kragen. Egal, ob du mit Rötungen, Pickeln, Falten, großen Poren, rauer Haut oder Pigmentflecken zu kämpfen hast, der Treat-Schritt besteht aus Produkten und Inhaltsstoffen, die deine Hautprobleme gezielt angehen.

3. Protect

Der dritte Schritt erklärt sich eigentlich schon fast von selbst, denn wie zuvor erwähnt, braucht die Haut Schutz, um gesund zu bleiben. Hier werden also Produkte angewendet, welche die Haut vor äußeren Einflüssen, insbesondere der UV-Strahlung, bewahren.

4. Supplement

Zum Schluss geht es darum, die Haut ergänzend zu unterstützen und zu optimieren. Entweder mit der Ernährung und/ oder Nahrungsergänzungsmitteln.

Wie zuvor erwähnt, muss die Routine nicht zwingend aus vier Schritten bestehen, sondern kann individuell angepasst werden. Der erste und der dritte Schritt sollten aber unbedingt mit dabei sein. Die meisten Leser:innen dürfte dies überraschen. Kosmetikmarken neigen dazu, Konsument:innen zu ermutigen, Hautprobleme direkt anzugehen, ohne die zugrunde liegenden Probleme zu berücksichtigen: den langsamer werdenden Zellumsatz und die schädlichen Einflüsse, die kontinuierlich auf unsere Haut einwirken. Es sind jedoch genau diese beiden Punkte, die den Alterungsprozess der Haut beschleunigen und somit früher oder später Probleme und sogar Erkrankungen hervorrufen können. Tatsächlich lassen sich etwa 80 Prozent der Hautprobleme auf einen langsamen Zellumsatz und unzulänglichen Hautschutz zurückführen. Bevor man sich also auf ein Hautproblem stürzt, ist es zuerst einmal wichtig, dass man sich

80 % der Hautprobleme lassen sich auf einen langsamen Zellumsatz und unzulänglichen Hautschutz zurückführen

eine Basis aus dem Cleanse- und dem Protect-Schritt aufbaut. Im nächsten Abschnitt geht es deshalb darum, wie du diese beiden Schritte mit den richtigen Produkten und Inhaltsstoffen ausrüsten kannst.

Die Basis-Routine für jede Haut – Cleanse und Protect

Die Hautpflege sollte ganz unabhängig vom Hautproblem erst einmal folgende Aufgaben erfüllen: die Haut reinigen, den Zellumsatz ankurbeln und schädliche Einflüsse abwehren. Ich nenne das die »Basis-Routine«, und sie besteht nicht aus zwanzig, sondern lediglich aus zwei Produkten, damit man eben nicht unbedingt zum Dermatologen oder zur Dermatologin gehen muss, sondern selbst etwas für die eigene Haut tun kann. Mit den richtigen aktiven Inhaltsstoffen kann nämlich schon sehr viel erreicht werden. Außerdem ist das Anregen des Zellumsatzes viel einfacher, als man wahrscheinlich vermutet. Abstrakt ausgedrückt, müssen dafür lediglich die obersten Zellen auf der Hautoberfläche vorsichtig entfernt werden. Wird die Schicht toter, beschädigter Zellen reduziert, erhalten die Zellen in den unteren Schichten der »Backsteinmauer« ein Signal, dass mehr Zellen produziert werden müssen. Je mehr neue Zellen entstehen, desto schneller werden tote Zellen oben abgestoßen, und der Zellumsatz wird angekurbelt. Dabei braucht man übrigens keine Angst zu haben, dass die Haut dünner wird. Die Dicke der Haut bleibt genau gleich, aber das Verhältnis zwischen alten und neuen Zellen verändert sich positiv: Die Schicht toter, beschädigter Zellen wird dünner und die »Schutzbarriere« dicker.

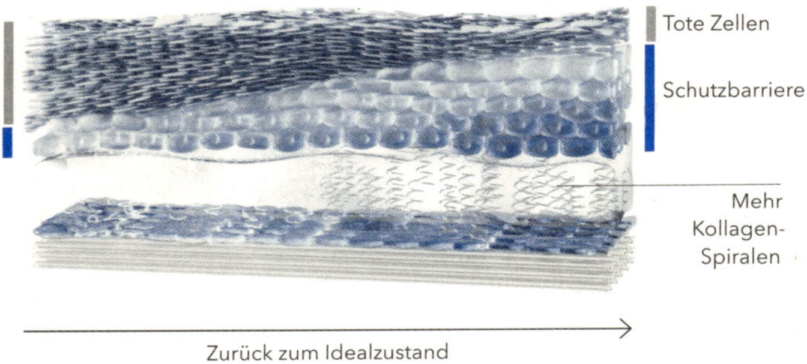

Durch das Anregen des Zellumsatzes wird die »Schutzbarriere« dicker und die Schicht toter Zellen dünner

Es gibt verschiedene Möglichkeiten, den Zellumsatz zu fördern. Kleopatra badete beispielsweise in Eselsmilch, um ihre Haut jugendlich und geschmeidig zu halten. Heute geht das zum Glück einfacher, und wir können uns die in der Eselsmilch enthaltenen Inhaltsstoffe zunutze machen, ohne gleich in ihr baden zu müssen. Verantwortlich für Kleopatras schöne Haut ist nämlich AHA (Alpha-Hydroxysäure), genauer gesagt, die Milchsäure (*lactic acid*), die zur AHA-Familie gehört. AHAs werden mittlerweile im Labor hergestellt, sodass weder Milch noch Früchte zur Herstellung notwendig sind. Zusammen mit ihrer Schwester BHA (Beta-Hydroxysäure) gehören sie zu den beliebtesten aktiven Inhaltsstoffen in der Kosmetik. Dies zu Recht, denn AHA und BHA lösen beschädigte Zellen oder Zellen, die sich zu stark am Haarschaft abgelagert haben, sanft ab und eignen sich im Gegensatz zu anderen Inhaltsstoffen wie Retinol sowohl für Hautpflege-Neulinge wie auch für Fortgeschrittene.

Außerdem reduzieren sie den pH-Wert auf der Haut, was dazu beiträgt, das Gleichgewicht zwischen guten und schlechten Bakterien wiederherzustellen. BHA dringt zusätzlich in die Poren ein und reduziert die Talgproduktion. Sie ist zwar antientzündlich, aber trocknet die Haut auch etwas aus, da sie sich auf die Talgproduktion auswirkt. Ich empfehle deshalb, BHA in Kombination mit einem Inhaltsstoff zu verwenden, der den Zellumsatz stark erhöht (wie AHA). Dies stabilisiert die »Schutzbarriere« und verhindert damit Feuchtigkeitsverlust.

AHA und BHA können als Inhaltsstoffe in ganz unterschiedlichen Konsistenzen »schwimmen«. Wenn sie für die Gesichtsreinigung verwendet werden, eignet sich ein Schaum oder ein Reinigungsgel jedoch am besten. Ich empfehle jeweils den Schaum, weil dieser eine große Oberfläche hat und deshalb mild ist, da man nicht zu viel des Produktes anwenden kann. Zudem sind sowohl Schaum als auch Gel sehr einfach anzuwenden. Zweimal täglich (einmal morgens, einmal abends) auf die feuchte Gesichtshaut auftragen, zwei bis drei Minuten einwirken lassen, abwaschen, abtrocknen und schon kommt der Zellumsatz wieder in Schwung.

Ein »schneller« Zellumsatz bringt jedoch gar nichts, wenn die neuen Zellen gleich wieder beschädigt werden. Bei der Verwendung von aktiven Inhaltsstoffen wie Fruchtsäure (AHA/BHA) ist der Sonnenschutz besonders wichtig, da die Haut sich wieder zu ihrem Idealzustand, also eigentlich zur Babyhaut, zurückbewegt und deshalb empfindlicher auf die Sonne reagiert. Hinzu kommt, dass unsere Reparaturmechanismen im Erwachsenenalter nicht mehr so gut sind wie die von Babys, sodass Schäden nicht mehr so schnell entfernt werden und sich mit der Zeit ansammeln. Um das zu verhindern, muss die Haut vor der Sonne und vor freien Radikalen geschützt werden.

Gegen die Sonne hilft die altbekannte Sonnencreme noch immer am besten, wobei die Wahl der richtigen Sonnencreme eine große Rolle spielt. Für ausreichenden Schutz sollte sie einen SPF/LSF (Sun Protecting Factor/Lichtschutzfaktor) von mindestens 30 haben. Der SPF gibt an, wie stark die Sonnencreme vor UVB-Strahlung schützt. Er bezieht sich also nur auf den UVB-, nicht aber auf den UVA-Schutz. Viele glauben, SPF 50+ sei enorm viel besser als 30. Der Schein trügt aber, denn der Sonnenschutz wächst nicht linear, sondern logarithmisch. Er verläuft in einer Kurve, die bei 30 einen Knick macht und danach nur noch minimal ansteigt. Zum Vergleich: SPF 15 blockiert rund 93 Prozent der UVB-Strahlen, SPF 30 blockiert 97 Prozent und SPF 60 blockiert 98 Prozent. Einen 100-prozentigen Schutz gibt es nicht. SPF 50 filtert also nicht mal 1 Prozent mehr UVB heraus als SPF 30. Das Problem bei Sonnencremes mit SPF 50 ist außerdem, dass sie Verbraucher:innen dazu verleiten, sich nur einmal am Tag einzucremen, da angenommen wird, dass der Schutz sowieso stark genug ist. Nachcremen ist aber für einen ausreichenden Hautschutz unabdingbar, ganz egal, wie hoch der SPF ist.

SPF bezieht sich nur auf den UVB-, nicht aber auf den UVA-Schutz

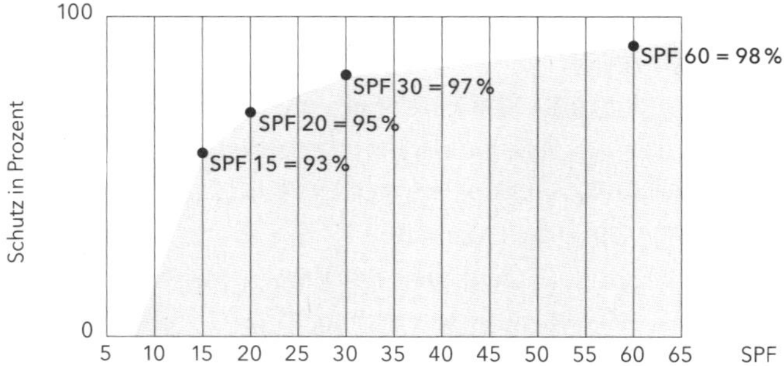

Logarithmische Kurve des UVB-Schutzes

Dazu kommt, dass die Sonnencreme oder das Sonnengel natürlich auch einen UVA-Schutz haben muss, denn der SPF hat, wie bereits erwähnt, nichts mit dem UVA-Schutz zu tun. Dieser wird leider in den USA und Europa noch nicht durch eine Zahl angegeben, sondern prangt entweder als Schriftzug oder als Logo auf dem Produkt (hierzu mehr in den Q&As). Darum empfehle ich generell, ein Sonnenschutzmittel auszuwählen, das einen SPF von mindestens 30 hat und vor UVA-Strahlen schützt. Dabei können die UVA- und UVB-Filter in jeglicher Konsistenz »schwimmen«. Produkte mit leichter Konsistenz wie eine Gel-Creme wären jedoch ratsam, da sie nicht zu »fettig« sind und sich aus diesem Grund auch für Menschen mit zu Pickeln oder Rosazea neigender Haut eignen. Außerdem fühlt sich ein leichtes Sonnenschutzmittel angenehmer auf der Haut an, hinterlässt keine weißen oder fettigen Rückstände und wird daher gerne täglich aufgetragen. Dies ist vor allem wegen der UVA-Strahlung, die im Gegensatz zu UVB ja durch Fensterglas dringen kann, besonders wichtig. Deshalb jeden Morgen nach der Gesichtsreinigung einen UV-Schutz auf alle unbekleideten Stellen auftragen und im Laufe des Tages pflichtbewusst nachcremen.

Gegen die freien Radikale kann die Sonnencreme beziehungsweise der UV-Schutz aber leider nichts tun, es sei denn, sie ist mit Antioxidantien (wie zum Beispiel Ectoin, Vitamin E, Vitamin C, Grüntee, Niacinamid oder Resveratrol) angereichert. Solche Sonnencremes finde ich wunderbar, da sie die Haut vollumfänglich vor der Außenwelt schützen und man nicht noch ein zusätzliches Produkt gegen freie Radikale braucht. Wer dies aber trotzdem möchte, dem empfehle ich, ein Serum vor dem UV-Schutz zu verwenden, da dessen leichte Konsistenz sich besser mit dem UV-Schutz-Produkt verträgt.

> Die Haut muss jeden Tag geschützt werden, denn die Sonne scheint immer, sonst ist es Nacht

Die Basis-Routine

Die Basis-Routine, die aus diesen zwei Schritten besteht, eignet sich nicht nur für jede Haut, sondern auch für jeden Terminkalender, denn mit maximal zwei bis drei Produkten nimmt sie nur wenig Zeit in Anspruch und kann ganz einfach in den Alltag integriert werden. Diese Integration ist wichtig, denn Hautpflege ist keine sporadische oder einmalige Angelegenheit, sondern Voraussetzung für eine gesunde Haut und sollte im Idealfall zu einem festen Bestandteil des Lebens werden. Nur so kann man Problemen und Erkrankungen vorbeugen und dafür sorgen, dass die Haut auch in Zukunft gesund und strahlend bleibt. Die präventive Art der Hautpflege ist Teil meines Skin-Longevity-Konzepts. Wie zu Beginn erwähnt, geht es hierbei darum, die Haut so zu unterstützen, dass sie so lange wie möglich gesund bleibt. Die folgende Basis-Routine ist der erste Schritt in diese Richtung.

Morgenroutine

Routine-Schritt	Inhaltsstoffe	Produkttyp	Zweck
1 Cleanse	AHA und BHA	Schaum oder Gel	Zellumsatz anregen, reinigen
2 Treat	-	-	-
3 Protect	UVA- und UVB-Filter, Antioxidantien (z. B. Vitamin E, Vitamin C, Grüntee, Niacinamid, Resveratrol)	Creme, Gel-Creme oder Gel	Schutz vor der Sonne und freien Radikalen
4 Supplement	-	-	-

Abendroutine

Routine-Schritt	Inhaltsstoffe	Produkttyp	Zweck
1 Cleanse	AHA und BHA	Schaum oder Gel	Zellumsatz anregen, reinigen
2 Treat	-	-	-
3 Protect	-	-	-
4 Supplement	-	-	-

Falls du Make-up trägst, solltest du es morgens nach der Routine auftragen und abends vor der Routine wieder entfernen, damit über Nacht keine Unreinheiten oder gar Pickel entstehen. Wenn du deinen Bart täglich nass rasierst, solltest du dies zudem morgens tun, da sich dann weniger Schmutz auf der Haut befindet. Außerdem rate ich, die Haut vor der Rasur mit einem Cleanser zu reinigen und nach der Rasur gegebenenfalls das Aftershave und dann den Sonnenschutz aufzutragen.

Hast du deine Haut ein paar Wochen mit dieser Basis-Routine trainiert, kannst du dich langsam dem Treat- und dem Supplement-Schritt widmen und Produkte in deine Routine integrieren, die speziell auf deine Hautprobleme abzielen. Wie das genau funktioniert und was du dabei alles beachten solltest, erkläre ich in den Kapiteln zu den jeweiligen Hautproblemen. Bevor du jedoch dorthin springst, habe ich noch ein paar kurze, aber wichtige Anmerkungen zu aktiven Inhaltsstoffen und wie sie richtig angewendet werden.

Aktive Inhaltsstoffe – über drei Levels musst du gehen

In den vorhergehenden Kapiteln habe ich bereits angedeutet, dass sich nicht jeder Inhaltsstoff für »Hautpflege-Neulinge« eignet. Damit meine ich, dass manche Inhaltsstoffe nicht von Anfang an, also bei einer »untrainierten« Haut, angewendet werden dürfen, sondern eine gewisse Reihenfolge einzuhalten ist. Tut man dies nicht, läuft man Gefahr, die Haut zu überfordern, oder man erzielt nicht die erwünschten Ergebnisse und gibt zu früh auf. Du kannst dir das so vorstellen, als würdest du zum allerersten Mal ins Fitnessstudio gehen und gleich zu den schwersten Gewichten greifen, anstatt deine Muskeln erst auf dem Stepper warm zu machen und mit leichten Hanteln oder Übungen zu trainieren. Bei der Haut verhält sich das ganz ähnlich, nur wird sie erst mit weniger starken Inhaltsstoffen »trainiert«, bevor man sich langsam an die »Schwergewichte« herantastet.

Da es aber besonders am Anfang nicht ganz einfach ist, die verschiedenen Inhaltsstoffe auseinanderzuhalten, erkläre ich meinen Patient:innen jeweils, dass sie sich die verschiedenen Trainingsstufen als drei Levels vorstellen können, die aufeinander aufgebaut sind. Auf dem ersten Level findet man die »leichten Hanteln« oder das »Warm-up« auf dem Stepper, also all jene Inhaltsstoffe, die man von Anfang an problemlos anwenden kann. Auf dem zweiten diejenigen, die Vorbereitungen beziehungsweise Training benötigen und zu denen man erst übergehen sollte, wenn man das erste Level gemeistert hat. Auf dem dritten Level finden sich schließlich Inhaltsstoffe, welche die spezifischen Hautprobleme direkt anpacken und erst zum Zug kommen sollten, wenn man die vorhergehenden Levels bewältigt hat. Geht man langsam durch diese drei Levels durch, bereitet man die Haut schrittweise auf die stärker wirkenden Inhaltsstoffe vor und weiß, wann und wie diese anzuwenden sind.

Level 1

Zum ersten Level gehört die Basis-Routine, also die Fruchtsäuren (AHA und BHA), Antioxidantien und der Sonnenschutz (UVA- und UVB-Filter), die ich bereits vorgestellt habe. Hat man die Haut über zwei bis drei Wochen mit diesen Inhaltsstoffen »trainiert«, kommt abends zusätzlich ein AHA-Produkt zur Routine hinzu, das im Gegensatz zum Cleanser nicht abgewaschen, sondern über Nacht auf der Haut gelassen wird. Die Inhaltsstoffe haben dadurch mehr Zeit, zu wirken, und zeigen einen stärkeren Effekt. Im Falle von AHA wird also der Zellumsatz noch intensiver angekurbelt, wenn man den Inhaltsstoff nicht wieder abwäscht, sondern über Nacht auf der Haut lässt. Idealerweise wählt man hierfür ein AHA-Produkt mit leichter Konsistenz wie ein Serum oder eine Gel-Creme, da sie allgemein gut verträglich sind und auch bei Hautproblemen wie Pickeln oder Rötungen angewendet werden können. Am besten beginnt man die Anwendung dort, wo der größte Effekt erzielt werden soll, beispielsweise an Stellen, an denen die Poren sichtbarer sind, wie um die Nase herum, und verteilt das AHA-Produkt danach von innen nach außen entlang der Lymphbahnen über das gesamte Gesicht.

Bei der Anwendung von Fruchtsäureprodukten kann es zu Beginn vorkommen, dass sich die Haut trockener anfühlt und Pickel vermehrt auftreten. Diese Reaktionen sind vergleichbar mit dem »Muskelkater«, den du nach dem ersten Training verspürst, und somit ganz normal. Nach zwei bis drei Wochen sollten diese Reaktionen jedoch wieder verschwinden, deshalb unbedingt dranbleiben. Spätestens nach dieser Anfangsphase wird sich der Zustand deiner Haut merklich verbessern.

Level 2

Bevor du dich mit dem zweiten Level auseinandersetzt, ist es zwingend notwendig, dass du deine Haut über sechs bis acht Wochen mit AHA-Produkten (Cleanser und Serum) »trainierst« und vorbereitest. Danach kommt nämlich Vitamin A, genauer gesagt Retinol, ins Spiel, und das ist (ähnlich wie die schweren Hanteln im Fitnessstudio) nichts für eine »untrainierte« Haut. Wie AHA und BHA regt auch Retinol die Zellproduktion und den Zellumsatz an und beugt somit der Hautalterung und dem Dünnerwerden der »Schutzbarriere« vor. Zudem hat es auf fast jedes Hautproblem einen positiven Einfluss (mehr hierzu in den Kapiteln zu den einzelnen Hautproblemen) und genießt aufgrund dieser positiven Eigenschaften im Hautpflege-Universum fast schon Superstar-Status. Als potenter Inhaltsstoff sollte Retinol jedoch nur ganz langsam in die Hautpflegeroutine eingeführt werden.

> Retinol ist nichts für eine »untrainierte« Haut

Zu Beginn verwendest du das Retinol einmal pro Woche, am besten am Montagabend. Danach wirst du merken, dass deine Haut etwas zeitverzögert (wahrscheinlich am Wochenende oder bereits am Freitag) trockener wird und sich vielleicht sogar rötet oder schält. Wie auch bei der Fruchtsäure ist dies der »Muskelkater« und deshalb ganz normal. Fahre mit der Anwendung also einfach fort und trage das Produkt am folgenden Montag abermals auf. Nach drei bis vier Wochen machst du es am Montag und am Freitag. Nach weiteren vier Wochen am Montag, Mittwoch und Freitag, bis du so trainiert bist, dass du von Montag bis Freitag Retinol verwenden kannst. Am Wochenende sowie an den »Zwischenabenden« kommt jeweils das Fruchtsäure-Serum zum Zug. Retinol und Fruchtsäure-Serum sollten jedoch nie am selben Tag zum Einsatz kommen, da die Haut ansonsten zu sehr beansprucht wird und die Produkte sich »konträr« verhalten können. Auch bei Retinol solltest du die Anwendung dort starten, wo du den größten Effekt erzielen möchtest, also zum Beispiel dort, wo du Pickel hast oder die Kollagenproduktion anregen möchtest. Von da aus kannst du es sachte von innen nach außen entlang der Lymphbahnen über das Gesicht verteilen.

Bitte beachte, dass Vitamin-A-Produkte während der Schwangerschaft und Stillzeit nicht verwendet werden dürfen: Vitamin A regt den Zellumsatz der Haut intensiv an, und ein Baby braucht neun Monate lang Ruhe, um sich zu entwickeln. Wenn du also gerade schwanger bist oder eine Schwangerschaft planst, solltest du Retinol bis nach der Stillzeit auslassen.

Level 3

Wenn deine Haut mit dem Retinol und dem AHA gut klarkommt (mindestens nach 6–8 Wochen), kannst du dich langsam dem dritten Level widmen. Hier geht es um all die Inhaltsstoffe, welche Hautprobleme ganz gezielt anpacken. Zudem kann man jetzt auch beginnen, die Haut durch die Ernährung und Nahrungsergänzungsmittel zu unterstützen.

Die einzelnen Hautprobleme werden erst so »spät« gezielt angegangen, weil es sein kann, dass nach dem Durchlaufen des ersten und zweiten Levels das Hautproblem bereits gelöst ist und gar keine weiteren Inhaltsstoffe mehr nötig sind. Außerdem können gewisse aktive Inhaltsstoffe wie beispielsweise Kojic Acid und Lakritzextrakt ihre Wirkung erst richtig entfalten, nachdem der Zellumsatz der Haut wieder in Schwung gebracht wurde.

Da die Wirkung und die Anwendung der oben genannten Inhaltsstoffe jeweils in Zusammenhang mit dem Hautproblem erklärt werden müssen, werde ich auf diese im zweiten Teil des Buches vertieft eingehen. Wer möchte, kann sich in der Zwischenzeit bereits dem ersten Level widmen und das Haut-Training mit der Basis-Routine starten.

Die Old-School- und die New-School-Kosmetik haben einiges gemeinsam und sind doch sehr verschieden. Kannst du deren Unterschied genauer erklären?

Die Old-School-Kosmetik ist nicht falsch; zu Zeiten von Helena Rubinstein gab es einfach nichts anderes als verschiedene Konsistenzen. Das sind die Grundlagen, die wir in der Dermatologie als Basiscreme bezeichnen. Diese Basis kann flüssig sein, dann spricht man von einem Serum, oder sie ist dicker, und wir nennen sie Creme. Ich vergleiche das gerne mit einem Spa-Besuch: Ich möchte mich wohlfühlen. Trage ich eine Creme auf die Haut auf, spüre ich den Unterschied: Das Trockenheitsgefühl verschwindet, und plötzlich sehe ich weniger Falten. Keine Creme kann jedoch Falten entfernen, so wie kein Spa-Besuch zu einem Sixpack führt. Es ist nicht falsch, liefert aber nicht das Ergebnis, das die Leute erwarten. Ich sage meinen Patientinnen und Patienten immer: Die Haut isst und trinkt nicht. Sie benötigt keine Feuchtigkeit und nährstoffreichen Cremes, denn das, was die Wissenschaft unter Feuchtigkeit versteht, ist nicht das, was der Anwender darunter versteht.

Die Frage ist vielmehr: Was schwimmt in dieser Basis-»Suppe«, also welche aktiven Inhaltsstoffe sind in ihr enthalten? Da kommt die New-School-Kosmetik ins Spiel. Deshalb vergleiche ich die New-School-Kosmetik eher mit einem Fitnessstudio. Je älter wir werden, desto mehr nimmt unsere allgemeine Fitness ab. Unsere Muskeln werden zum Beispiel schwächer, sodass unsere Haltung schlechter wird und wir Schmerzen verspüren. Um dies zu verhindern oder zumindest stückweise rückgängig zu machen, treiben wir Sport und stärken unsere Muskeln gezielt mit den richtigen Übungen. Bei der Haut verhält sich dies nicht anders, nur ist es hier der Zellumsatz, der schwächer beziehungsweise langsamer wird und sich als trockene, raue, großporige Haut bemerkbar macht. Die richtigen aktiven Inhaltsstoffe wirken dem entgegen, indem sie den Zellumsatz »trainieren« und wieder in Schwung bringen.

Woher kommen die aktiven Inhaltsstoffe in der Kosmetik?

Alle Inhaltsstoffe, die in der Kosmetik landen, kommen ursprünglich aus der Medizin. In diesem Bereich werden sie als Produkte mit einer hohen Dosierung oder als Derivat (mit einer anderen Verbindung) zum Medikament und dienen dazu, verschiedene Krankheiten zu behandeln. In den USA ist der Sonnenschutz beispielsweise von der FDA als Medikament eingestuft worden, weshalb nur sehr alte (und in meinen Augen schlechtere) Filter zugelassen sind. Auf der Rückseite des Produktes sieht man dort auch die Einstufung »Drug Actives«, und dann werden meistens Homosalate, Octocrylene oder Avobenzone aufgelistet. Diese werden in Europa eher als »nicht gut« eingestuft. Zudem gibt es in Europa auch bessere Alternativen, da der Sonnenschutz nicht zur Pharma, sondern zur Kosmetik zählt. In der Kosmetik haben die Produkte hingegen niedrige Dosierungen oder andere Verbindungen der gleichen Substanz und werden unter anderem präventiv eingesetzt, damit Probleme gar nicht erst entstehen können. Gegen Akne verwendet die Dermatologie beispielsweise ein hoch dosiertes Vitamin-A-Medikament wie Isotretinoin. In der Kosmetik wird gegen Pickel ebenfalls Vitamin A eingesetzt, nur ist es hier das niedriger dosierte Retinol. In der Medizin wurde früher das Fruchtsäurepeeling benutzt, um Vorstufen und zum Teil auch weißen Hautkrebs zu therapieren, deshalb kann man auch leichte Fruchtsäuren (AHA) benutzen, damit es gar nicht zur rauen Haut kommt.

Viele achten darauf, dass die Inhaltsstoffe in ihrer Pflege einen natürlichen Ursprung haben. Ergibt das Sinn?

Es gibt einen Hype um Naturkosmetik. Rein medizinisch betrachtet, spielt es aber weniger eine Rolle, aus welcher Branche die aktiven Inhaltsstoffe stammen, als es die Ideologien vermuten lassen. Man kann beispielsweise wie Kleopatra in gegorener Eselsmilch baden und danach stinken, oder man verwendet Milchsäure, die im Labor hergestellt wurde, und hat danach die gleiche Wirkung, ohne dass Tiere mit im Spiel waren.

Was gibt es für »Hautpflege-Fehler«, die dich oft zum Schmunzeln bringen?

Ein klassisches Beispiel ist, wenn Männer Sonnencreme mit beiden Händen quer über das Gesicht verteilen – genauso, wie ihre Mütter es in ihrer Kindheit getan haben – und dann behaupten, Sonnenschutz brenne in den Augen. Natürlich, sie reiben ihn sich auch über die Augenlider mit der ganzen Handfläche, anstatt die Finger zu nutzen, die Augenpartie auszusparen und die Creme mit den Fingerspitzen vorsichtig von innen nach außen zu verteilen. Oder Menschen, die unter Pickeln leiden und ihr Gesicht nur mit Wasser waschen. Wenn sie danach nichts auf die Haut auftragen würden, wäre das weniger schlimm. Doch dann tragen sie unter anderem UV-Schutz auf, was zu einer Art Treibhauseffekt führt. Zudem wäscht man seine Hände ja auch nicht nur mit Wasser.

Wie entstehen die verschiedenen Konsistenzen bei Pflegeprodukten?

Wir Dermatolog:innen sprechen bei der Old-School-Kosmetik von Basiscremes oder Basisprodukten, demnach nur im Fachjargon von der Galenik oder eben den Konsistenzen. Man könnte solch eine Basis mit einer Suppe vergleichen: Wir haben Wasser, und wir haben Öl als Extreme. Je mehr Öl ich dem Wasser beifüge, umso reichhaltiger wird die Suppe. In der Kosmetik haben wir ein wässriges Serum und machen es mit etwas Öl zum Gel, mit noch mehr Öl zur Gel-Creme, mit noch mehr zur Lotion, mit noch mehr zur Creme, mit noch mehr zur Salbe, und am Ende ist es reines Öl. Egal, welche Basiskonsistenz man hat, es können ihr aktive Inhaltsstoffe beigemengt werden. Bei der Suppe ergeben die Zutaten den Geschmack, bei uns die spezifische Wirkung. Man kann mit Konsistenzen viel falsch oder richtig machen. Zum Beispiel sollte man bei einer Rosazea oder Akne nie fettige Konsistenzen benutzen (mehr hierzu in den jeweiligen Kapiteln).

Gibt es bei der Verwendung von Fruchtsäuren etwas, das man speziell beachten sollte?

Das kommt immer etwas auf die Produktformulierung und die Konzentration des aktiven Inhaltsstoffes an. Am besten befolgt man die Anleitung auf der Produktverpackung und konsultiert im Zweifelsfall eine Dermatologin oder einen Dermatologen. Bei den meisten aktiven Inhaltsstoffen gibt es eine »Muskelkaterphase«. Wenn ich anfange, Muskeln zu trainieren, bekomme ich Schmerzen. Bei der Haut ist das genau gleich: Wenn ich anfange, mit aktiven Inhaltsstoffen die toten Zellen vorsichtig zu lösen und die Produktion neuer Zellen anzukurbeln, fühlt sich die Haut trocken an. Bei AHA und BHA äußert sich das zum Beispiel, indem sich die Haut rötet oder trockener anfühlt. Diese Reaktion ist ganz normal und verschwindet in der Regel nach den ersten Anwendungen wieder. Bei zu Pickeln neigender Haut kann es anfangs zudem vermehrt zu Ausbrüchen kommen. Das liegt daran, dass die Haut von Schmutz und Unreinheiten »gereinigt« wird und quasi alles »nach oben« kommt. Je länger man jedoch die Inhaltsstoffe anwendet, sprich: die Haut »trainiert«, desto weniger sollte dies der Fall sein.

Mit aktiven Inhaltsstoffen strebt man auch die Rückkehr zum Idealzustand der Haut an, von dem wir uns ab den Teenagerjahren durch den Alterungsprozess entfernen. Gilt es, auf diesem Weg etwas zusätzlich zu beachten?

Unbedingt. Kein Tag ohne UV-Schutz, weil die wieder »jünger« werdende Haut sonnensensibler ist. Der Merksatz lautet: Wer aktive Inhaltsstoffe einsetzt, sollte zur Sonnenschutz-Aktivistin werden. Wir wollen eine Babyhaut, Babyhaut ist empfindlich, und weil wir keine Babys sind, also unsere Reparaturmechanismen nicht mehr so gut wirken, brauchen wir den Sonnenschutz umso mehr.

Darf man Fruchtsäure im Sommer verwenden?

Leichte Fruchtsäure, wie man sie frei auf dem Kosmetikmarkt erhält, kann man das ganze Jahr benutzen, vorausgesetzt, man verwendet jeden Tag einen UV-Schutz. Stärkere Fruchtsäuren über 10 % AHA (in der EU und Schweiz nicht frei erhältlich) sollten allerdings eher im Winter und auch nicht in den Bergen verwendet werden.

Macht Fruchtsäure die Haut nicht dünner?

Nein, Fruchtsäure macht die Haut nicht dünner, sondern fördert die »stabile« Schutzbarriere und macht sie dadurch sozusagen dicker. Dies geschieht, weil die oberen Schichten sanft »abgelöst« werden, was wiederum die Produktion in den unteren Schichten ankurbelt. Die Haut fühlt sich sensibler an, weshalb Kosmetiker:innen oft behaupten, sie werde dünner. Ein Blick auf sogenannte Histologien, also Querschnitte durch die Haut unter dem Mikroskop, zeigt jedoch, dass die eigentliche Epidermis, also die »Schutzbarriere«, dicker wird.

Darf man Retinol im Sommer verwenden?

Absolut, Retinol ist im Sommer sogar viel angenehmer, da die Luftfeuchtigkeit hoch ist, wie es von Mai/Juni bis September bei uns in der Schweiz, in Deutschland und in Österreich der Fall ist. Im Winter ist die Luft eher feuchtigkeitsarm, und wir halten uns hauptsächlich in geheizten Räumen auf. Diese Umstände steigern das Gefühl der Trockenheit, welches das Retinol am Anfang mit sich bringt. Wie bei der Verwendung von Fruchtsäure sollte jedoch auch beim Retinol der Sonnenschutz nicht vergessen werden, und zwar das ganze Jahr über. Denn wenn man »Babyhaut« haben will, ist sie auch so empfindlich wie Babyhaut und muss stärker geschützt werden.

Wie oft soll man das Gesicht mit welcher Menge Sonnencreme eincremen?

Theoretisch alle zwei Stunden. Doch Theorie und Praxis klaffen häufig auseinander. Ich bin schon glücklich, wenn meine Patient:innen sich einmal pro Tag am Morgen eincremen. Mehr geht natürlich immer. Meine Empfehlung zur Menge *nenne ich »Peace for Skin«. Öffne den Zeige- und den Mittelfinger deiner rechten Hand zum Peace-Zeichen. Die Menge, die auf die beiden Finger passt, entspricht etwa 2 mg pro cm^2. Genauso viel Sonnenschutzcreme sollte man jeweils auftragen.*

Welche Fehler kann man bei der Verwendung von Sonnenschutz machen?

Den UV-Schutz nicht 365 Tage im Jahr zu benutzen oder nur im Urlaub. Dann schädigt man die Haut zwar 60 Tage nicht, die restlichen 305 Tage aber sehr wohl. Viele diskutieren mit mir über die Details von Sonnenschutzcremes, benutzen sie aber nicht jeden Tag. Dann ist die Diskussion für mich hinfällig.

Was ist der Unterschied zwischen chemischen und physikalischen Sonnenschutzmitteln?

Chemische Sonnencremes unterscheiden sich von physikalischen Sonnencremes vor allem darin, wie sie die UV-Strahlung der Sonne abwehren. Chemische Sonnencremes, auch organische Filter genannt, brechen die Wellen der UV-Strahlung und wandeln sie in eine harmlose Energie um, ähnlich der Wellenbrecher im Meer. Physikalische Sonnencremes »liegen« auf der Hautoberfläche und reflektieren die UVB-Strahlung wie Spiegel. Sie sind deshalb oft sehr dickflüssig, lassen sich nur schwer verteilen und hinterlassen eine weiße, fettige Schicht auf der Haut. Die weiß eingecremte Nase von Rettungsschwimmern ist dafür das beste Beispiel. Chemische/organische Sonnencremes fühlen sich tendenziell leichter und angenehmer auf der Haut an und hinterlassen meist keine weiße Schicht, weshalb ich sie für den täglichen Ge-

brauch bevorzuge. Auch sollte der Unterschied zwischen den USA und Europa beachtet werden. Europa hat die besseren, neueren und unbedenklicheren organischen Filter.

Warum wird der Sonnenschutz in den USA anders gehandhabt als in Europa?

In den Vereinigten Staaten wird die Handhabung von UV-Filtern anders angegangen, da, wie bereits erwähnt, diese in den 1980er-Jahren als Medikamente klassifiziert wurden, die Hautkrebs vorbeugen. Es wird häufig auf die »Broad Spectrum«-Kennzeichnung verwiesen, und die Filter müssen auf der Verpackungsrückseite ähnlich wie bei Medikamenten als »Drug Actives« aufgelistet sein. Dadurch ist der US-Markt in dieser Hinsicht festgelegt, besonders weil viele Filter kein Patent besitzen. Dies führt dazu, dass der US-Markt immer noch auf alte Filter wie Octocrylene, Homosalate oder Avobenzone angewiesen ist. Die Kommunikation mit der FDA ist zudem nicht ganz einfach, da Behörden oft träge reagieren. Aus diesem Grund thematisieren viele US-Influencer:innen häufig die Probleme mit chemischen/organischen Filtern. Ich empfehle darum europäische (einschließlich Schweizer) UV-Schutz-Produkte, da diese die Verwendung neuerer und effektiverer Filter gestatten. Zudem zeigen Studien, dass viele amerikanische Sonnenschutzmittel zwar als »broad spectrum« gekennzeichnet sind und eigentlich vor UVA-Strahlen schützen sollten, jedoch oft nicht den strengeren Standards der Europäischen Union entsprechen. Persönlich rate ich auch zu UV-Schutz-Produkten ohne Avobenzone, Homosalate und Octocrylene. Dennoch sollte man nicht beunruhigt sein; alle Filter werden sowohl von der EU als auch der Schweiz weiterhin als »sicher« eingestuft. Wenn wir über

Produkte diskutieren, die wir täglich auf unser Gesicht auftragen und die maximal 6 Prozent der Körperoberfläche bedecken (Gesicht und Dekolleté umfassen etwa 6 % der Körperoberfläche), sollten wir eigentlich mehr Bedenken haben hinsichtlich der Farbstoffe in Jeans (ca. 16 % der Körperoberfläche) oder der Lebensmittel und Produkte, die wir täglich konsumieren und die zu 100 Prozent im Körper verbleiben.

Welche Filter sind besser?

Eine Sonnenschutzcreme mit verträglichen chemischen Filtern ist ebenso unbedenklich wie eine mineralische Sonnencreme. Sie hat sogar einige Vorteile, denn die modernen europäischen chemischen/organischen UV-Filter lassen sich deutlich leichter von der Hautoberfläche entfernen. Mineralische Filter verbleiben länger auf der Haut und können sich sogar in unserer Hornschicht ansammeln. Das führt dazu, dass mineralische Sonnenschutzprodukte die Haut austrocknen können. Letztendlich muss man selbst entscheiden, welchen Filter, chemisch oder mineralisch, man wählt. Ich persönlich mag den weißen Film von mineralischen Filtern auf meiner Haut nicht so gerne.

Schaden UV-Filter der Umwelt?

Nicht mehr als Geschirrspülmittel, Waschmittel, Duschmittel und Co. Aber Octocrylene und Homosalate sind Filter, die durchaus Korallenriffe schädigen können. Deshalb vielleicht auf UV-Filter achten, die diese nicht enthalten. Eines ist aber ganz klar: Am verträglichsten für unsere Meere ist es, wenn man seinen Körper beim Baden mit UV-Schutzkleidung bedeckt.

Kann man Sonnenschäden reparieren oder rückgängig machen?

Wenn ich jeden Tag UV-Schutz auftrage, bekomme ich weniger Hautschäden und meine DNA-Reparaturmechanismen können langsam, aber stetig die Schäden beseitigen. Wenn ich jeden Tag, 365 Tage im Jahr, Müll auf die Straße werfe, die Müllabfuhr aber im Laufe der Jahre immer weniger kommt, wird es schwierig. Wenn ich dagegen aufhöre, meinen Müll auf die Straße zu werfen, wird es langsam besser. Das verhält sich mit dem UV-Schutz genauso.

Kann man anstelle von Sonnencreme auch Make-up mit einem SPF verwenden?

Leider bietet Make-up nicht genügend Sonnenschutz, auch wenn es mit einem SPF versehen ist. Erstens schützen solche Puder oder Cremes meist nur vor UVB-, nicht aber vor UVA-Strahlen, und zweitens ist die Schicht Make-up, die man auf die Haut aufträgt, nicht dick genug, um ausreichenden Schutz zu bieten. Wenn wir die gleiche Menge Make-up auftragen würden, wie wir es beim Sonnenschutz machen sollten, dann würden wir Contouring betreiben und eine sehr dicke Make-up-Schicht auf der Haut haben. Wer gerne täglich Make-up trägt, sollte deshalb immer erst den Sonnenschutz und danach das Puder oder die Foundation auftragen.

Wieso bezieht sich der SPF nur auf UVB?

Der SPF bezieht sich aus historischen Gründen nur auf UVB, um das Verbrennen der Haut und Erytheme (Rötungen) zu verhindern. Er besagt im Grunde, wie lange man sich in der Sonne aufhalten kann, bevor eine Schädigung, also eine Rötung, auftritt. Denn eine Rötung der Haut ist bereits eine

Schädigung der Hautzellen. Der SPF bezieht sich auch darauf, wie viel UVB herausgefiltert wird, aber er sagt nichts über den UVA-Schutz, also die Strahlung, die Pigmente und Kollagenverlust verursacht, aus. Die EU-Kosmetik-Direktive hat zwar angeordnet, dass mindestens ein Drittel von dem UVB-Schutz auch UVA-Schutz haben sollte; da es aber wenig Überprüfung gibt, rate ich Konsument:innen, immer auf einen UVA-Schriftzug zu achten, damit man sicher ist.

Derzeit wird Vitamin D hoch gelobt. Viele Stimmen äußern sich online deshalb gegen das tägliche Tragen von Sonnencreme, da der Körper dann angeblich nicht mehr genug Vitamin D produzieren kann. Stimmt das?

In der Regel bildet der Körper in der Haut zwischen 80 und 90 Prozent des Vitamins selbst mithilfe von UVB. Dafür ist es nötig, dass man sich im Freien aufhält, da UVB ja nicht durch Glas dringen kann. Es stimmt also, dass der Körper die Sonne braucht, um Vitamin D zu produzieren; welche Körperstelle man dafür aber verwendet, kann man immer noch selbst auswählen. Ich nenne das die Oberflächenregel. Da Vitamin D von der Oberfläche deines Körpers aufgenommen beziehungsweise umgewandelt wird, ist es ausreichend, eine gewisse Fläche der Sonne auszusetzen, und zwar rund 20 Minuten am Tag. Warum solltest du deinen Kopf dafür hinhalten (hat mit Haaren ca. 5 % der Körperoberfläche) und Flecken in Kauf nehmen, wenn du gut ein Bein (8 %) oder einen Arm (8 %) der Sonne entgegenstrecken kannst? Wer unbedingt Vitamin D durch Sonne aufnehmen will, setzt sich auf den Balkon mit nackten Beinen, dreht sich nach zehn Minuten um und bleibt nochmals zehn Minuten sitzen oder liegen. Andernfalls kann man Vitamin D heutzutage auch sehr gut über Tropfen oder Tabletten aufnehmen, sodass du dir um einen Mangel ohnehin keine Sorgen machen musst.

Du empfiehlst Nahrungsergänzungsmittel erst ab Level 3, spielt es eine Rolle, wann man mit ihnen beginnt?

Nein, man kann sie jederzeit dazunehmen, aber ich versuche zuerst, die Menschen dazu zu bewegen, sich mit der Ernährung auseinanderzusetzen, anstatt gleich zur Tablette zu greifen. Bei meinen Patient:innen gebe ich sie auch schon am Anfang hinzu, um zu optimieren, aber da habe ich direkten Kontakt mit meinem Gegenüber, und wir können das diskutieren, was schriftlich hier nicht möglich ist.

Beauty-Food, gibt es so was und wenn ja, wie hilfreich ist es?

Spezielle Nahrungsmittelergänzung hilft, solange sie auch als Ergänzung eingesetzt wird. Nicht Multivitamintabletten, sondern ganz spezifische Nährstoffe wie Selen, Zink oder zusätzliches Vitamin C. Ich bin aber ein Gegner der Smoothies (Fruchtshakes) und Protein-Beauty-Riegel, die gerade so im Trend liegen. Die Leute denken, sie hätten sich damit etwas Gutes getan und müssten sich nicht um weitere Vitamine kümmern. Dabei sind beides Zuckerbomben, und Zucker zerstört unsere Zellen. Außerdem verfügen Smoothies nur dann noch über Vitamine, wenn sie vor unseren Augen gepresst wurden. Sonst haben die Sonnenstrahlen die Vitamine längst zerstört, und wir nehmen nur noch Kalorien zu uns. Smoothies mit Gemüse schmecken zwar nicht so gut, aber die bringen mehr, denn sie haben weniger Kohlenhydrate, dafür aber Antioxidantien. Grundsätzlich gilt: Es gibt keinen Ersatz für gesunde Ernährung. Aber in der Longevity geht es um Optimierung, also nicht um »mir fehlt was« und »ich bin krank«, sondern darum, was ich tun kann, um meinen Zustand zu optimieren; das gilt auch für Nährstoffe, idealerweise allerdings in Begleitung einer Fachperson.

Was verwendest du zum Abschminken?

Ich persönlich mag kein Make-up, außer Augenlidstrich, Lidschatten und Lippenstift. Deshalb benutze ich für die Augen den 2-in-1-Make-up-Remover, der eine wässrige und eine ölige Komponente enthält. Wenn man Make-up breitflächig aufs Gesicht gibt, rate ich zu einer Reinigungsmilch, weil sie ebenfalls sowohl die wasserlöslichen (hydrophilen) als auch die fettlöslichen (lipophilen) Anteile des Make-ups entfernt.

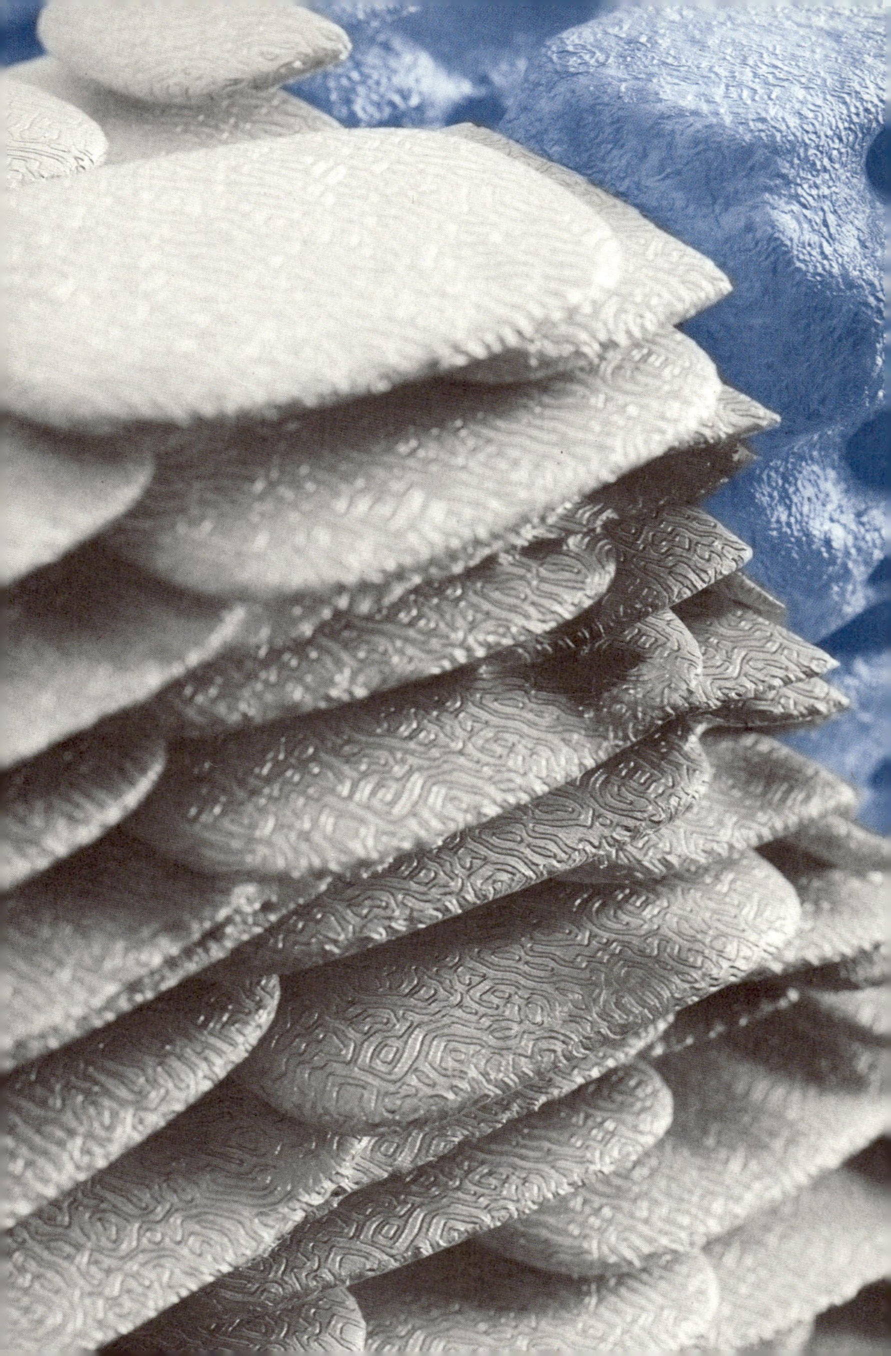

2 Hautprobleme – deine Trainingsziele

Nun geht's ans Eingemachte. Die meisten Leser:innen interessieren sich für die eigenen Hautprobleme vermutlich am meisten, und das ist nur allzu verständlich. Der Zellumsatz und der Hautschutz sollten aber trotzdem nicht vergessen werden. Sie sind deshalb in den folgenden Kapiteln immer wieder Thema und auch in die erweiterten Routinen stets integriert. Solche Wiederholungen sollen dir dabei helfen, die Basis-Routine zu verinnerlichen und zu einem festen Bestandteil deines Alltags zu machen. Außerdem sorgt die Basis-Routine nicht nur dafür, dass deine Haut langfristig gesund bleiben kann, sondern sie wirkt sich bereits positiv auf die meisten Hautprobleme aus, und genau das ist mitunter das Ziel des zweiten Teils.

Dieser besteht aus sechs Kapiteln, von denen jedes einem Hautproblem gewidmet ist. Welches Kapitel du zuerst liest, kommt hier weniger darauf an als im ersten Teil, da jedes Kapitel etwa gleich aufgebaut ist. Als Erstes wird das Problem an sich kurz beschrieben, damit du es im Zweifelsfall richtig identifizieren kannst. Danach erkläre ich dessen Ursache und wie du sie kosmetisch und gegebenenfalls medizinkosmetisch richtig angehst. Anders ausgedrückt, was du mit der Kosmetik dagegen tun kannst und wie die Dermatologie zusätzlich eingreifen kann. Auch dort gibt es manchmal Überschneidungen, da eben vieles in der Haut zusammenhängt und eine Ursache (wie beispielsweise die Sonne) gleich mehrere Probleme hervorrufen kann. Denn wie du vielleicht im ersten Teil bemerkt hast, ist die Haut zwar komplex, aber weitaus weniger anspruchsvoll, als es die meisten Hautpflege-Philosophien aussehen lassen. Falls du dich also wunderst, warum viele der folgenden Hautprobleme mit nur wenigen Produkten angegangen werden, dann ist das so, weil die Haut schlichtweg nicht mehr braucht.

Man kann sich das so vorstellen wie im Fitnessstudio: Es gibt zwar wahnsinnig viele Fitnessübungen und immer wieder neue Geräte, aber wenn man sie nach Muskelgruppen einteilt, merkt man, dass viele eigentlich denselben Muskel trainieren. Genauso verhält es sich mit Hautpflegeprodukten. Deshalb geht es erst mal darum, die wichtigsten »Übungen« beziehungsweise Inhaltsstoffe zu beherrschen, bevor man sich in Details verliert. Außerdem können zu viele Produkte die Haut auch überfordern, weshalb wir es ihr so einfach und unkompliziert wie möglich machen sollten. Weniger ist mehr!

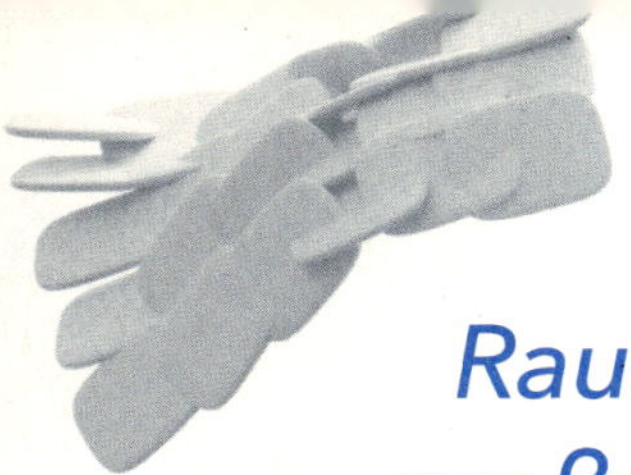

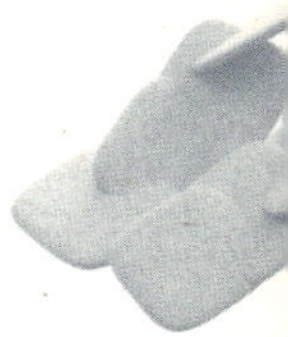

Raue, trockene, großporige Haut – dein Oberflächenproblem

Wenn ich meine Patient:innen in der ersten Konsultation jeweils frage, welche »Hautziele« sie erreichen möchten, dann beschreiben sie ganz oft den Idealzustand der Haut: weiche, ebenmäßige, strahlende Haut, auf der kaum Poren zu erkennen sind. Wie im ersten Teil besprochen, bewegen wir uns im Laufe der Zeit aber genau von diesem Idealzustand weg, sodass die Haut rauer, trockener und großporiger wird. Diese Zeichen der Zeit treffen früher oder später jede:n von uns, weshalb es umso wichtiger ist, dass man die Haut frühzeitig unterstützt.

Da wir die Zeit aber leider nicht zurückdrehen können oder wollen, müssen wir der Haut auf anderen Wegen zu ihrem jüngeren beziehungsweise gesünderen Selbst zurückhelfen. Das ist bei Weitem keine Kunst, sondern schlichtweg eine Frage der Wissenschaft. Dank ihr können wir mit wenig Aufwand dafür sorgen, dass unsere Haut so lange wie möglich gesund bleibt und sich gut anfühlt. Diese präventive Art der Hautpflege ist ein wichtiger Teil der Skin Longevity und beginnt mit dem Kern des Problems: dem langsamer werdenden Zellumsatz und all den Einflüssen, die permanent auf die Haut einwirken.

Die Zeichen der Zeit – was passiert, wenn du nichts tust

Raue, trockene, großporige Haut ist im Grunde eine Ansammlung toter, beschädigter Hautzellen

Grund für die rauen, trockenen und großporigen Zeichen der Zeit ist in erster Linie also die Verlangsamung des Zellumsatzes, die wir im ersten Teil des Buches bereits kennengelernt haben. Zur Erinnerung hier nochmals das Wesentliche: Wenn die Produktion neuer Zellen mit der Zeit abnimmt, werden die toten Zellen an der Hautoberfläche nicht mehr so schnell abgestoßen und lagern sich ab. Die Schicht toter Zellen wird also immer dicker, was wir von außen als raue, trockene Haut wahrnehmen. Anders ausgedrückt, sind die Zeichen der Zeit im Grunde also nichts anderes als eine Ansammlung abgestorbener und geschädigter Hautzellen.

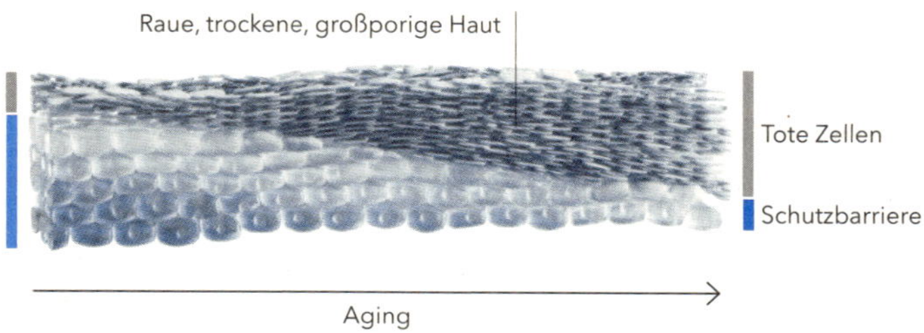

Ansammlung toter Zellen an der Hautoberfläche im Laufe der Zeit

Die Ansammlung toter Zellen hat außerdem auch einen negativen Einfluss auf die Visualität der Poren. Wenn sich tote Zellen um die Öffnung einer Pore (dort, wo ein Haar die

»Backsteinmauer« durchbricht) ansammeln, wirkt die Pore optisch größer beziehungsweise sichtbarer. Je mehr tote, beschädigte Zellen sich an der Hautoberfläche anlagern, umso großporiger wirkt die Haut.

Zudem ist der »Mörtel« (die Lipidmatrix) zwischen toten Zellen spröde oder sogar brüchig, sodass Wasser beziehungsweise Feuchtigkeit leichter entweichen kann. Solange die »Schutzbarriere« schön dick und stabil bleibt, ist dies nicht weiter problematisch. Wenn die Schicht toter, beschädigter Zellen jedoch zunimmt, wird die »Schutzbarriere« dünner und kann ihre Schutz- und Barrierefunktion nicht mehr richtig erfüllen. Es entweicht mehr Feuchtigkeit, und wir haben das Gefühl, die Haut sei trockener.

Schließlich beeinflusst auch der über die Jahre entstehende Kollagenverlust (hierzu mehr im Kapitel *Falten Teil 1*) das Erscheinungsbild der Poren, denn durch ihn verliert die Haut an Elastizität. Damit nimmt die Spannkraft an der Hautoberfläche ab, was wiederum bewirkt, dass die Flexibilität der Poren weniger wird und sie sich nicht mehr so gut »zusammenziehen« können: Ihre Öffnung wirkt größer, und sie rücken optisch mehr in den Vordergrund.

Das alles wäre eigentlich noch gar nicht so schlimm, würden nicht zusätzlich diverse Katalysatoren diese Prozesse in der Haut beschleunigen. Im Kapitel *Ein kurzer Exkurs zur Hautalterung* habe ich diese inneren und äußeren Beschleuniger bereits vorgestellt, als kleiner Auffrischer führe ich die wichtigsten hier nochmals auf.

Die Sonne steht auf der Liste der Übeltäter ganz zuoberst. Sie wirkt auf die Hautalterung wie ein Turbo. Dafür ist vor allem die energiereiche UVA-Strahlung verantwortlich, denn sie dringt tief in die Haut ein und zerstört dort nicht nur Kollagen und Hautzellen, sondern sabotiert gleich die komplette Neuproduktion der Zellen.

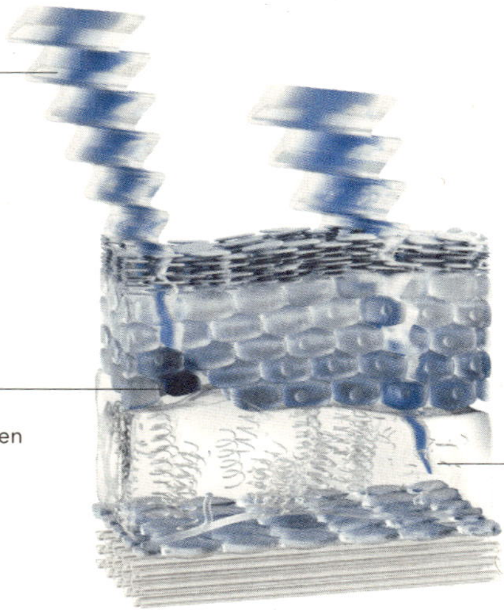

Auswirkung von UVA auf die Haut

Luftverschmutzung ist der Sonne dicht auf den Fersen, wenn es um die Beschleunigung der Hautalterung geht, besonders in Großstädten. Durch sie entstehen vermehrt freie Radikale, die wie energiereiche Kanonenkugeln auf unsere Haut prasseln und Zellen schädigen. Je mehr Zellen in Mitleidenschaft gezogen werden, desto schneller altert die Haut.

Schließlich spielen auch Stress, Schlafmangel und Zucker eine Rolle, obwohl diese weniger verheerend sind als die Sonne und freie Radikale (der Sonnenschutz wird leider immer noch viel zu sehr vernachlässigt), da heutzutage immer mehr

Menschen auf einen gesunden Lebensstil achten. Wer dies noch nicht tut, dem oder der sei hier ein weiterer Grund gegeben, denn all die hektischen Arbeitstage, kurzen Nächte und verzehrten Süßigkeiten werden sich früher oder später auf dem Gesicht ablesen lassen.

> Die Sonne, freie Radikale, Stress, Schlafmangel und Zucker beschleunigen die Hautalterung

Gegensteuern – wie du deine Haut in die richtige Richtung lenkst

Um den Zeichen der Zeit gegenzusteuern, kann man im Grunde zwei Dinge tun: die Zellproduktion animieren und die Einflüsse, welche von innen und außen auf die Haut einwirken, minimieren. Dabei kommen einerseits die Hautpflege und andererseits der Lebensstil ins Spiel. Schlechte Gewohnheiten wie das Rauchen sollte man für eine gesunde Haut (und einen gesunden Körper) unbedingt loswerden. Durch Zigarettenrauch entstehen nämlich zusätzliche freie Radikale, sodass man gar nicht in der Großstadt wohnen muss, um die Haut zu schädigen. Zudem zerstört er Kollagen und reduziert auch gleich noch dessen Produktion. Bei Dauerstress und einem hohen Zuckerkonsum verhält es sich ganz ähnlich, denn sie schädigen unsere Zellen und lassen die Haut schneller altern. Innere und äußere Beschleuniger sollten demnach unbedingt gemieden und die Haut zusätzlich mit der richtigen Kosmetik unterstützt werden.

Kosmetikpionierin Helena Rubinstein hat versucht, wie bereits im Kapitel *Hautpflege* erwähnt, dies mit verschiedenen Konsistenzen zu bewerkstelligen. Sie empfahl, mit aufsteigendem Alter (ab 20 Jahren bis zu 60) den fortlaufenden Wasserverlust in der Haut mit immer fettigeren Konsistenzen auszugleichen. Das Problem dabei ist aber, dass sich die Haut wieder trocken anfühlt, sobald die Creme oder das Öl weg ist, da eben nur das Trockenheitsgefühl und nicht die toten, beschädigten Hautzellen bekämpft werden. Gegen raue, trockene und großporige Haut ist die Old-School-Kosmetik deshalb nur eine sehr kurzfristige Lösung. Will man langfristig etwas dagegen tun, müssen die toten, beschädigten Hautzellen direkt angegangen werden, und dafür braucht man die aktiven Inhaltsstoffe der New-School-Kosmetik.

> Die Haut ist eine »Backsteinmauer«, sie trinkt und isst nicht.

Level-1-Inhaltsstoffe können hierbei schon sehr viel bewirken. Fruchtsäure (AHA und BHA) kommt also auch hier wieder zum Zug. Wie bereits erwähnt, hilft sie, tote, beschädigte Hautzellen sanft zu entfernen und gleichzeitig die Neuproduktion von unten anzukurbeln. Dadurch kommt der Zellumsatz in Schwung, und die Haut nähert sich wieder ihrem Idealzustand an. Zudem regt AHA auch gleich noch die Kollagenproduktion an, was die Elastizität der Haut und somit auch die Flexibilität der Poren begünstigt. Es gibt sogar Studien, die zeigen, dass Glykolsäure (AHA) nicht nur die Kollagenproduktion anregt, sondern auch UVB-induzierten Schäden entgegenwirkt. Wenn man Fruchtsäure noch nie verwendet hat, sollte unbedingt darauf geachtet werden, dass die Haut erst zwei bis drei Wochen mit einem AHA- und BHA-Cleanser »trainiert« wird, bevor man zum AHA-Serum greift.

Wenn Fruchtsäure verwendet wird, ist es außerdem extrem wichtig, dass man die Sonne meidet, da diese Produkte die Haut wieder zurück zum Idealzustand bringen. Da UVA aber durch Glas dringen kann, ist es schier unmöglich, den schädlichen Strahlen der Sonne zu entkommen. Vor ihr schützen können wir uns aber sehr wohl, und zwar indem wir 365 Tage im Jahr UV-Schutz auftragen. Verwende Sonnenschutzmittel mit einem LSF/SPF 30, und achte beim Kauf auf den UVA-Hinweis.

Idealerweise enthält dein UV-Schutz auch gleich noch Antioxidantien, um die Haut zusätzlich vor freien Radikalen zu schützen. Niacinamid, Vitamin C (Ascorbinsäure), Ectoin, Resveratrol, Grüntee (Polyphenole) oder Vitamin E (Tocopherol) eignen sich hierfür hervorragend. Dieser zusätzliche Schutz ist vor allem in Städten mit starker Luftverschmutzung wie zum Beispiel New York, London, Paris oder Shanghai extrem wichtig. Wer in solchen Städten lebt oder sie besucht und einen Sonnenschutz verwendet, der keine Antioxidantien enthält, sollte vor dem UV-Schutz zusätzlich ein Serum auftragen, das Antioxidantien enthält.

Fruchtsäure und Retinol regen die Zell- und Kollagenproduktion an und machen die Haut ebenmäßiger und feinporiger.

Wenn die Haut sechs bis acht Wochen mit Fruchtsäure-Cleanser und -Serum trainiert wurde, kann man zu Level 2 und somit zum Retinol übergehen. Wie AHA wirkt Retinol den Zeichen der Zeit entgegen, indem es die Zell- und die Kollagenproduktion anregt.

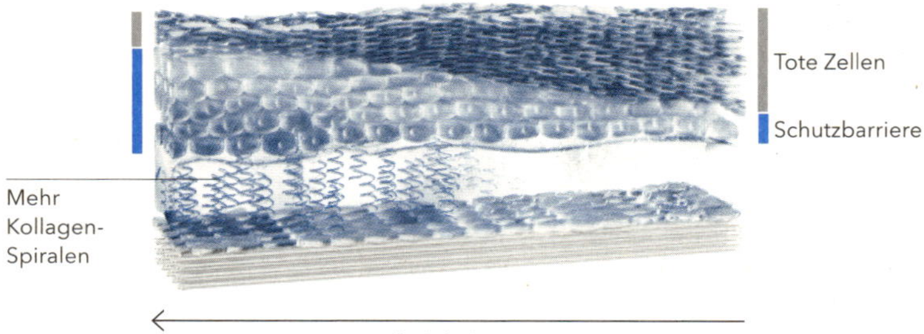

Fruchtsäure/Retinol

Schließlich kann die Haut nicht nur von außen, sondern auch von innen unterstützt werden, und dabei steht die Ernährung ganz zuoberst. Im Folgenden findest du deshalb Nahrungs- und Ergänzungsmittel, welche den ersten Zeichen der Zeit entgegenwirken können.

Omega 3 hilft unter anderem beim Schutz gegen UV-Strahlung und ist allgemein gut für die Gesundheit. Studien konnten zeigen, dass besonders die ungesättigten Omega-3-Fettsäuren DHA (Docosahexaensäure), EPA (Eicosapentaensäure), ALA (Alpha-Linolensäure) und LA (Linolsäure) einen positiven Effekt auf den Hautschutz haben und gegen Inflammation wirken. Omega 3 ist in Fisch und Mikroalgen, aber auch in Lein-, Raps-, Walnuss- oder Hanföl zu finden, bei denen du darauf achten solltest, dass du hochwertiges Öl kaufst und es in einer dunklen Flasche, am besten in Aluminiumfolie eingehüllt, kühl lagerst. Denn sobald die ungesättigten Fettsäuren mit UV-Strahlung oder Sauerstoff in Berührung kommen, werden sie nutzlos und das Öl somit regelrecht zu Bratfett oder einem Billigöl degradiert.

Auch Gamma-Linolensäure wird bei trockener Haut und Störungen des Hautstoffwechsels eingesetzt. Sie zählt zu den mehrfach ungesättigten Omega-6-Fettsäuren und stabilisiert den »Mörtel« in der »Backsteinmauer« von innen. Zudem reduziert es Entzündungen und reguliert das Immunsystem. Leider ist es aber nur in wenigen Lebensmitteln in nennenswerten Mengen enthalten. Besonders reich sind Borretsch- und Nachtkerzenöl oder das Öl aus den Samen der Schwarzen Johannisbeere.

Q10 trägt ebenfalls zur Verbesserung des Hautzustands bei, indem es die Kraftwerke der Zellen (die Mitochondrien) von innen ankurbelt und als Antioxidans wirkt. Es ist in Nüssen, Fleisch (Fisch, Rind, Huhn, Lamm), Getreide (Weizen, Roggen), Obst (Erdbeeren, Äpfel, Orangen) und Gemüse (Blumenkohl, Spinat, Erbsen, Brokkoli) sowie in Rapsöl und Walnussöl zu finden, meistens allerdings nur in geringen Mengen. Wenn es von außen auf die Haut aufgetragen wird, bewirkt es hingegen nur wenig.

Zink ist allgemein wertvoll für die Haut, da es unter anderem das Immunsystem aktiviert und entzündungshemmend wirkt. Der Mineralstoff steckt in Fleisch, Fisch, Austern, Eiern, Spinat, Haferflocken und Vollkornprodukten (abhängig vom Ausmahlungsgrad, da Zink in den Randschichten von Getreide enthalten ist) und sollte regelmäßig auf dem Speiseplan stehen. Gerade Veganer:innen und Vegetarier:innen müssen auf eine ausreichende Zinkversorgung achten. Allenfalls kann man auch zu einem Ergänzungsmittel mit Zink greifen, aber nur in niedrigen Konzentrationen. Denn zu viel Zink kann dem Körper Kupfer rauben, das wir ebenfalls für vielerlei Funktionen brauchen. Wenn Zink als Ergänzungsmittel in höheren Konzentrationen wie 30 mg pro Tag (oder mehr) vom

Arzt oder der Ärztin verschrieben wird, darf es nur periodisch, also nicht 365 Tage im Jahr, eingenommen werden. Geringere Konzentrationen wie 5,3 mg dürfen hingegen länger eingenommen werden. Aus diesem Grund hat die Schweiz vor Kurzem die Zinkkonzentration von frei erhältlichen Produkten auf 5,3 mg reduziert, damit keine Probleme entstehen, auch wenn es täglich zum Einsatz kommt.

Zudem wirkt sich auch Vitamin D positiv auf unsere Haut aus. Es spielt eine regulative Rolle bei der Funktion der Hautbarriere und des Immunsystems. Allerdings kommt es nur in wenigen Lebensmitteln vor. Gute Quellen wären: Hering, Makrele, Lachs, Lebertran oder Eigelb. Die meisten Menschen nehmen es aber als Nahrungsergänzungsmittel (Tropfen) ein. Hierbei ist es jedoch wichtig, dass man sich an die Einnahmerichtlinien des Herstellers hält, da zu hohe Dosen Vitamin D, wie auch Vitamin E, K und A (Merkhilfe »EDEKA«), zu Problemen führen können, da sie fettlöslich, also lipophil sind und im Körper somit angereichert werden.

Inhaltsstoff	Funktion	Vorkommen
Omega 3	Hilft beim Schutz gegen UV-Strahlung	Fisch, Mikroalgen, Lein-, Raps-, Walnuss- oder Hanföl
Gamma-Linolensäure (Omega 6)	Stabilisiert den »Mörtel« zwischen den Zellen von innen, reduziert Entzündungen und reguliert das Immunsystem	Borretsch-, Nachtkerzenöl und das Öl aus dem Samen der Schwarzen Johannisbeere
Q10	Trägt zur Verbesserung des Hautzustandes bei, indem es die Mitochondrien in den Zellen unterstützt	Nüsse, Fisch, Rindfleisch, Huhn, Lamm, Weizen, Roggen, Erdbeeren, Äpfel, Orangen, Blumenkohl, Spinat, Erbsen, Brokkoli, Rapsöl und Walnussöl

Inhaltsstoff	Funktion	Vorkommen
Zink	Moduliert das Immunsystem und wirkt entzündungshemmend	Fleisch, Fisch, Austern, Eier, Nüsse, Vollkornprodukte, Hülsenfrüchte
Vitamin D	Hilft, die Hautbarriere zu stabilisieren	Hering, Makrele, Lachs, Lebertran oder Eigelb, Nahrungsergänzungsmittel (Tropfen)

Routiniert gegen raue, trockene und großporige Haut

Damit du die Theorie nun so einfach wie möglich in die Praxis umsetzen kannst, findest du im Folgenden zwei Beispiele dafür, wie eine vollständige Morgen- und Abendroutine gegen raue, trockene, großporige Haut aussehen könnte. Sie beinhalten Inhaltsstoffe aus allen drei Levels, zu Beginn solltest du dich jedoch erst den Inhaltsstoffen aus Level 1 widmen und danach schrittweise mehr hinzufügen.

Morgenroutine

Routine-Schritt	Inhaltsstoffe	Produkttyp	Zweck
1 Cleanse	AHA und BHA	Schaum oder Gel	Zellumsatz anregen, reinigen
2 Treat	-	-	-
3 Protect	UVA- und UVB-Filter, Antioxidantien (Niacinamid, Vitamin C, Ectoin, Resveratrol)	Creme, Gel-Creme oder Gel	Schutz vor der Sonne und freien Radikalen
4 Supplement	Omega-3, Gamma-Linolensäure, Q10, Vitamin D	Nahrungs- oder Ergänzungsmittel	Die Haut von innen unterstützen

Abendroutine

Routine-Schritt	Inhaltsstoffe	Produkttyp	Zweck
1 Cleanse	AHA und BHA	Schaum oder Gel	Zellumsatz anregen, reinigen
2 Treat	AHA / Retinol (Vitamin A)	Serum oder Creme	Zellumsatz und Kollagen-produktion verstärkt anregen
3 Protect	-	-	-
4 Supplement	Zink	Nahrungs- oder Ergänzungsmittel	Die Haut von innen unter-stützen

Dermatologie – was du selber nicht machen kannst

Ein Fall, bei dem die Dermatologie eingreifen sollte, ist krankhaft trockene Haut. Das heißt, wenn sie nicht nur erste Anzeichen in Richtung Trockenheit aufweist, wie bisher beschrieben, sondern stark trocken ist. Diese Art der Trockenheit ist zum Teil genetisch bedingt und wird in der Medizin Atopische Dermatitis (im Volksmund Neurodermitis) genannt. Da es sich um eine Erkrankung handelt, sollte ein Arzt oder eine Ärztin konsultiert werden, besonders bei schweren Formen.

Handelt es sich jedoch nicht um Neurodermitis, sondern eben um raue, trockene, großporige Haut, können die aktiven Inhaltsstoffe der Kosmetik sehr viel tun, um den Zellumsatz anzukurbeln und den Zustand deiner Haut positiv zu beeinflussen. Möchte man diesen Effekt weiter verstärken, kann die Dermatologie zusätzlich mithelfen, beispielsweise mit Fruchtsäurepeelings. Diese ergeben jedoch nur Sinn, wenn die Haut zuvor mit kosmetischen Fruchtsäureprodukten (Cleanser und Serum) »trainiert« wurde, da die höher konzentrierten Peelings die Haut ansonsten überfordern. Man kann sich das wie ein Fitness-Bootcamp für die Haut vorstellen: Hat man vor dem Bootcamp noch nie trainiert, fällt es einem sehr schwer, mit den Übungen des Trainers mitzuhalten. Hat man sich in den vorhergehenden Wochen und Monaten hingegen mit einem Kraft- oder Ausdauertraining gut vorbereitet, kann man beim Bootcamp nicht nur mithalten, sondern auch wirklich davon profitieren. Bei der Haut verhält sich das genau gleich, nur wird zur Vorbereitung nicht mit Übungen oder Hanteln, sondern mit kosmetischen Fruchtsäureprodukten trainiert.

Um der »Großporigkeit« entgegenzuwirken, kann die Dermatologie nebst dem Zellumsatz auch noch die Kollagenproduktion anregen. Das funktioniert mittels LED-Licht oder Microneedling mit Radiofrequenz (mehr zu diesen Behandlungsmethoden im Kapitel *Falten Teil 1*). Hierbei muss man sich aber bewusst sein, dass diese Behandlungen alleine das Problem nicht lösen können. Der Zellumsatz muss zwingend angeregt werden, um dem Idealzustand der Haut wieder näherzukommen. Fruchtsäuren oder Retinol eignen sich hier deshalb besser, da sie sowohl den Zellumsatz als auch die Kollagenproduktion ankurbeln.

Wer sich nach alldem fragt, ob gegen raue, trockene und großporige Haut wirklich etwas unternommen werden muss, dem oder der sei gesagt: Wird das Problem nicht behandelt, kann es leider nicht nur ästhetische, sondern auch gesundheitliche Folgen haben. Wenn der Zellumsatz immer langsamer wird und zusätzlich gewisse genetische Faktoren vorhanden sind, können sich die Zellen sogar verändern, und das nennt man dann aktinische Keratose. Diese wird zum Teil als Vorstufe/Stufe von weißem Hautkrebs angesehen.

Weißer Hautkrebs ist ein Beispiel dafür, dass die Kosmetik die kleine Schwester der Dermatologie ist: Während Fruchtsäurepeelings früher zur Behandlung von weißem Hautkrebs eingesetzt wurden, verwenden wir heute milde Fruchtsäureprodukte, um die »Schutzbarriere« zu stabilisieren, rauer, trockener, großporiger Haut entgegenzuwirken und der Entstehung von aktinischer Keratose vorzubeugen.

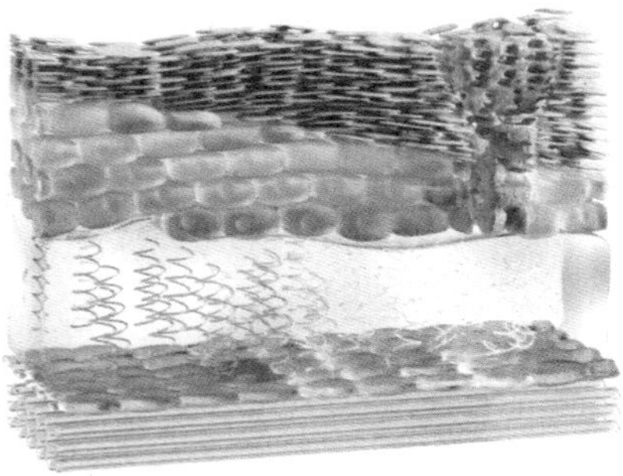

Weißer Hautkrebs

Warum fühlt sich das Gesicht im Winter trockener an als im Sommer?

Das hängt mit der Wassersättigung der Umgebung zusammen, in der du dich aufhältst. Je tiefer die Temperaturen, umso geringer die Luftfeuchtigkeit. Zudem sind die Räume beheizt, was zu trockener Luft in Innenräumen führt. Die Umgebungsluft »zieht« das Wasser aus der Haut, insbesondere wenn die Hautbarriere nicht schön stabil und »dicht« ist. Mein Tipp: An besonders kalten Tagen darf man ruhig eine etwas reichhaltigere Basiscreme benutzen (es sei denn, die Haut neigt zu Pickeln oder Rötungen, dann sind fettige Cremes absolut tabu) anstatt der sonst verwendeten leichten Gel-Creme. In einen Luftbefeuchter zu investieren oder als kostengünstigere Variante den Wäscheständer mit der feuchten Kleidung im Schlafzimmer aufzustellen, kann ich ebenfalls empfehlen. Aber auch hier gilt: Je stabiler die »Schutzbarriere«, umso geringer das Trockenheitsgefühl.

Gibt es einen SOS-Tipp, mit dem man die Haut vor einem wichtigen Termin schnell zum Strahlen bringen kann?

Kurzfristig geht das wunderbar mit einem Hyaluronsäure-Serum. Dieser Inhaltsstoff zieht Wasser an sich und »polstert« optisch die Haut auf. Ich nenne das den »Spanx«-Effekt, wie die Unterhose, die einen aussehen lässt, als ob man gut trainiert hätte (zumindest bis man sie wieder auszieht). Vor einem Date oder einem wichtigen Meeting kann man das Hyaluronsäureprodukt auftragen, dann mit einem Thermalwasser-Spray besprühen und darüber noch eine etwas reichhaltigere Creme sozusagen als »Abdeckschicht« auftragen (bei zu Pickeln neigender Haut sollte die Creme weggelassen werden). Am nächsten Morgen wirkt die Haut wie aufgeplus-

tert und strahlt. Der Glow-Effekt ist aber nicht von Dauer, weshalb die Anregung des Zellumsatzes grundsätzlich die nachhaltigere Lösung ist. Meine Patient:innen bekommen ein Hyaluronsäure-Serum deshalb erst, wenn sie das Fruchtsäure- und Retinol-Programm beherrschen.

Manche Beauty-Influencer:innen verwenden Trinkwasser aus der Flasche, um ihr Gesicht zu reinigen, da Leitungswasser angeblich zu schmutzig sein soll. Stimmt das?

Diesen Trend finde ich persönlich etwas übertrieben, besonders in Europa, wo das Leitungswasser so ziemlich das sauberste der Welt ist. Wenn das Wasser sauber genug zum Trinken ist, dann ist es auch sauber genug für die Gesichtsreinigung.

Nützt es, die Wassertemperatur beim Waschen zu reduzieren, damit sich die Haut danach weniger trocken anfühlt?

Das Gesicht sollte man ohnehin immer nur mit lauwarmem Wasser reinigen, aber auch beim Körper kann es helfen, das Trockenheitsgefühl zu reduzieren, da heißes Wasser der Haut Feuchtigkeit entziehen kann.

Stimmt es, dass die Haut viel Feuchtigkeit braucht, wenn sie trocken ist?

Die Haut ist eine »Backsteinmauer«, sie trinkt und isst nicht. Darum: Nein, trockene Haut braucht keine Feuchtigkeit, zumindest nicht so, wie die meisten Menschen glauben. Die Trockenheit bei gesunder Haut ist meist durch den verminderten Zellumsatz bedingt, sodass sich die toten Zellen an der Oberfläche ablagern und ein »Trockenheitsgefühl« entsteht. Deshalb rate ich meinen Patient:innen, dort anzusetzen und mit einem AHA-Cleanser zu starten.

Wie entsteht Neurodermitis?

Bei Neurodermitis kommt zum Teil die Genetik ins Spiel, unter anderem ein Defekt des Filaggrin-Gens. Fast 30 Prozent der Kinder in industrialisierten Ländern sind von der Krankheit betroffen, weil Katalysatoren wie Luftverschmutzung etc. stark auf das genetische Grundproblem einwirken. Ihre »Backsteinmauer« ist krankhaft porös, sodass vor allem Stress und/oder trockene Luft das Problem verstärken. Wenn der Mörtel zwischen den Backsteinen nicht richtig abdichtet, kann Wasser schneller entweichen, und wenn Wasser entweicht, wird die Haut noch trockener. Dieser Wasserverlust geschieht viel schneller und in größerem Ausmaß, wenn die Hautbarriere nicht optimal funktioniert, weil sie krank ist (nicht zu verwechseln mit einer normalen Gesichtshaut, die etwas trocken ist).

Hinzu kommt, dass bei Personen mit Neurodermitis die Immunabwehr meist nicht so korrekt arbeitet, wie sie sollte. Das Immunsystem erkennt normalerweise Krankheitserreger und andere Schadstoffe aus der Umwelt, mit denen der Körper in Kontakt kommt, und setzt einen Prozess in Gang, der diese negativen Einflüsse abzuwehren versucht. Bei Betroffenen neigt die Immunabwehr aber dazu, auch harmlose Substanzen aus der Umwelt fälschlicherweise als schädlich zu identifizieren und abzuwehren. Man kann sich das so vorstellen, als würde die Polizei (die Antikörper) plötzlich nicht mehr Kriminelle (körperfremde Strukturen) verfolgen, sondern zur Mafia mutieren und sich selbst bekämpfen. Dieser Prozess führt bei Neurodermitis-Betroffenen zu einem Ekzem. Auch können Mikroorganismen bei einer so erkrankten Haut noch leichter eindringen und die Reaktion wiederum verstärken. Der Kreislauf ist voll im Gang.

Was kann man tun, um die Hautbarriere bei einer Neurodermitis-Erkrankung zu stabilisieren?

Da die Barriere krankhaft, also »undicht« ist, sollte sie regelmäßig mit beispielsweise fetthaltigen Cremes gepflegt werden (je nach Jahreszeit und betroffener Körperstelle), um sie gleichsam von außen abzudichten und das Entweichen von Feuchtigkeit zu verhindern, ohne jedoch das Wachstum von Bakterien darunter zu begünstigen. Viele Menschen vertragen auch Wolle nicht oder reagieren verstärkt auf Staub. Deshalb sollte das Schlafzimmer staubfrei gehalten werden, ohne Teppiche, offene Bücherregale etc. Eine Empfehlung, die ich dir wärmstens ans Herz legen kann, sind regelmäßige Ölbäder. Die kann man wunderbar als Me-Time nutzen, etwa am Sonntagabend. Die Vorteile sind augenscheinlich: Du bereitest das Ölbad nach Anweisung auf dem Produkt (bitte Ölbäder aus der Apotheke benutzen und nicht Olivenöl in die Badewanne geben) und legst dich in die Wanne. Durch die Wärme und die Feuchtigkeit kann das Öl besser in deine Haut eindringen und den »Mörtel« zwischen den »Backsteinen« wieder dicht machen. Die Entspannung beim Baden reduziert auch dein Stresslevel, denn Stress triggert leider auch die gesamte Reaktion. Bitte beim Ölbaden keine Seife und kein Shampoo benutzen, denn es verhält sich wie beim Abspülen mit der Bratpfanne: Durch das seifige Spülmittel geht das Fett von der Pfanne ab. Gut fürs Kochgeschirr, aber beim Ölbad will deine Haut ja möglichst viel vom Öl »aufsaugen«. Nach zehn Minuten steigst du relaxed aus der Wanne (nicht abduschen, denn das Fett soll ja auf der Haut bleiben), tupfst die Haut mit einem Handtuch sanft ab und bist parat fürs Bett. Einzig wer auch noch zu Pickeln (zum Beispiel am Rücken) neigt, muss vorsichtig sein mit Öl. Bei stär-

keren Formen der Neurodermitis sollte zudem unbedingt ein Arzt oder eine Ärztin konsultiert werden, damit frühzeitig die richtige Behandlung gefunden werden kann.

Was kann man gegen einen Neurodermitis-Schub tun?

An erster Stelle steht: Bitte immer den Arzt kontaktieren. Wenn der Arzt bei einem kleinen, örtlich begrenzten Schub Salben oder Cremes mit dem Inhaltsstoff Kortison oder einem ähnlich wirkenden Arzneimittel (auch sog. Calcineurin-Inhibitoren) verschreibt, möchte er die überschießende Reaktion unter Kontrolle bringen. Man muss sich das folgendermaßen vorstellen: Wie oben beschrieben, hat man Antikörper im Körper/an der Haut, in anderen Worten: die Polizei, die gegen Bösewichte (Bakterien, Eindringlinge etc.) vorgeht. Aber wie im echten Leben kann die Polizei zur Mafia werden (also zu sog. Autoantikörpern), die sich nicht mehr gegen fremde, sondern gegen eigene Zellen und Strukturen wendet. Dann wird der »Mörtel« noch undichter, und es kommt zum Ekzem. Kortison und Co. unterdrücken die »Mafia«. Allerdings wird oft das Ekzem wieder aufflammen, wenn das Kortison abgesetzt wird. Anders ausgedrückt: Wenn man die »Mafia« wieder loslässt, ohne die »Bürgerwehr« fit zu machen, kommt das Ekzem zurück. Deshalb ist das Eincremen, also das Nachfetten, bei zu Neurodermitis neigender Haut so wichtig, wobei man eine sogenannte Superinfektion, also eine Besiedlung von krankhaften Bakterien, verhindern muss. Wenn man dann nach einem vom Arzt vorgegebenen festen Schema Kortison und Co. wieder absetzt, also die »Mafia« wieder freilässt, hat sich die Bürgerwehr wieder gestärkt, und die Barriere ist wieder stabiler. Eine ständige Unterstützung durch Eincremen ist daher lei-

der unabdingbar (insbesondere in kalten Jahreszeiten), um »Schübe« zu verhindern.

Du sagst, dass AHA Kollagen anregt und UVB-induzierte Schäden reduziert. Wie geht das, wenn es doch von oben wirkt?

Wie ich am Anfang des Buches geschrieben habe, sind die Haut und ihre Funktionen natürlich sehr komplex. Es hat viel mit sogenannten »Pathways« und Genexpression zu tun. Es wurde gezeigt, dass die Glykolsäure (AHA) eine hemmende Wirkung auf UVB-induzierte Schäden haben kann. Für die Nerds unter uns: In einer sehr interessanten Studie von Ahn et al. wird die positive Wirkung von Glykolsäure auf UVB-induzierte Schäden über Reaktionswege von zum Beispiel u. a. p53 und c-fos beschrieben. Zudem konnte eine Studie von Bernstein et al. die positive Wirkung von Glykolsäure auf Kollagen nachweisen.

Pickel – die unerwünschten Besucher

Egal ob vor einem Date, der Präsentation für einen potenziellen Kunden, nach durchgearbeiteten Nächten oder kurz vor der Periode: Pickel sind lästig und treten garantiert immer zur falschen Zeit am falschen Ort zum Vorschein. Während der Pubertät sind Männer häufiger betroffen als Frauen, doch später kehrt sich das Verhältnis um: Etwa 1 von 20 erwachsenen Frauen hat regelmäßig Pickel, während das nur bei circa 1 von 100 erwachsenen Männern der Fall ist. Pickel sind also nicht nur in der Jugend, sondern auch im Erwachsenenalter ein Problem, besonders wenn sie sich verbreiten und schlimmstenfalls zu Akne werden (damit ist der krankhafte Zustand gemeint, in dem das gesamte Hautbild stark von sogenannten Pickeln geprägt ist). Allein die Tatsache, dass sowohl der Begriff Akne als auch Erwachsenenakne je rund 23 Milliarden Aufrufe auf TikTok hat, macht das Thema nicht nur zu einem der »Beauty-Bestseller« auf dieser Plattform, sondern weist darauf hin, wie viele Menschen unter dem Problem zu leiden haben.

Darum kriegen wir Pickel – viele Rädchen müssen sich drehen

Obwohl sie lange als Sündenbock abgestempelt wurden, ist Schokolade oder Chili nicht schuld daran, dass Pickel sprießen. Einfach über Nacht tauchen sie aber auch nicht auf. Sie entstehen, weil mehrere Ereignisse zusammen eintreten, was wir Mediziner:innen eine multifaktorielle Ursache nennen. Zu diesen Ereignissen gehören eine übermäßige Vermehrung bestimmter Bakterien, verstärkte Hornbildung, zu hohe Talgproduktion, ein hormonelles Ungleichgewicht und genetische Veranlagungen. Außerdem können diese Ereignisse unter anderem von einer falschen Hautpflege ausgelöst werden. Wie bei einem Uhrwerk müssen also mehrere Rädchen ineinandergreifen, bevor sich der große Zeiger bewegt.

> Mehrere Rädchen müssen sich drehen, bevor Pickel entstehen

Fangen wir einmal bei der Talgproduktion an. Diverse Faktoren wie zum Beispiel Stress oder Hormone können die Produktion der Talgdrüsen ankurbeln. Häufig ist das im jugendlichen Alter der Fall, aber eben auch, wenn gewisse Umstände die Hormone tanzen lassen, wie in den Wechseljahren. Die verstärkte Talg- und Ölproduktion der Haut geht oft mit einer verstärkten Besiedlung von Bakterien beziehungsweise einem Ungleichgewicht einher, da die im Talg enthaltenen Fette eine gute Nahrungsgrundlage für bestimmte Bakterien darstellen.

Bakterien sind in der Regel gern gesehene Gäste; wir brauchen sie genauso wie sie uns. Doch wenn die Talgproduktion stark zunimmt, fühlen sie sich so wohl bei uns, dass es zu einer Überbevölkerung und damit zu einem Ungleichgewicht kommt, vor allem von Cutibacterium acnes (früher Propionibakterien genannt). Durch diese Veränderung des Gleichgewichts und weiterer Faktoren vermehren sie sich rasant und beanspruchen nicht nur an der Oberfläche mehr Platz, sondern versuchen auch, sich in die Tiefe auszubreiten. Da die »Backsteinmauer« schön dicht und stabil ist, geht das nur bei den Poren, also dort, wo das Mauerwerk von Härchen unterbrochen wird. Stress und Hormone können zusätzlich dazu führen, dass die Eintrittspforte zwischen Härchen und Mauerwerk weit »offen« steht, sodass die Bakterien einfacher in die Haut gelangen. Sie rutschen durch einen schmalen Gang entlang der Haarwurzel in die Talgdrüse. Von oben drängen immer mehr Bakterien nach, sodass es zum Rückstau bis in den Gang hoch kommt. Die Talgdrüse dehnt sich dann aus, um so viel Raum wie möglich zu bieten, aber irgendwann wird es auch für sie zu viel, und der Talg quillt gemeinsam mit den Bakterien über. Auf unserem Gesicht zeigt sich das als typischer Pickel mit weißem Kopf (Whitehead).

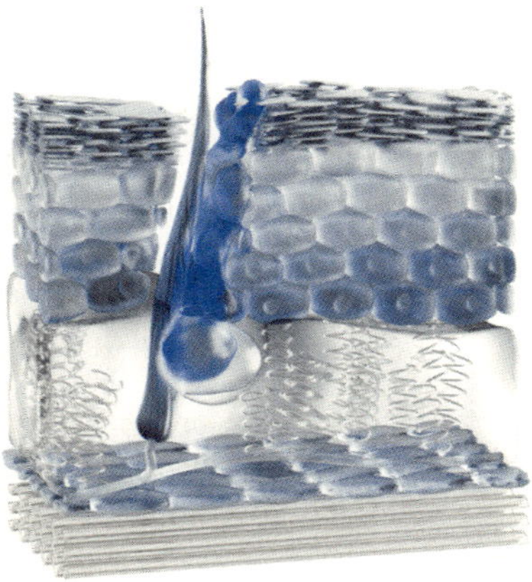

Pore »gefüllt« mit Talg und Bakterien

Da die Haut uns so schnell wie möglich wieder undurchdringbar schützen will, macht sie häufig den Ausgang, den sich der Pickel schaffen möchte, dicht. Das geschieht mittels einer Schicht Hornhaut, die medizinisch Hyperkeratose (hyper = mehr, keratose = Hautzellen) genannt wird. Durch sie werden vermehrt Hautzellen um die Haarwurzel gebildet und der Ausgang so dicht gemacht. Brodelt der Bakterien-Talg-Mix unter dieser Hornschicht weiter, entsteht an der Haarwurzel (Follikel) eine Entzündung (-itis), die wir Mediziner:innen als Follikulitis bezeichnen. Wenn wir dann mit dem Finger über die Haut streichen, spüren wir einen Pickel. Pickel können nur dort entstehen, wo das ansonsten dichte Zell-»Mauerwerk« von Haaren unterbrochen wird. An den Handflächen, auf den Lippen und an den Fußsohlen haben wir keine Haare, also können dort auch nie Pickel entstehen.

An den Handflächen, auf den Lippen und an den Fußsohlen haben wir keine Haare, also können dort auch nie Pickel entstehen - keine Haare = keine Pickel

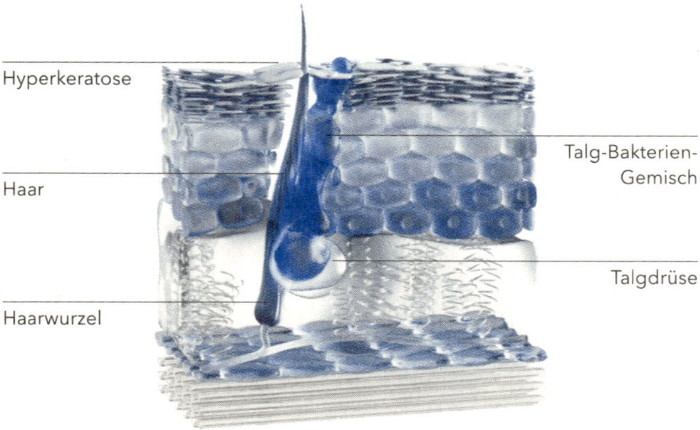

Ausgebildete Follikulitis (Pickel) mit Hyperkeratose

Der Weg zu reiner Haut – was du gegen Pickel tun kannst

Da wir an vielen Körperstellen Haare haben, können sich auch fast überall auf der Haut Pickel bilden. Wenn das der Fall ist, will man sie so schnell wie möglich wieder loswerden, vor allem wenn die betroffene Körperstelle das Gesicht ist. Bevor man aber gleich die großen Geschütze auffährt, gibt es ein paar Schritte, die man vorbeugend unternehmen kann, um die Wahrscheinlichkeit zu verringern, dass Pickel überhaupt erst entstehen.

Ganz oben auf dieser To-do-Liste steht ein »Don't«, und das bezieht sich auf Berührungen: Hände weg vom Gesicht! Du solltest dein Gesicht so wenig wie möglich anfassen, um die Ansammlung und das Eindringen von Bakterien durch schmutzige Finger nicht noch zu erhöhen. Das gilt genauso für das Ausdrücken von Pickeln, von dem du sowieso die Finger lassen solltest, denn der dadurch ausgeübte Druck kann die Haut verletzen, sodass Narben entstehen (Genaueres hierzu im Kapitel *Narben*). Auf dem Smartphone tummeln sich übrigens auch unzählige Bakterien, die beim Telefonieren gerne auf die Wange »überspringen«. Damit dies nicht geschieht, verwendet man also am besten Kopfhörer. Beim Schal verhält sich das ähnlich, weshalb es ratsam ist, ihn öfter mal zu waschen. Mach dir zudem unbewusste Gesten, wie das Kinn beim Denken in die Handflächen stützen, bewusst und lasse sie sein, denn auch in den Handflächen nisten sich gerne Bakterien ein.

Bei der Gesichtsreinigung solltest du ferner darauf achten, dass du deine Haut stets mit gewaschenen Händen berührst und danach mit einem Handtuch abtrocknest, das nur von dir und nur für dein Gesicht benutzt wird. Verwende nicht dasselbe, das du nach dem Duschen für den Körper nimmst, und teile es auch nicht mit deinem Schatz oder deinen Mitbewohner:innen, da ansonsten noch mehr Bakterien auf dein Gesicht gelangen können.

Hände weg vom Gesicht

Am besten eignet sich ein mittelgroßes, weißes Handtuch, weil man die Verunreinigung darauf deutlich sieht. Frotteematerial ergibt zugleich ein nettes, sanftes Peeling. Das Handtuch sollte nicht waschlappenklein sein, weil es dann leichter vom Haken rutscht, auf dem Boden landet und dort Bakterien aufnimmt. Zu groß ist aber auch nicht ideal, weil man dann dazu neigt, stets die gleiche Ecke zu verwenden, die dadurch rasch verschmutzt. Nach zwei bis drei Tagen ab mit dem Handtuch in die Waschmaschine; bei 60 Grad werden Bakterien größtenteils entfernt.

Make-up ist bei Pickeln grundsätzlich kein Problem, sofern es vor dem Zubettgehen auch gründlich entfernt wird. Wer dies nicht tut, muss in den darauffolgenden Tagen mit Pickeln rechnen. Sport solltest du generell nie mit Make-up machen, denn das Gemisch aus Schweiß und Schmutz ist ein Segen für die Ausbreitung von »schlechten« Bakterien. Schminke dich vor dem Training ab und erneuere das Make-up nach dem Duschen. Bei stark schweißtreibenden Sportarten ergibt es sogar Sinn, das Gesicht vorher zu reinigen und nur einen leichten Sonnenschutz aufzutragen.

Stress sollte zudem so gut wie möglich gemieden werden, denn durch ihn schütten wir vermehrt Hormone aus, welche die Talgproduktion anregen. Übrigens kann auch Schlafmangel Stress für unseren Körper bedeuten. Stressreduktion mittels Atem- und Entspannungstechniken ist also nicht nur gut zur Entschleunigung des Körpers, sondern wirkt auch positiv gegen Pickel.

Ein weiteres »Don't« bezieht sich auf die Konsistenz der Produkte. Reichhaltige Cremes oder gar Öle sind bei fettiger beziehungsweise bei zu Pickeln neigender Haut tabu. Die ideale Konsistenz hier sind Gel-Cremes, Seren oder Lotions. Ist die Konsistenz zu fettig, schafft man sich eine Art Treibhaus auf der Haut. Wir Mediziner:innen nennen das einen okklusiven Effekt. Du kannst dir das so vorstellen, als verwandelte die Creme die Haut in ein Zelt, unter dem es warm und feucht ist, ähnlich wie du es während der Pandemie vermutlich bei der medizinischen Maske erlebt hast. In diesem Milieu fühlen sich Bakterien richtig wohl und breiten sich aus. Wenn du also zum Beispiel deine Haare über Nacht einölst, musst du aufpassen, dass du mit dem Gesicht nicht auf deinen Haaren schläfst, da du dort oder auch am Haaransatz Pickel bekommen könntest. Möchtest du das trotzdem machen, verwendest du am besten ein Haartuch.

> Reichhaltige Cremes und Öle sind bei Pickeln tabu

Ein Prinzip der Old-School-Kosmetik, das sich bei Beauty-Blogger:innen großer Beliebtheit erfreut, ist Layering. Dabei macht man aber viel zu viel: ein Serum, noch ein Serum, eine Creme, Öle und so weiter, bis das Gesicht schichtweise bedeckt ist. Weniger ist mehr. Das gilt übrigens auch für leichte Seren: Wenn du fünf Schichten übereinander aufträgst, ergeben auch leichte Seren in der Summe eine dicke Fettschicht und somit wieder einen Treibhauseffekt. Du kannst dir das so vorstellen, als würdest du mehrere Decken übereinander schichten, damit du es wärmer hast: Mehrere dünne Decken übereinander bieten denselben Effekt wie eine einzelne dicke

Decke. Darum sind bei Pickeln stets Produkte mit leichten Konsistenzen zu verwenden, und auch diese immer nur in Maßen.

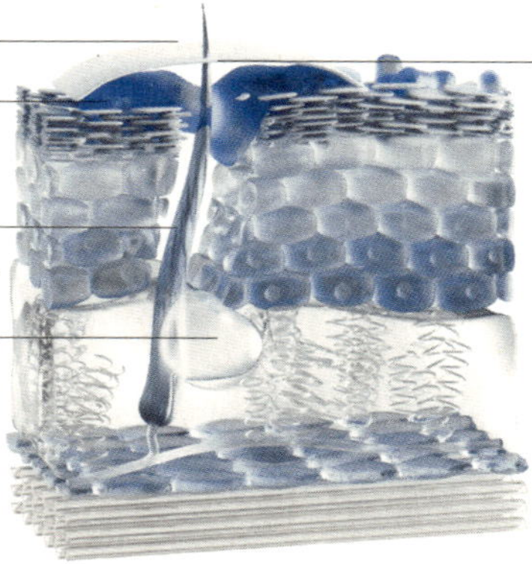

Treibhauseffekt

Die Konsistenz allein kann gegen Pickel jedoch nicht viel bewirken. Auch hier braucht es die aktiven Inhaltsstoffe der New-School-Kosmetik. Mit ihnen versucht man, so viele der beteiligten Faktoren wie möglich anzupacken. Anders ausgedrückt, eine Pflegeroutine zu etablieren, die gegen Bakterien, die verstärkte Hornbildung, eine zu hohe Talgproduktion und den immer langsamer werdenden Zellumsatz vorgeht.

Solch eine Pflegeroutine beginnt wie immer mit Level-1-Inhaltsstoffen. Mit der Hilfe von Fruchtsäuren können die toten, beschädigten Zellen, insbesondere die, die sich beim Haar angesammelt haben (Hyperkeratose), bereits reduziert werden. Außerdem wirken Fruchtsäuren (AHA, aber auch BHA) gegen »schlechte« Bakterien, indem sie den pH-Wert der Haut senken und somit die Talgproduktion, also die Nahrungsgrundlage der Bakterien, reduzieren.

Der UV-Schutz ist bei zu Pickeln neigender Haut zudem von besonderer Bedeutung. Wenn Pickel abheilen, kann es sein, dass Flecken entstehen. Viele Betroffene sprechen hierbei von Aknenarben, aber die roten Punkte, die nach Pickeln zurückbleiben, sind medizinisch gesehen keine Narben. Ich nenne sie der Einfachheit halber deshalb Pickelmale. Aufgrund der Entzündung, die mit Pickeln einhergeht, sind sie anfangs rot und werden erst dunkel, wenn sie mit der Sonne in Berührung kommen (auch postinflammatorische Hyperpigmentierung genannt). Um solch dunkle Flecken zu vermeiden, muss die Haut unbedingt vor der Sonne geschützt werden. Abgesehen davon ist bei der Verwendung von Fruchtsäure der UV-Schutz sowieso unabdingbar, da die Haut sich durch sie ja wieder dem Idealzustand annähert. UV-Schutz und Antioxidantien sind also auch hier wieder einmal die großen Beschützer.

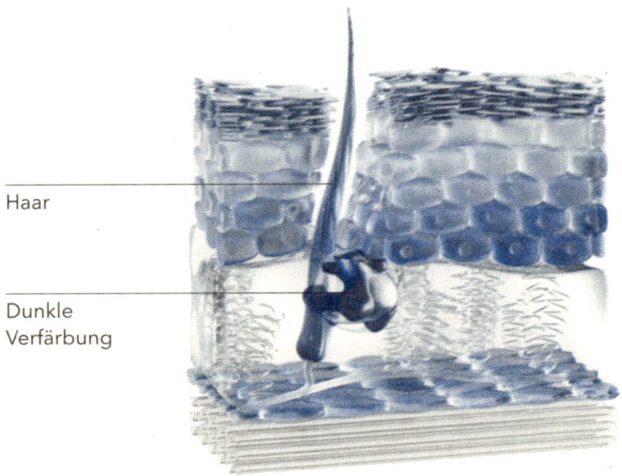

Postinflammatorische Hyperpigmentierung

Um den Zellumsatz weiter zu erhöhen, kann man zum zweiten Level, also zu einem Vitamin-A-Produkt wie Retinol, Retinal, Retinaldehyd oder Retinylpalmitat (Familienmitglieder der Vitamin-A-Familie) übergehen. Sie sollten jedoch erst zum Einsatz kommen, nachdem die Haut eingehend mit Level-1-Inhaltsstoffen »trainiert« wurde.

Wenn die Haut gut mit Retinol oder seinen Familienmitgliedern klarkommt und du keinen »Muskelkater« mehr verspürst, kannst du dich schließlich dem dritten Level und somit den spezifischen Inhaltsstoffen gegen Pickel widmen. BPO (Benzoylperoxid), das bis zu einer bestimmten Konzentration frei erhältlich ist, wäre beispielsweise eine Möglichkeit, um gegen schlechte Bakterien noch weiter vorzugehen. Es schafft ein Milieu, das Bakterien nicht gern haben, und reduziert sie so. Allerdings trocknet es die Haut leider aus und bleicht zusätzlich auch deine Kleidung. Deshalb das Produkt unbedingt am Abend benutzen und die Hände nach dem Auftragen gut waschen, damit es keine weißen Flecken auf deiner Kleidung oder deiner Bettwäsche hinterlässt.

Auch Azelainsäure ist ein fantastischer Inhaltsstoff gegen Pickel und Pickelmale. Sie hilft, die Talgdrüse zu regulieren und hat antibakterielle Eigenschaften. Azelainsäure ist allgemein ein sehr beliebter Inhaltsstoff und wird auch gegen Rötungen, Pigmentflecken oder dementsprechend Pickelmale angewendet. Wer also bereits bestehende Pickelmale hat, kann zur Azelainsäure greifen, um sie weniger sichtbar zu machen. Wie dieser Inhaltsstoff auf dunkle Flecken wirkt, wird im Kapitel *Pigmentflecken* erklärt.

Wer schon länger unter Pickeln leidet, hat sich bestimmt auch schon mit dem Einfluss der Ernährung befasst. Das Verhältnis zwischen Ernährung und Pickel eignet sich jedoch fast schon zur Legendenbildung. Zahlreiche Studien versuchen, damit aufzuräumen und Fakten zu liefern. Erwiesen ist: Ein hoher glykämischer Index begünstigt Pickel. Mit dem glykämischen Index wird gemessen, wie kohlenhydrathaltige Lebensmittel auf den Blutzuckerspiegel wirken. Je geringer der Wert, desto weniger und langsamer steigt der Blutzuckerspiegel an. Einen hohen Wert haben zum Beispiel Süßigkeiten, Weißbrot, Traubenzucker, Zucker, Fruchtzucker und auch Honig und Energydrinks. Wer zu Pickeln neigt, sollte folglich beim Zuckerkonsum aufpassen. Am besten beginnt man, diesen schrittweise zu reduzieren und am Anfang zum Beispiel alle Getränke ungesüßt zu belassen. So gewöhnt man sich den Zucker langsam ab, bis man schließlich komplett auf ihn verzichten kann.

Auch Milchprodukte stehen im Zusammenhang mit Pickeln. Studien deuten an, dass das Milchprotein Pickel sprießen lässt. Darum der Vorsicht halber Milchprodukte reduzieren. Ob sie laktosefrei sind oder nicht, macht diesbezüglich keinen Unterschied. Denn Laktose bezieht sich auf den Milchzucker, nicht auf das Milchprotein. Mit veganen Produkten hast du eine gute Alternative, sofern du auch hier die ungesüßten Produkte wählst. Wheyprotein erfreut sich vor allem bei Kraftsportlern und Bodybuildern großer Beliebtheit. Doch dieses Molkenprotein gehört zu den Milchprodukten, und die leckeren Proteinshakes mit Vanille-, Schoko- oder Erdbeergeschmack können zwar beim Muskelaufbau helfen, aber auch Pickel verstärken. Zudem sind wegen des Geschmacks oft Zucker oder Zuckerersatzstoffe enthalten, die dem Darm nicht guttun. Wenn du unbedingt Proteinshakes zu dir nehmen möchtest, dann greife zu veganen Optionen. Grundsätzlich rate ich von solchen Shakes aber ab, denn in den meisten ist zusätzlich Vitamin B12 enthalten, was Pickel wiederum verstärken kann.

Die westliche Ernährung ist mit ihren Milchprodukten, raffinierten Kohlenhydraten, zuckerhaltigen Lebensmitteln und gesättigten Fettsäuren generell eher ungünstig für zu Pickeln oder Akne neigende Haut. Neben den zuvor genannten Auswirkungen beeinträchtigen sie nämlich auch die Darmflora (die Gesamtheit aller im Darm lebenden Mikroorganismen, auch Darm-Mikrobiom genannt), was zu Entzündungen führen kann. Da der Darm beziehungsweise das Darmrohr am Mund anfängt, können sich diese Entzündungen auch im Gesicht zeigen und Pickel sowie Akne verschlimmern. Probiotika wie *Lactobacillus plantarum* oder *Lactobacillus paracasei* helfen hingegen, die Darmflora zu unterstützen, und wirken entzündungshemmend, weshalb es sich lohnt, sie auf den Speiseplan zu setzen.

Für Veganer:innen ist Vitamin B12 von besonderer Bedeutung, da die vegane Ernährungsform zu einem Mangel führen kann. Wer Vitamin B12 oder B6 zum Ausgleich hoch dosiert, beispielsweise in Spritzenform, verabreicht bekommt, wird im Anschluss daran Pickel in Kauf nehmen müssen. Die bei Studenten beliebten Vitamin-B-Shots für mehr Leistungsfähigkeit haben übrigens ähnliche »Nebenwirkungen« auf die Haut. Wenn es medizinisch notwendig ist, darf man darauf natürlich nicht verzichten, aber man kann sich mit der richtigen Pflegeroutine etwas auf diese Veränderung vorbereiten und ihr gegensteuern.

Anders sieht es beim Vitamin B3 aus (auch Niacin genannt). Der Begriff Vitamin B3 fasst verschiedene Verbindungen wie Nicotinsäure (Nicotinic acid) und Niacinamid (Nicotinamide) zusammen. Aufgrund seiner antiinflammatorischen (antientzündlichen) und antioxidativen (schützenden) Eigenschaften wirkt es sich positiv auf Pickel aus und ist in Fleisch (Leber, Truthahnbrust), Fisch (Lachs, Thunfisch), Nüssen, Hülsenfrüchten, Kürbiskernen und gewissen Getreidesorten (brauner Reis) zu finden.

Auch Zink ist wertvoll für die Haut, besonders wenn sie zu Pickeln neigt, da es unter anderem das Immunsystem aktiviert und entzündungshemmend wirkt. Der Mineralstoff steckt in Fleisch, Fisch, Austern, Eiern, Spinat, Haferflocken und Vollkornprodukten (abhängig vom Ausmahlungsgrad, da Zink in den Randschichten von Getreide enthalten ist) und sollte regelmäßig auf dem Speiseplan stehen. Wenn man zu einem Nahrungsergänzungsmittel greifen möchte, sollte man, wie bereits erwähnt, eines mit einer niedrigen Konzentration wählen (5,3 mg). Hohe Dosierungen (30 mg) sollten unbedingt mit dem Arzt abgesprochen und nur zeitweise eingenommen werden, da Zink ansonsten zum Kupferräuber wird.

Omega 3 wirkt ebenfalls antiinflammatorisch und ist in Fisch wie Lachs, Hering, Makrele und Sardinen enthalten. Vegetarier können auf Lein-, Raps-, Walnuss- oder Hanföl zurückgreifen. Nahrungsergänzungsmittel mit Omega 3 gibt es ebenfalls in tierischer und veganer Variante (z. B. Algenpulver).

Mit dem Weihrauch (Boswellia-Extrakt) verhält es sich ähnlich; er reduziert Entzündungen und wird in der indischen Ayurvedamedizin traditionell verwendet. Es wird grundsätzlich als Nahrungsergänzungsmittel (Tabletten) eingenommen.

Schließlich spielt auch Vitamin D bei Pickeln eine Rolle. Forschungen aus den letzten Jahren konnten zeigen, dass sich Vitamin D positiv auf den Akneverlauf auswirken kann. Leider kommt es nur in wenigen Lebensmitteln wie beispielsweise Hering, Makrele, Lachs, Lebertran oder Eigelb vor, weshalb es meist als Nahrungsergänzungsmittel (Tropfen) eingenommen wird. Wie im vorhergehenden Kapitel erwähnt, ist es wichtig, dass man sich dabei an die Einnahmerichtlinien des Herstellers hält, da zu hohe Dosen Vitamin D zu Problemen führen können.

Inhaltsstoff	Funktion	Vorkommen
Probiotika (*Lactobacillus plantarum*, *Lactobacillus paracasei*)	Unterstützen die Darmflora und wirken entzündungshemmend	Nahrungsergänzungsmittel (Tabletten)
Vitamin B3 (Nicotinamide, Niacin und Vorstufen von NADH)	Reduziert Entzündungsprozesse	Fleisch, Fisch, Nüsse, Hülsenfrüchte, gewisse Getreidesorten, Leber, Truthahnbrust, Lachs, Thunfisch, brauner Reis, Kürbiskerne
Zink	Moduliert das Immunsystem und wirkt entzündungshemmend	Fleisch, Fisch, Austern, Eier, Nüsse, Vollkornprodukte, Hülsenfrüchte
Omega 3	Wirkt antiinflammatorisch	Fisch, Mikroalgen, Lein-, Raps-, Walnuss- oder Hanföl
Weihrauch (Boswellia-Extrakt)	Reduziert Entzündungen	Nahrungsergänzungsmittel (Tabletten)
Vitamin D	Wirkt sich positiv auf den Akneverlauf aus	Hering, Makrele, Lachs, Lebertran oder Eigelb, Nahrungsergänzungsmittel (Tropfen)

Routiniert gegen Pickel

Zeit, das Gelernte in die Tat umzusetzen. Hier findest du abermals zwei Beispiele dafür, wie eine vollständige Morgen- und Abendroutine gegen Pickel aussehen könnte. Dabei aber die Abfolge der Trainingslevels nicht vergessen.

Morgenroutine

Routine-Schritt	Inhaltsstoffe	Produkttyp	Zweck
1 Cleanse	AHA und BHA	Schaum oder Gel	Zellumsatz anregen, reinigen, überschüssiges Öl und Bakterien reduzieren
	BPO (Benzoylperoxid)	Gel	Bakterien reduzieren
2 Treat	Azelainsäure	Serum	Pickelmale abschwächen, Talgproduktion regulieren, antibakteriell
3 Protect	UVA- und UVB-Filter, Antioxidantien	Gel-Creme oder Gel	Schutz vor der Sonne und freien Radikalen
4 Supplement	Probiotika, Vitamin B3, Omega-3, Weihrauch, Vitamin D	Nahrungs- oder Ergänzungsmittel	Die Haut von innen unterstützen

Abendroutine

Routine-Schritt	Inhaltsstoffe	Produkttyp	Zweck
1 Cleanse	AHA und BHA	Schaum oder Gel	Zellumsatz anregen, reinigen, überschüssiges Öl und Bakterien reduzieren
2 Treat	AHA / Retinol (Vitamin A)	Serum oder Gel-Creme	Zellumsatz verstärkt anregen, Bakterien reduzieren
3 Protect	-	-	-
4 Supplement	Zink	Nahrungs- oder Ergänzungsmittel	Die Haut von innen unterstützen

Wenn aus ein paar Pickeln mehr wird – das kann die Dermatologie tun

Falls du nicht nur gelegentlich Pickel hast, sondern dein Gesicht regelrecht von Pickeln übersät ist, solltest du unbedingt einen Dermatologen oder eine Dermatologin aufsuchen. Denn Akne muss unter der richtigen ärztlichen Anleitung sicher behandelt werden, damit keine bleibenden Narben entstehen. Zudem können wir Dermatolog:innen Produkte verschreiben, die eine höhere Konzentration und somit auch eine stärkere Wirkung haben. Mit ihnen versucht man einerseits, die Bakterien zu reduzieren, und andererseits, den Zellumsatz anzuregen.

Gegen Bakterien setzen Mediziner:innen Antibiotika wie Clindamycin oder Erythromycin ein oder höher dosiertes BPO. Ebenso kann LED Blue Light (Blaulicht) zur Verminderung der Bakterien beitragen, da es eine bestimmte Wellenlänge aufweist, bei der die Bakterien zu vibrieren beginnen. Diese Resonanz zerstört die Bakterienwände und somit die Bakterien selbst.

Auch neue Lasersysteme versuchen, mit bestimmten Wellenlängen der Akne entgegenzuwirken, wie der 1726-nm-Laser, der gerade erst von der FDA für milde bis starke Akne zugelassen wurde.

Den Zellumsatz unterstützt die Dermatologie zusätzlich mit AHA- und BHA-Produkten in höheren, rezeptpflichtigen Konzentrationen oder dann in Form eines Fruchtsäurepeelings. Das Fruchtsäurepeeling gleicht einem Bootcamp und eignet sich deshalb nur für eine Haut, die bereits mit den zuvor beschriebenen kosmetischen Fruchtsäureprodukten trainiert wurde. Außerdem muss man der Haut nach einem

Fruchtsäurepeeling drei bis vier Wochen Zeit geben, um sich zu erholen, bevor man das nächste Peeling durchführen kann.

Um den Zellumsatz noch stärker anzuregen, können zudem potente Vitamin-A-Varianten wie Adapalen, Trifaroten, Isotretinoin und Tretinoin (die großen, stärkeren Geschwister des Retinols) eingesetzt werden. Sie sind entweder in Cremes oder Tabletten enthalten und sind rezeptpflichtig, weil sie hochwirksam sind und der Arzt oder die Ärztin dir Anweisungen für deren Anwendung geben muss. Der Arzt klärt auch mögliche Ausschlussgründe ab: Du darfst zum Beispiel keine Vitamin-A-Produkte (dazu gehört auch Retinol) benutzen, wenn du schwanger bist oder stillst. Denn mit Vitamin A wird der Zellumsatz angeregt, und ein Baby braucht neun Monate Ruhe, um sich zu entwickeln. Das ist auch der Grund, warum man die höher konzentrierten Retinolprodukte vom Kosmetikmarkt gezogen hat, denn leider wissen die meisten mit Retinol nicht umzugehen und denken, dass man es gleich jeden Tag benutzen kann. Der Einfachheit halber werden oft auch Kombinationspräparate verwendet, wie beispielsweise Vitamin A mit Antibiotika oder Vitamin A mit BPO.

Als weiteres Mittel hat der Arzt die Möglichkeit, oral eingenommene Hormone zu verschreiben. Sie können extreme hormonelle Schwankungen ausgleichen. Aber sei dir bewusst, dass, sobald du die Hormone absetzt, alles wieder beim Alten ist. Darum solltest du parallel dazu die zuvor beschriebene Pflegeroutine etablieren, denn nur so bewirkst du langfristig etwas gegen Pickel. Das bedeutet jedoch nicht, dass beides zusammen nicht auch eine Lösung sein kann.

Ist Akne ansteckend?

Nein, Akne ist nicht ansteckend. Ein Pickel ist, vereinfacht gesprochen, auf folgende Komponenten zurückzuführen: Hormone, Stress, Bakterien, Hyperkeratose, eine verstärkte Talgproduktion an der Haarwurzel und die Genetik. Nichts davon kann von dir auf jemand anderen »überspringen«.

Die Entstehung von Pickeln ist für viele etwas abstrakt. Hast du einen bildlichen Vergleich, der den Vorgang anschaulicher macht?

Stell dir vor, du hast dich mit einer reichhaltigen Creme eingeschmiert, welche deine Haut in eine Art Festzelt verwandelt, weil sie okklusiv wirkt. Bakterien lieben diese warmen, feuchten Bedingungen, und es kommen immer mehr Bakterienkollegen hinzu, um zusammen zu feiern. Sie bevölkern bald nicht mehr nur die Oberfläche, sondern finden die Lücke zwischen Härchen und Mauerwerk, die durch den Einfluss von Stress oder Hormonen wie eine Tür »offen steht«. Die Bakterien drängeln sich hindurch, den schmalen Schacht entlang, bis sie am Ende der Haarwurzel angelangt sind. Dort liegt die Talgdrüse, die für die Bakterien schnell zur Partylocation mutiert. Denn der Talg, den sie produziert, nährt die Bakterien, als wäre es Freibier. Von oben drängen immer mehr Bakterien nach, sodass es bald nicht mehr genug Platz für alle gibt. Die Schlange staut sich zurück in den Gang, bis es immer wilder und chaotischer zugeht. Und obwohl sich die Talgdrüse ausdehnt, um so viel Platz wie möglich zu bieten, wird es irgendwann zu viel. Talg vermischt sich mit den Bakterien und quillt in alle Richtungen, was wir als entzündliche Pickel an der Haut sehen. Da immer mehr »Partygäste« von oben eindringen wollen, schreitet der »Türsteher« irgend-

wann ein und schließt den Eingang. Anders ausgedrückt: Der Körper produziert verstärkt Hautzellen (Hyperkeratose) rund um die Lücke, um zu verhindern, dass weitere Bakterien eindringen. Das Ergebnis: ein Pickel.

Manchmal ist Akne auch im Alter noch ein Thema. Wachsen wir da nie heraus?

Leider nein. Man spricht dann von Late-onset-Akne. Sie kann verschiedenste Ursachen haben und macht vor keinem Alter halt. Sie kann durch Luftverschmutzung, eine ungesunde Ernährung und Hormonveränderungen getriggert werden und ist für viele auch noch nach 40 ein Thema. Wenn es nur ein paar Pickel sind, dann gleich oben die Routine mit Fruchtsäure starten. Wenn es zu einer starken zystischen Akne ausartet, sollte ein Dermatologe oder eine Dermatologin aufgesucht werden, bevor Narben entstehen.

Für Dermatolog:innen ist Pickel nicht gleich Pickel. Worauf achtest du als Dermatologin, wenn du das Gesicht einer Patientin oder eines Patienten untersuchst?

Zunächst schaue ich nach Mitessern, auch Komedonen genannt. Dabei handelt es sich um einen Haarschaft (am Haarfollikel), der mit abgestorbenen Hautzellen und Talg gefüllt ist. Das eingeschlossene Öl oxidiert durch den Sauerstoff an der Hautoberfläche, und dadurch entsteht die schwarze Farbe (Blackhead). Es ist also kein Schmutz, wie man früher dachte. Wenn die Talgproduktion aufgrund hormoneller Veränderungen zunimmt, können wir sie auch im gesamten Gesicht, am Hals, an den Schultern, am Dekolleté und auf der Brust sehen. Achtung, nicht berühren! Sobald sie sich entzünden, entwickeln sich weiße Pickel, auch Pusteln genannt.

Lieber von einer gut geschulten Kosmetikerin entfernen lassen, als sie selbst zu manipulieren. Denn wenn man selbst versucht, Komedonen oder Pickel auszudrücken, besteht die Gefahr, dass der Talg und sogar die Bakterien in die falsche Richtung gedrückt werden und ein Mega-Pickel entsteht. Dieser kann im schlimmsten Fall dann auch in einer Narbe enden.

Was ist der Unterschied zwischen Pickeln und einer rauen Hautoberfläche?

Von Pickeln spricht man eigentlich erst, wenn sich die mit Talg und Bakterien gefüllte Pore entzündet und als rote Erhebung (teilweise mit weißem Kopf) zeigt. Raue Haut ist hingegen eine Ansammlung toter Zellen an der Hautoberfläche (mehr hierzu im Kapitel Raue, trockene, großporige Haut*). Fährt man mit dem Finger über raue Haut, spürt man, dass diese nicht ganz glatt ist, sondern leicht hügelig, vergleichbar mit einer Wiese, die mit vielen kleinen Maulwurfshügeln übersät ist. Nur bestehen die Hügel eben nicht aus Erde, sondern aus toten Hautzellen. Wir Mediziner:innen nennen das Hyperkeratose. Raue Haut kann auch am Oberarm auftreten, dort wird sie aber tendenziell eher als Keratosis pilaris (kera = mehr Haut, pilaris = wie der Schweizer Berg Pilatus) bezeichnet. Damit die Hautoberfläche wieder schön glatt und eben wird, kommen deshalb vor allem Fruchtsäureprodukte zum Einsatz, da sie die toten Zellen sanft und vorsichtig lösen. Raue Haut sollte man zudem auf keinen Fall mit schmutzigen Fingernägeln manipulieren, da sie sich dann entzünden und in einen Pickel verwandeln kann.*

Viele Menschen können Pickeln nicht widerstehen und drücken sie trotzdem selber aus. Ist das schlimm?

Das ist zwar verständlich, aber, wie gesagt, nicht empfehlenswert. Was absolut tabu sein muss, ist das »Todesdreieck«. Damit meine ich das Areal zwischen Mundwinkeln und Nasenwurzel, denn darunter befinden sich Gefäße, durch welche die Bakterien bis zu den Hirnhäuten gelangen können, was schwerwiegende Komplikationen wie Gehirninfektionen und Meningitis verursachen kann.

Kann die Dermatologie tatsächlich helfen, wenn sich das Hautbild noch verschlimmert?

Absolut! Denn uns Dermatolog:innen stehen neben den Inhaltsstoffen der kosmetischen Produkte gleiche oder ähnlich wirkende Inhaltsstoffe zur Verfügung, die aber intensiver, also medizinisch wirken. Man kann eine Akne wunderbar unter Kontrolle bekommen mit den oben genannten kosmetischen aktiven Inhaltsstoffen. Aber gerade bei stärkerer Akne braucht es manchmal rezeptpflichtige Inhaltsstoffe, die zusätzlich angewandt werden müssen, ggf. auch von innen. Aber auch bei der Verwendung von Tabletten muss gleichzeitig eine gute Hautpflegeroutine von außen angewendet werden. Oft verwenden Patient:innen auch zu viele Produkte und wenden diese zu chaotisch an, weil sie denken, mehr hilft mehr. Oft muss ich diese große Produktpalette einfach mal ordnen, und vieles bessert sich dann von alleine. Das fängt bereits beim Waschen des Gesichtes an. Viele waschen ihr Gesicht z. B. am Morgen gar nicht oder nur mit Wasser.
Ich vergleiche mich deshalb mit einem Fitnesstrainer. Viele Menschen kennen Fitnessgeräte, haben viele selbst benutzt, sind im Fitnessstudio Mitglied, aber irgendwie kommt es

nicht zum tollen Traum-Body. Dann nimmt man sich mal einen Fitnesstrainer, der das, was man kennt, einfach noch mal ordnet und einen anweist, weil man zu viel, zu wenig macht oder etwas falsch gemacht hat. Um bessere Ergebnisse zu erzielen, braucht es außerdem die fachgerechte Anweisung vom Trainer, sonst gibt es möglicherweise Verletzungen. Als Dermatologin bin ich natürlich nicht für die Muskulatur, sondern für die Haut zuständig: Ich gehe mit meinen Patient:innen durch ihre Hautpflegeroutine, sortiere alles und füge ggf. stärkere Inhaltsstoffe hinzu. Letztere muss man unter Anleitung benutzen, weshalb sie rezeptpflichtig sind. Ich muss aber auch das Verhalten des Menschen mit einbeziehen: vom Essen über das Rauchen bis hin zu den Nahrungsergänzungsmitteln, von denen oft auch zu viel genommen wird.

Viele greifen gerne zu diversen Nahrungsergänzungsmitteln, um sicherzugehen, dass sie auch mit allen wichtigen Vitaminen und Mineralstoffen versorgt sind. Ist das ratsam?

Viele nehmen Nahrungsergänzungsmittel und denken sich: »Viel hilft viel.« Aber schon die Logik sollte uns sagen: Viel kann auch zu vielen Problemen führen. Das belegt etwa die Studie im »Dermatology Online Journal« 2020 zum Thema »Acne related to dietary supplements«. Zusammengefasst ergab sie: Wenn Vitamin B12 in großer Menge eingenommen wird (mehr als 5 bis 10 mg pro Woche oder über eine längere Einnahmedauer), kann es zu einer starken Akne kommen. Wer als Veganer:in Vitamin B12 nehmen muss, sollte von einer Fachperson daran erinnert werden, dass es zu einem Pickelschub kommen kann. Auch der übermäßige Konsum von Seetang- oder Seetang-Algen-Tabletten steht aufgrund des hohen Anteils an Jod im Zusammenhang mit dem Ausbruch von Pickeln.

Kann man weißen Zucker mit Ahornsirup oder Agavendicksaft ersetzen, um der Haut weniger zu schaden?

Nein, leider nicht. Der schnöde Zucker verbirgt sich hinter vielen netter klingenden Variationen von Agavendicksaft, Ahornsirup, Apfeldicksaft, Dextrose über Fruchtsaftkonzentrat, Fruchtzucker, Fructose, Gerstenmalzextrakt und Kandiszucker bis zu Maissirup, Maltodextrin, Melasse, Rohrzucker, Rübenzucker oder Xylit. Eine ganze Menge Zucker, der sich gut getarnt einschmuggelt.

Gerade in den Teenagerjahren leiden viele besonders unter Pickeln. Wie gelingt es dir, Betroffenen Mut zu machen?

Allen, die in jüngeren Jahren unter öliger Haut und Akne leiden, sei gesagt, dass dies zwar wie ein Fluch erscheint, jedoch zugleich ein Segen ist. Studien und auch meine Beobachtungen in der Praxis zeigen, dass diese Personen dazu animiert werden, sehr früh den Fokus auf eine Pflegeroutine zu legen. Sie entwickeln die Disziplin für ein Programm, das sinnvoll und minimalistisch ist und eine maximale Longevity aufweist. Denn ein Ziel bei der Behandlung von Pickeln ist es ja, den Zellumsatz anzukurbeln, was auch die Basis für Longevity, also Anti-Aging, ist, da man der Haut dabei hilft, zu ihrem Idealzustand zurückzukehren. Alles, was gegen Pickel benutzt wird (außer BPO und Antibiotika, da sie vor allem gegen Bakterien wirken), hat also auch maximale Anti-Aging-Wirkung. Die Erkenntnis, dass gewisse aktive Inhaltsstoffe der Hautalterung entgegenwirken, stammt sogar aus der Akne-Therapie.

Wenn also beispielsweise eine Mutter mit ihrer jugendlichen Tochter zu mir in die Clinic kommt, weil die Mutter etwas gegen Hautalterung und die Tochter etwas gegen Pickel unternehmen möchte, dann verschreibe ich ihnen die gleiche Hautpflegeroutine. Das mag viele vielleicht etwas überraschen, da ja nicht das gleiche »Problem« behandelt werden soll, aber man kann sich das so vorstellen, als würden Mutter und Tochter ins gleiche Fitnessstudio gehen, die gleichen Gewichte und Geräte benutzen, aber den Fokus anders setzen; während die eine ihre Ausdauer verbessern möchte, versucht die andere, ihre Muskeln aufzubauen. Bei der Hautpflege läuft das genau gleich, nur ist der Fokus einmal auf der Hautalterung und einmal auf Pickeln.

Kann man Pickel auch mit Antibiotika behandeln?

Ja, aber Antibiotika allein ist keine gute Idee, denn es können Resistenzen entstehen. Ich erkläre das meinen Patient:innen immer so: Es ist okay, kurzzeitig »die Bazooka« (Antibiotika) zu benutzen, um »die Mafia« (schlechte Bakterien) zu killen, nur irgendwann werden auch Zivilisten verletzt (also auch die guten Bakterien in Mitleidenschaft gezogen). Deshalb ist eine Kombinationstherapie wichtig. Denn wie beim Schweizer Uhrwerk müssen mehrere Rädchen drehen, damit man langfristig den großen Zeiger bewegen kann.

Was ist eine Akne-Toilette?

Sie klingt ein bisschen seltsam, aber im Grunde ist die Akne-Toilette nichts anderes als eine Intensivreinigung der Haut mittels einer professionellen Gesichtsbehandlung mit Extraktionen. Eine geschulte Kosmetikfachkraft reinigt dein Gesicht und verwendet dabei spezielle Dampf- und Extraktionsgerä-

te. Kosmetikstudios und Spas bieten solch eine Behandlung meist als »Facial« an, bei dem diverse »Werkzeuge«, etwa der Komedonenquetscher oder eine sterile Nadel, zum Einsatz kommen.

Was versteht man unter Mallorca-Akne und Stewardessen-Akne?

*Mallorca-Akne (*Acne aestivalis*) kennen vor allem Urlauber:innen, die sich unvorbereitet der Sommersonne aussetzen. Sie ist eigentlich gar keine Akne, sondern wird zu den polymorphen Lichtdermatosen gezählt. Die Genetik spielt mit, aber als wichtigster auslösender Faktor gilt die UVA-Strahlung. Es kommt an den lichtexponierten Stellen, besonders im Gesicht, an den Oberarmen und auf dem Rücken, zu kleinen Pickeln. Oft wird die Haut mit fettigen Sonnenschutzmitteln eingecremt, und das mehrmals täglich. Die starke Sonne regt gleichzeitig die Talg- und Schweißproduktion an. Der Sonnenschutz, den wir häufig mit ungewaschenen Händen (Mallorca, Strand, Ferien …) auf die verschwitzte Haut schmieren, wirkt wie ein Treibhaus, und die Bakterien freuen sich.*

Die sogenannte Stewardessen-Akne (periorale Dermatitis) entsteht bei unsachgemäßer Hautpflege mit zu vielen verschiedenen und/oder zu fettigen Produkten. Flugbegleiter:innen sind an Bord trockener Luft ausgesetzt. Viele kennen das Gefühl auch, wenn sie im Winter viele Stunden täglich im geheizten Büro mit Teppichboden verbringen: Die Haut spannt, und man möchte dauernd nachcremen. Noch dazu verleitet das große Angebot an Kosmetika, die Linderung versprechen, zum Ausprobieren verschiedener Produkte. Kein Wunder, dass die Haut sich überfordert fühlt, emp-

findlich und mit Pickelchen reagiert. Bei 60 bis 70 Prozent der Frauen, die mit dem Thema Pickel zu mir in die Praxis kommen, beruht das Problem auf falscher Kosmetik.

Der Zuckerverzicht fällt vielen schwer. Hast du einen Tipp, wie man sich den Zucker leichter abgewöhnen kann?

Der Montag ist für die meisten von uns so eine Art Übergangstag: Bei den einen macht sich der Montags-Blues breit, die anderen fühlen sich supermotiviert. Der Wochenbeginn ist also für die wenigsten von uns ein Tag wie jeder andere. Diese »Besonderheit« können wir uns zunutze machen und versuchen, den ganzen Tag lang auf Süßes zu verzichten. Wer in solch kleinen »Häppchen« einen bewussteren Umgang mit Zucker lernt, bleibt vermutlich länger dran. Irgendwann wird es zum Automatismus und fällt kein bisschen mehr schwer.

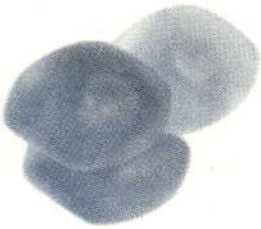

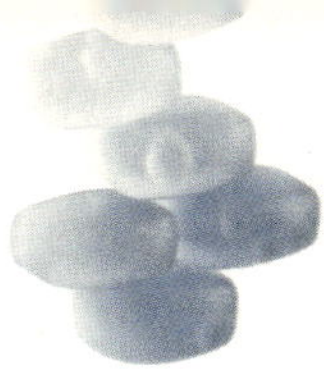

Rötungen – das unerwünschte Rouge

So ziemlich jede:r hat schon einmal Rötungen im Gesicht erlebt, zum Beispiel bei Nervosität oder Stress, nach dem Power-Work-out oder auch nur in der Hitze des Sommermoments. Sie sind ein normales Zeichen von Anstrengung und verschwinden nach einiger Zeit meist wieder. Wenn Rötungen jedoch lange anhalten und auch unter Umständen auftreten, die nichts mit Anstrengung zu tun haben, können sie Anzeichen für ein Hautproblem sein, das die Kosmetik als Couperose bezeichnet. Falls sich deine Wangen röten, wenn du von der eisigen Winterkälte in die kuschelig warme Wohnung kommst (genauso umgekehrt) oder wenn du ein scharfes Curry oder feurige Penne Arrabbiata gegessen hast, dann leidest du vermutlich an Couperose. Wenn sich diese Rötungen

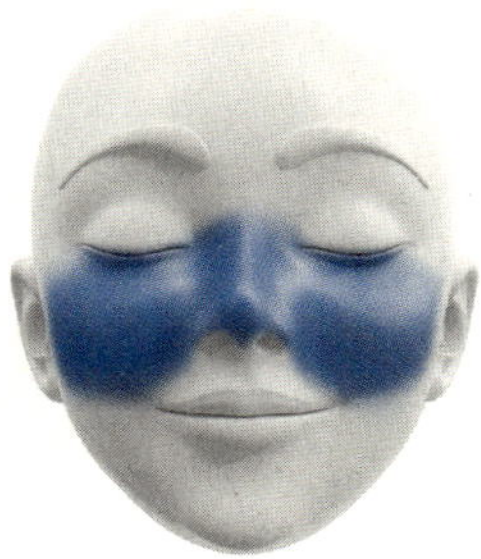

Rötungen im Gesicht

verfestigen und schlimmer werden, spricht die Medizin von der Rosazea. So weit wollen wir es aber natürlich nicht kommen lassen, sondern mit der optimalen Prävention dafür sorgen, dass die Haut gesund bleibt.

Rötungen - wieso, weshalb, warum?

Konzentrieren wir uns zunächst darauf, was Rötungen im Gesicht auslöst. Leider können Forscher:innen mit dem jetzigen Stand der Wissenschaft (2024) noch nicht genau erklären, wie Rosazea zustande kommt. Es wird jedoch angenommen, dass sowohl die Genetik und diverse Umwelteinflüsse wie auch das Haut-Mikrobiom und das Mikrobiom des Magen-Darm-Traktes wichtige Faktoren sind. Zudem vermutet man, dass die Rötungen durch eine Erhöhung der Immunreaktion des Körpers verursacht werden. Im Grunde also eigentlich durch eine Entzündung. Da dieser Begriff in der deutschen Sprache aber sehr weitläufig verwendet wird, bevorzuge ich hier die medizinische Alternative »Inflammation«. Woher sie kommt, konnte die Wissenschaft ebenfalls noch nicht genau erklären. Es gibt jedoch diverse Auslöser, die dazu führen, dass die Inflammation und somit die Rötungen »aufflackern« (auch Flashes oder Rosazea-Schübe genannt).

Einer der größten Auslöser ist die Sonne. Wie bereits erwähnt, sorgt UVA-Strahlung dafür, dass die Zellen in den oberen Schichten der Haut beschädigt werden. Diese Schäden führen bei Menschen mit Couperose oder Rosazea zu einer erhöhten Immunreaktion, also zu einer Inflammation, sodass gleich die ganze Umgebung in Aufruhr gerät. Im jungen Alter wird der dadurch entstandene »Zellmüll« relativ schnell von der körpereigenen »Müllabfuhr« beseitigt. Medizinisch ausgedrückt, sorgen unsere DNA-Reparaturmechanismen dafür, dass Schäden fortlaufend behoben werden und die Rötungen schneller wieder verschwinden oder gar nicht erst zu sehen sind. Da mit dem Älterwerden die »Müllabfuhr« in unserer Haut (die DNA-Reparaturmechanismen) aber langsamer arbeitet, werden die irritierte Zelle und ihr Umfeld nicht so schnell repariert. Das Chaos nimmt seinen Lauf, was wir an der Oberfläche als lang anhaltende, rote Flecken wahrnehmen.

Du weißt bereits, dass freie Radikale (ROS) die Haut schädigen und zu verschiedenen Hautproblemen beitragen. Auch bei Rosazea spielen sie über verschiedene komplizierte Internal Pathways eine wichtige Rolle. Da das Thema jedoch äußerst komplex ist, werde ich hier nicht zu sehr ins Detail gehen, damit wir das Wesentliche nicht aus den Augen verlieren. Wer sich intensiver mit diesem Zusammenhang beschäftigen möchte, findet weitere Informationen im Q&A.

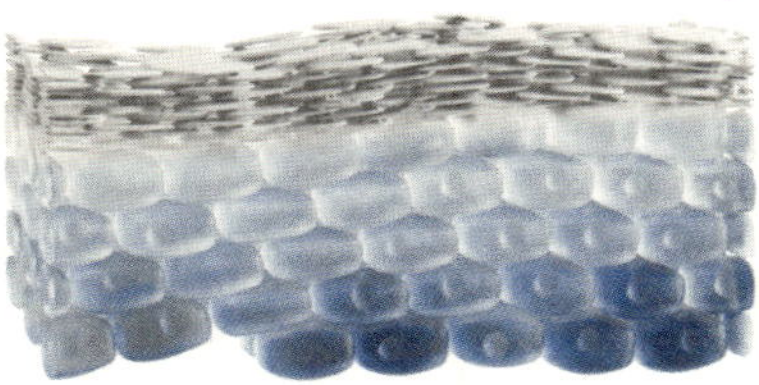

Rötungen in der unteren Schicht der »Backsteinmauer«

Ein weiterer Auslöser sind die Bakterien und Milben auf unserer Haut. Normalerweise leben sie friedlich mit und auf uns, und das ist auch gut so, denn wir brauchen sie genauso wie sie uns. Bei Menschen mit Couperose oder Rosazea können sie mit der Zeit aber Probleme verursachen. Denn durch die Verlangsamung des Zellumsatzes wird die Schicht toter Zellen, die sich an der Hautoberfläche ablagern, immer dicker und die schützende Schicht gesunder Zellen immer dünner. Die Haut wird instabil und kippt aus dem Gleichgewicht. Wenn die Bakterien und Milben dann ebenfalls nicht mehr im Gleichgewicht sind, kann es zusammen mit der geschwächten »Schutzbarriere« dazu kommen, dass die Inflammation schlimmer wird. Rötungen zeigen sich deshalb auch meist erst ab dem 30. Lebensjahr, da ab dann die schützende Schicht wesentlich dünner wird.

Zudem können auch gewisse Lebensmittel als Auslöser wirken. Wenn du selbst mit Rötungen haderst, wirst du vielleicht schon beobachtet haben, dass sie bei scharfem Essen, Alkohol (insbesondere Rotwein), Kaffee und bestimmten Käsesorten auftauchen oder schlimmer werden. Dies hat unter anderem auch mit dem Darm, genauer gesagt, mit der Darmflora (die Gesamtheit aller im Darm lebenden Mikroorganismen, auch Darm-Mikrobiom genannt) zu tun. Das Darmrohr, das zwischen fünf und acht Meter lang ist, beginnt eigentlich am Mund und endet am Anus. Es ist von seinem Aufbau her, wie die Haut, mit einer Backsteinmauer vergleichbar. Haben wir eine Mini-Entzündung irgendwo entlang dem Darmrohr, zeigen sich die Probleme auch häufig an der Haut, genauer gesagt, um den Mund, der ja den Anfang des Darmrohres bildet. Es gibt mittlerweile immer mehr Studien, die belegen, dass ein Ungleichgewicht von Darmbakterien oder sogar Bakterien im Magen (Helicobacter) eine Korrelation zur

Mini-Entzündungen entlang des Darmrohrs zeigen sich auch an der Haut

Rosazea beziehungsweise zu Rötungen im Gesicht haben. Darum lohnt es sich, bei Rötungen den Darm und besonders die Darmflora mit einzubeziehen.

Schließlich kann auch Stress, der Wechsel von kalten zu warmen oder warmen zu kalten Umgebungen und Wärme im Allgemeinen Couperose oder Rosazea verstärkt »aufflackern« lassen. Dies macht sich besonders im Winter oder bei der Konsumation heißer Getränke bemerkbar. Aber auch gewisse Konsistenzen in Kosmetikprodukten können Wärme und somit Rötungsschübe verursachen. Damit die Rötungen in deinem Gesicht also wieder rosig werden, müssen diese Auslöser gemieden und die Haut mit den richtigen Kosmetikprodukten unterstützt werden.

Rot statt rosig – das kannst du dagegen tun

Die Old-School-Kosmetik kann Couperose/Rosazea zwar nicht beheben, aber die richtige beziehungsweise die falsche Konsistenz hat bereits einen großen Einfluss darauf, wie sich Rötungen entwickeln. Fettige Produkte wie reichhaltige Cremes, Salben oder Öle solltest du wie auch bei Pickeln auf keinen Fall benutzen. Der dadurch entstehende Treibhauseffekt (in der Dermatologie nennen wir das Okklusion) sorgt nämlich dafür, dass es unter der Fettschicht warm wird, wodurch die Rötungen stärker werden. Befindest du dich gerade in einer Phase, die von Hormonveränderungen geprägt ist, wie zum Beispiel vor der Periode, gesellen sich zu dem Rot gern noch Pickel hinzu, da Bakterien sich im Treibhaus pudelwohl fühlen

Fettige Produkte sind bei Couperose und Rosazea tabu

und somit vermehren (mehr hierzu im Kapitel *Pickel*). Deshalb sollte man bei Couperose und vor allem bei Rosazea unbedingt die Finger von fettigen Produkten lassen, auch wenn die Haut gerötet ist und sich trocken anfühlt.

»Rubbel-Peelings« sollten ebenfalls gemieden werden. Damit meine ich Peelings, die mit Partikelchen die Haut glatt »schleifen« wollen. Das Rubbeln zerrt zusätzlich an der Haut; es verursacht mechanischen Stress und verstärkt Rötungen. Das Gleiche gilt für Geräte wie Reinigungsbürstchen, egal, ob diese elektrisch sind oder von Hand betrieben werden. Behandle dein Gesicht am besten nur mit gewaschenen Fingern und verwende leichte Konsistenzen. Deine Hautpflegeroutine sollte vorwiegend aus Produkten wie Gel-Cremes oder Seren bestehen, die natürlich mit den richtigen aktiven Inhaltsstoffen angereichert sind.

Dazu gehören zuerst einmal die Inhaltsstoffe aus Level 1 und 2. Ziel ist nämlich auch hier, dass die »Schutzbarriere« wieder schön dick und stabil wird. Fruchtsäure und Retinol sind, wie du bereits weißt, ideal dafür. Außerdem senkt Fruchtsäure den pH-Wert der Haut, wodurch das bakterielle Ungleichgewicht reguliert und die Haut weniger gereizt wird. Der UV-Schutz darf aber natürlich auch nicht fehlen, denn er schützt uns vor Zellschäden, und weniger Schäden bedeutet weniger Inflammation und somit weniger Rötungen. Achte selbstverständlich wieder darauf, dass der UVA- und UVB-Schutz nicht in einer zu fettigen oder reichhaltigen Basis integriert ist, sondern eher in einer Gel-Creme mit leichter Textur.

Die »Schutzbarriere« muss wieder dick und stabil werden

Da freie Radikale (ROS) die Hautoberfläche schädigen und somit Rosazea begünstigen, können auch Antioxidantien wie Grüntee-Extrakt dazu beitragen, die Haut zu schützen. Zudem helfen ihre entzündungshemmenden Eigenschaften, leichte Rötungen zu reduzieren. Dasselbe gilt zum Beispiel für Gurken- und Aloevera-Extrakt.

Nachdem Level 1 und 2 durchlaufen sind und der Zellumsatz wieder angeregt wurde, geht es ins dritte Level und damit zu den Inhaltsstoffen, die Rötungen direkt angehen. Einer meiner liebsten Inhaltsstoffe dafür ist die Azelainsäure. In der Kosmetik kommt sie in einer Konzentration bis zu 10 Prozent vor, alles darüber ist ein Medizinprodukt und verschreibungspflichtig. Da sie auch gegen Pickel und dunkle Flecken wirkt, gilt sie fast schon als kleine Superheldin und erfreut sich im Hautpflege-Universum großer Beliebtheit. Sie regt die »Zellmüllabfuhr« an und sorgt so dafür, dass Zellschäden und somit Rötungen schneller abgebaut werden.

Auch Niacinamid ist ein interessanter Inhaltsstoff gegen Rötungen. Er stabilisiert die Hautbarriere, indem er die Kittsubstanz (den »Mörtel« zwischen den Zellen) vermehrt. Da die Kittsubstanz mit fortschreitendem Alter nicht nur abnimmt, sondern auch poröser, durchlässiger und weniger stabil wird, kann man in der Pflege zusätzlich einen aktiven Inhaltsstoff wie Niacinamid verwenden, der diesem Verfall entgegenwirkt. Ansonsten wird die »Backsteinmauer« anfälliger für Schäden, und Rötungen können leichter entstehen.

Da der Darm einen Einfluss auf Rötungen hat, kannst du mit dem, was du isst und trinkst, ebenfalls einiges bewirken, sowohl im Guten als auch im Schlechten. Betroffene berichten oft, dass gewisse Lebensmittel Rosazea-Schübe hervorrufen. Dazu gehören beispielsweise heiße Getränke wie Tee oder Kaffee, Alkohol, bestimmte Gewürze (besonders scharfe) wie Cayennepfeffer oder Paprika, aber auch Zitrusfrüchte, Tomaten oder Schokolade. Wenn sich dein Gesicht also nach einer Mahlzeit rot färbt, lohnt es sich, den Auslöser ausfindig zu machen und ihn vom Speiseplan zu streichen.

Einen positiven Einfluss hingegen hat Fermentiertes. Fermentierte Lebensmittel sind länger haltbar, da der Fermentierungsprozess verhindert, dass sich »schlechte« Bakterien vermehren und die Lebensmittel verderben. Zudem »verdauen« (zersetzen) die »guten« Bakterien die fermentierten Lebensmittel bereits vor, was sie leichter verdaulich macht. In der Schweiz, in Deutschland und in Österreich entdecken wir die Vorzüge von fermentiertem Essen gerade wieder, weshalb auch das Angebot reichhaltiger wird und über das von unseren Großeltern gelobte Sauerkraut hinausreicht. Dazu gehören beispielsweise Apfelessig, Sauerteigbrot, Kombucha oder Kimchi. Letzteres kommt aus Asien, weshalb wir in Deutschland, Österreich und der Schweiz zunächst etwas vorsichtiger davon kosten sollten, da es diverse Gewürze enthalten kann, die wir nicht so gewohnt sind und vielleicht weniger vertragen. Fermentiertes ist deshalb so gesund, weil es die Bakterienvielfalt in der Darmflora erhöht.

Die Darmflora ist neuerdings generell ein gern betrachtetes Forschungsobjekt. So wurde herausgefunden, dass probiotische Bakterien die Darmflora unterstützen und entzündungshemmend wirken. Kapseln oder Pulver mit *Bifidobacterium lactis, Lactobacillus plantarum* und *Lactobacillus paracasei* wären also auch beim Kampf gegen Rötungen ein gutes Hilfsmittel.

Ähnlich verhält es sich mit der Aminosäure L-Glutamin. Sie unterstützt die Regeneration der Darmschleimhaut und hilft, sie bei Entzündungen wieder zu »beruhigen«. Der Darm entscheidet permanent, welche Stoffe er aus der Nahrung aufnimmt und welche nicht. Bei diesem Prozess spielt die sogenannte intestinale Permeabilität, also die Durchlässigkeit des Magen-Darm-Trakts, eine wichtige Rolle. Die Darmschleimhaut besteht aus vielen Schichten von Zellen (den sogenannten Mukosazellen), und L-Glutamin spielt eine zentrale Rolle beim Aufbau und bei der Erhaltung dieser Zellsysteme. Sie verstoffwechseln rund 70 Prozent des aufgenommenen L-Glutamins, wodurch es zu einem unentbehrlichen Nährstoff für die Aufrechterhaltung der Darmschleimhaut wird. Ist diese schön »dicht« und stabil, beruhigt sich auch oft die Inflammation im Gesicht. L-Glutamin ist in Sojabohnen, Erdnüssen, Dinkelmehl oder Linsen enthalten. Man kann es aber auch gut als Nahrungsergänzungsmittel in Kapsel- oder Pulverform zuführen.

Kurkuma könnte glatt als innerliches Heilmittel gelten, denn es mildert Entzündungen und hilft somit auch gegen Rötungen im Gesicht. Kurkuma kommt aus Asien und Afrika. Als Gewürz ist es getrocknet und gemahlen in der indischen Küche zu finden, in der südostasiatischen Küche hingegen wird häufig die frische, geriebene Knolle zubereitet. Es ist ein Hauptbestandteil von Currypulver und anderen Gewürzmischungen und gibt vielen Speisen eine kräftige, gelborange Farbe.

Zink gehört zu den lebenswichtigen Spurenelementen und kann mit seiner antiinflammatorischen Wirkung zur Milderung von Rötungen und Rosazea beitragen, indem es unter anderem die erhöhte Immunreaktion des Körpers dämpft. Allerdings kann der Körper Zink nicht selbst herstellen und es nur begrenzt speichern, weshalb es zugeführt werden muss. Es steckt in Fleisch, Fisch, Austern, Eiern, Spinat, Haferflocken und Vollkornprodukten (abhängig vom Ausmahlungsgrad, da Zink in den Randschichten von Getreide enthalten ist). Nahrungsergänzungsmittel sollten, wie schon erwähnt, eine niedrige Konzentration (5,3 mg) enthalten oder andernfalls mit dem Arzt oder der Ärztin besprochen werden.

Omega-3-Fettsäuren sind bei Rötungen ebenfalls zu empfehlen, weil sie entzündliche Prozesse regulieren. Diese mehrfach ungesättigten Fettsäuren (dazu gehören Eicosapentaenoic Acid [EPA], Docosahexaenoic Acid [DHA] und Alpha-Linolenic Acid [ALA]) sind zum Beispiel in Lachs, Makrele oder Sardinen enthalten. Es gibt auch spezielle Öle wie das Leinöl, die du für Salate verwenden kannst, der Geschmack ist am Anfang jedoch etwas gewöhnungsbedürftig. Wie zuvor erwähnt, sollte man immer darauf achten, dass die Flasche abgedunkelt ist, sodass kein Licht herankommt. Am besten bewahrt man sie gut verschlossen und in Aluminiumfolie verpackt im Kühlschrank auf, denn sobald die ungesättigten Fettsäuren mit UV-Strahlung oder Sauerstoff in Berührung kommen, werden sie nutzlos.

Schließlich wirkt sich auch das Flavonoid Quercetin mit seinen starken antioxidativen Eigenschaften positiv auf die Symptome der Rötungen aus. Es kommt in der Natur als gelber Pflanzenfarbstoff vor und ist in manchen Apfelsorten, Zwiebeln, Petersilie, Salbei, Ginkgo biloba (Ginkgobaum), Buchweizen, grünem Tee, schwarzem Tee, Trauben, dunklen Kirschen und Beeren enthalten.

Inhaltsstoff	Funktion	Vorkommen
Fermentierte Speisen	Unterstützen die Darmflora	Sauerkraut, Apfelessig, Sauerteigbrot, Kombucha, (Kimchi)
Probiotika (*Bifidobacterium lactis, Lactobacillus plantarum, Lactobacillus paracasei*)	Unterstützen die Darmflora und wirken entzündungshemmend	Nahrungsergänzungsmittel (Tabletten)
L-Glutamin	Unterstützt die Regeneration der Darmschleimhaut, spielt eine zentrale Rolle beim Aufbau und bei der Erhaltung von Zellsystemen	Sojabohnen, Erdnüsse, Dinkelmehl, Linsen
Kurkuma	Mildert Entzündungen	Gelbwurzel (Kurkuma)
Zink	Wirkt antiinflammatorisch	Fleisch, Fisch, Austern, Eier, Nüsse, Vollkornprodukte, Hülsenfrüchte
Omega-3-Fettsäuren	Regulieren entzündliche Prozesse	Lachs, Makrele, Sardinen, Leinöl
Quercetin	Starke antioxidative Eigenschaften	Gewisse Apfelsorten, Zwiebeln, Petersilie, Salbei, Ginkgo biloba, Buchweizen, grüner Tee, schwarzer Tee, Trauben, dunkle Kirschen und Beeren

Routiniert gegen Rötungen

Wie in den anderen Kapiteln findest du auch hier zwei Beispiele dafür, wie eine vollständige Morgen- und Abendroutine gegen Rötungen aussehen könnte.

Morgenroutine

Routine-Schritt	Inhaltsstoffe	Produkttyp	Zweck
1 Cleanse	AHA und BHA	Schaum oder Gel	Zellumsatz anregen, reinigen, pH-Wert der Haut reduzieren
2 Treat	Azelainsäure	Serum	»Zellmüllabfuhr« anregen, damit Zellschäden und Rötungen schneller abgebaut werden
	Niacinamid	Serum	Hautbarriere stabilisieren
3 Protect	UVA- und UVB-Filter, Antioxidantien (Grüntee-Extrakt, Gurkenextrakt, Aloe-vera-Extrakt, Niacinamid)	Gel-Creme oder Gel	Schutz vor der Sonne und freien Radikalen
4 Supplement	Probiotika, L-Glutamin, Kurkuma, Omega-3, Quercetin	Nahrungs- oder Ergänzungsmittel	Die Haut von innen unterstützen

Abendroutine

Routine-Schritt	Inhaltsstoffe	Produkttyp	Zweck
1 Cleanse	AHA und BHA	Schaum oder Gel	Zellumsatz anregen, reinigen, pH-Wert der Haut senken
2 Treat	AHA/Retinol (Vitamin A)	Serum oder Gel-Creme	Zellumsatz verstärkt anregen
3 Protect	-	-	-
4 Supplement	Zink	Nahrungs- oder Ergänzungsmittel	Die Haut von innen unterstützen

Viele glauben, dass AHA und Retinol bei Rötungen nicht angewendet werden dürfen. In der Dermatologie werden jedoch sowohl Fruchtsäurepeelings wie auch stärkere Vitamin-A-Produkte zur Behandlung von Rosazea eingesetzt. Das bedeutet, dass man sie auch in der Kosmetik gegen Couperose verwenden kann. Ich empfehle jedoch, den Treat-Schritt am Abend, also das AHA und das Retinol, langsam in die Routine zu integrieren, damit die Haut anfangs nicht zu sehr beansprucht wird.

Ausgebildete Rosazea – wenn die Dermatologie eingreifen muss

Du siehst rot, egal, wann du in den Spiegel guckst. Dann unbedingt eine Dermatologin oder einen Dermatologen aufsuchen, denn die Fachperson stellt fest, ob es sich bei den starken Rötungen tatsächlich um eine Rosazea handelt und in welchem Stadium sie sich befindet. Als Erstes wird dabei die Pflegeroutine hinterfragt und versucht, diese gegen Rötungen wirksamer zu machen. Falls das nicht hilft, geht man zur Behandlung über. Eine Option ist, gegen die Milben und Bakterien auf der Haut vorzugehen. Die Milben kann man mit einem Medikament, das den Inhaltsstoff Ivermectin enthält, in Schach halten. Gegen Bakterien geht man mit Antibiotika vor, entweder in Cremeform oder als Tabletten. Bei der Behandlung von Rosazea werden die meisten Antibiotika – wie Erythromycin oder Metronidazol – allerdings weniger wegen ihrer antibakteriellen Wirkung eingesetzt, sondern vielmehr aufgrund ihrer entzündungshemmenden Eigenschaften oder um durch freie Radikale verursachte Probleme zu bekämpfen.

Kommen solche Medikamente zum Einsatz, muss zusätzlich auch die schützende Schicht der Haut wieder aufgebaut werden, da die durch die Milben und Bakterien verursachte Reizung ansonsten wiederkehrt, sobald das Medikament abgesetzt wird. Eine Hautpflegeroutine, die den Zellumsatz unterstützt und die Haut stabilisiert (wie zuvor beschrieben), ist bei Rötungen und Rosazea somit unabdingbar. Muss der Zellumsatz danach noch intensiver angeregt werden, kann die Dermatologie mit stärkeren Vitamin-A-(Isotretinoin)-Tabletten und -Cremes oder gegebenenfalls auch Fruchtsäurepeelings nachhelfen.

Wenn bei der Rosazea neben den Rötungen auch gewisse Blutgefäße stark sichtbar sind, ist eine Laserbehandlung ebenfalls eine Option. Diese Gefäße befinden sich in der Tiefe der Haut und lassen sich durch Cremes oder Medikamente (eine Ausnahme ist Brimonidin, das ich in den Q&A genauer erkläre) fast nicht beeinflussen. Hier kommen deshalb Laser zum Einsatz, die den roten Farbstoff Hämoglobin in den Gefäßen erkennen, darauf abzielen und ihn erhitzen. Dadurch verkleben die Gefäßwände, sodass kein Blut durchfließen kann. Folglich sind die Gefäße an der Oberfläche nicht mehr zu sehen. Der KTP-Laser (532 Nanometer), der gepulste Farbstofflaser (585–595 Nanometer), der gepulste Neodym-YAG-Laser (1 064 Nanometer) gelten als Mittel der Wahl. Ebenso die IPL-Lampe, auch wenn sie im physikalischen Sinne gar kein Laser ist.

Wie finde ich heraus, ob ich nur ein paar harmlose rote Flecken im Gesicht nach einer Anstrengung habe oder ob es sich um Rosazea handeln könnte?

Du kannst einen einfachen Test machen: Zeichnet sich ein Schmetterling auf deinem Gesicht ab, wenn du in den Spiegel schaust? Damit meine ich: Die Nase ist rot gefärbt und deine Wangen sind gerötet, sodass es aussieht, als wäre die Nase der Körper und die Wangen die Flügel eines Schmetterlings. Dann könnte es sich um Rosazea handeln, insbesondere wenn es noch zu kleinen roten Punkten kommt, die aber nie wirklich einen weißen Kopf haben. Oft hat jemand in deiner Familie auch Rosazea (meistens wurde das bei der älteren Generation als gesunde Apfelbäckchen abgetan). In der Regel verträgst du keine Fettcremes, und durch Kaffee, Rotwein und scharfe Speisen treten Rötungen vermehrt oder verstärkt auf.

Welche Vitamin-A-Präparate oder -Produkte werden in der kosmetischen Pflege verwendet, und welche gehören in die Hände einer Ärztin oder eines Arztes?

Kosmetisch werden meist Retinaldehyd, Retinol oder Retinylpalmitat gebraucht. Medizinisch käme zum Beispiel Tretinoin oder Isotretinoin zum Einsatz. Aber Achtung: Vitamin A, egal ob als kosmetischer oder medizinischer Inhaltsstoff, ist nur etwas für eine trainierte Haut und nichts für Anfänger. Zudem darf die komplette Vitamin-A-Familie während der Schwangerschaft und Stillzeit nicht angewendet werden.

Es gibt seit eh und je Hausmittel, die angeblich gute Dienste bei Rötungen erweisen. Was hältst du von solchen uralten natürlichen Methoden?

Manche davon erachte ich in der Tat als nützlich. Ölziehen ist beispielsweise zwar ein altes Ritual, aber moderner denn je. Es kommt aus dem Ayurveda, der traditionellen indischen Heilkunst. Das klingt komplizierter, als es ist, denn Ölziehen kann kinderleicht gemacht werden. Du nimmst am Morgen noch vor dem Zähneputzen einen Esslöffel mit hochwertigem Sesamöl in den Mund. Anschließend wird es durch den Mundraum und durch die Zahnzwischenräume gezogen und gesaugt. Achtung: Nicht mit dem Öl gurgeln und es nicht schlucken, sondern es nach fünf bis zehn Minuten wieder ausspucken. Das Öl zieht diverse körperfremde Stoffe sowie Bakterien an, die fettlöslich sind und sich im Mundraum gesammelt haben. Im Anschluss daran die Zähne wie gewohnt putzen. Dem Ölziehen wird eine Heilwirkung nachgesagt, die sich auch auf die Hautgesundheit bezieht. Einige Studien weisen darauf hin, dass es unterstützend gegen Rötungen hilft, weil es unter anderem Entzündungen entgegenwirkt und den Mundraum säubert: Man konnte feststellen, dass die Gesundheit von Zahn- und Mundraum sich positiv auf den gesamten Körper und somit auch auf die Haut auswirkt. Am besten greifst du zu einem kalt gepressten Öl in Bioqualität oder zu einem Ziehöl, das speziell fürs Ölziehen gemacht ist. Ab und zu lohnt sich solch eine Investition. Ein anderes Hausmittel wäre die Augentoilette.

Was ist eine Augentoilette?

Falls jemand den Eindruck hat, die Augen fühlen sich sehr trocken an oder sind oft verschmiert, der Augenarzt oder die

Augenärztin aber keine Ursache sieht, hat das oft einen Zusammenhang mit den Hautrötungen. Im Extremfall spricht man von okulärer Rosazea. Die richtige Augentoilette ist hier enorm wichtig. Dafür nimmst du zwei Wattepads und befeuchtest sie mit lauwarmem Wasser. Um die Augen herum und bei den Wimpern liegen kleine Kanäle, durch welche Flüssigkeit kommt. Wird das Sekret aus irgendeinem Grund trockener, verschließt es die Mini-Ausgänge. Wärme macht das Sekret weicher. Du legst dir die warmen, feuchten Wattepads für ein paar Sekunden auf die Augen und streichst sie danach vorsichtig nach unten entlang der Wimpern ab. Mit dieser supersanften Druckbewegung bringst du gleich noch den Fluss des Sekrets wieder in Gang. Als weiteren positiven Effekt reduziert man damit die Milben in dieser Region.

Fermentierte Speisen, die bei Rosazea empfohlen werden, vertragen nicht alle. Woran liegt das?

Fermentiertes Essen enthält einen hohen Wert an Histaminen. Darum reagieren manche Menschen empfindlich auf diese Form der Nahrung. Man sollte vorher abklären, ob eine Histaminintoleranz vorliegt, die wenige Rosazea-Patient:innen haben.

Wie kann man Rötungen kaschieren?

Gut getarnt ist halb gewonnen. Die Beauty-Industrie ist sozusagen die kleine Schwester der Kosmetik, und an dieser Stelle ist es goldrichtig, sie ins Spiel zu bringen. Denn Rötungen kann man prima mit ihrer Hilfe kaschieren. Dafür kommen Self-Tanning-Sprays oder Camouflage-Make-up infrage. Beides deckt die betroffenen Partien für den Moment ab, und sie sind genauso einfach aufzutragen wie abzuwaschen.

Erinnerst du dich an die Farbenlehre in der Schule? Grün ist nicht nur die Farbe der Hoffnung, sondern auch die Komplementärfarbe von Rot. Darum kannst du bei Rötungen ein Puder mit grünen Pigmenten einsetzen, sodass sich die Farben gegenseitig aufheben und der Teint neutral wirkt.

Gibt es eine SOS-Hilfe gegen Rötungen?

Für jene, die vor dem wichtigsten Meeting ihrer Karriere oder dem Rendezvous, das ihr Liebesleben auf den Kopf stellen soll, die Rötungen nicht noch durch die Aufregung und den Stress verstärken möchten, gäbe es eine Rettung. Brimonidin ist ein Medikament in Cremeform mit Soforteffekt. Es lässt die Gefäße sich für ein paar Stunden zusammenziehen. Danach ist der Zauber allerdings wieder vorbei. Bitte sei dir bewusst: Es ist ein Arzneimittel, das bei der Rosazea-Behandlung verschrieben wird, und ist allerhöchstens für »Ausnahme-Rötungs-Notfälle« gedacht.

Du hast erwähnt, dass freie Radikale ebenfalls zu Rosazea beitragen. Kannst du das erklären?

Der Zusammenhang ist äußerst komplex, und die Forschung dazu läuft noch, aber es gibt eine großartige Studie von Yamasaki et al., die erklärt, dass freie Radikale (ROS) die TLR2-Signalgebung aktivieren und gleichzeitig die Expression von MMP2 erhöhen können. Das wiederum fördert eine verstärkte LL-37-Produktion und trägt zum Abbau der extrazellulären Matrix bei. Aber wie bereits erwähnt, geht das weit über das hinaus, was du für deine tägliche Hautpflege wissen musst – selbst meine Medizinstudent:innen haben manchmal Mühe, sich das zu merken.

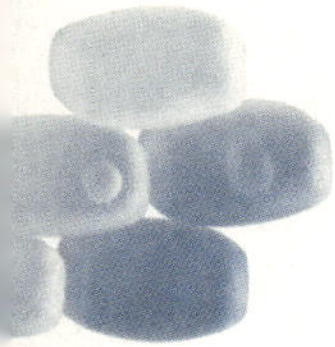

Pigmentflecken – wenn wir zum Dalmatiner werden

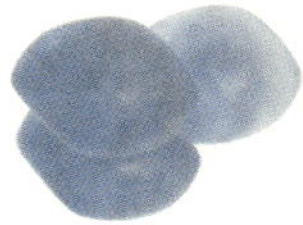

Dunkle Flecken kennt vermutlich jede:r. Egal ob auf der Nase, Oberlippe, den Wangenknochen, Händen oder dem Dekolleté: Pigmentflecken sind allgemein weitverbreitet. In jungen Jahren zeigen sie sich vor allem als kleine Sommersprossen, die im Herbst wieder verschwinden, mit der Zeit werden sie jedoch immer häufiger und permanent sichtbar. Sie kommen also tendenziell vermehrt im Alter zum Vorschein, aber können generell schon ab dem 35. Lebensjahr bestehen bleiben.

Aufgrund ihres Aussehens sind Pigmentflecken leicht mit Pickelmalen zu verwechseln. Pickelmale sind jedoch, wie der Name bereits verrät, jene Flecken, die nach Pickeln übrig bleiben. Aufgrund der Entzündung, die mit Pickeln einhergeht, sind sie anfangs rot und werden erst dunkel, wenn sie mit der Sonne in Berührung kommen.

Da Pigmentflecken mit den Jahren immer mehr werden, glauben viele, dass sie aufgrund des Alterungsprozesses der Haut entstehen. Pigmentflecken sind jedoch ähnlich wie Pickelmale eine Art Überbleibsel, nur eben nicht von Pickeln, sondern von Zellschäden, die sich im Laufe der Jahre anhäufen. Verursacht werden diese von den altbekannten Übeltätern: der Sonne und den freien Radikalen. Aus diesem Grund treiben sich Pigmentflecken auch gerne auf den »Sonnenterrassen« des Gesichts herum. Das sind die Bereiche, die am meisten hervorstehen und der Sonne deshalb stärker ausgesetzt sind, wie beispielsweise die Oberlippe, Wangenknochen, Nase, die Stelle oberhalb der Augenbrauen und das Kinn.

Pigmentflecken sind unter anderem darum so weitverbreitet, weil Bräune historisch gesehen ein Luxus in westlichen Ländern war. Denn die arme Bevölkerung musste in den Fabriken arbeiten, und nur wer Geld hatte, hatte auch Zeit, sich draußen aufzuhalten. Als es dann den Menschen in den 1980ern immer besser ging, konnte man sich auf einmal Urlaub leisten, und diesen Luxus wollte man zeigen: Wer im Urlaub war, kam braun zurück. In asiatischen Ländern sah man das genau umgekehrt. Dort galt und gilt eine vornehme Blässe als Zeichen von Luxus, denn nur die Armen mussten auf den Reisfeldern arbeiten und wurden braun. Die reiche Bevölkerung wollte sich davon distanzieren und mied die Sonne. Aus diesem Grund sind uns asiatische Länder beim Thema Sonnenschutz ein großes Stück voraus.

Pigmentflecken treiben sich gerne auf »Sonnenterrassen« herum

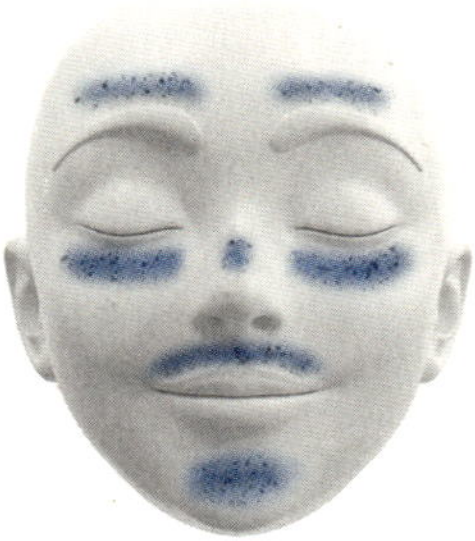

Die »Sonnenterrassen« des Gesichts

Die dunkle Seite der Sonne – so entstehen Pigmentflecken

Im Kapitel *Ein kurzer Exkurs zur Hautalterung* ging es unter anderem darum, wie UVA-Strahlung der Haut schadet und sie schneller altern lässt. Pigmentflecken sind im Grunde eine Begleiterscheinung davon. Als kleiner Auffrischer: UVA dringt mit hoher Energie tief in die Haut ein und schädigt Zellen in den unteren Schichten der »Backsteinmauer«. Die Zellen werden dadurch instabiler und mit der Zeit komplett zerstört. Zurück bleibt eine Art »Zellmüll«, der sich mit jeder Stunde, jeder Woche, jedem Monat, jedem Lebensjahr weiter anhäuft und, abstrakt ausgedrückt, die Flecken visuell ausmacht.

Keine UV-Strahlung – keine Pigmentflecken

Freie Radikale haben eine ähnliche Wirkung, denn auch sie knallen mit viel Energie auf die Haut, sodass Zellen leichter geschädigt und Pigmentflecken im Endeffekt verstärkt werden.

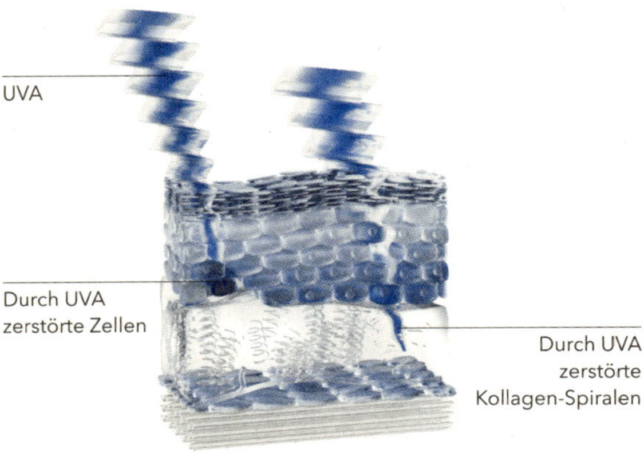

Durch UVA verursachte Schäden

Im jungen Alter hat das noch keine dramatischen Folgen, da unsere körpereigene »Müllabfuhr« den Zellmüll ständig beseitigt. Medizinisch ausgedrückt, sorgen unsere DNA-Reparaturmechanismen dafür, dass Zellschäden fortlaufend behoben werden. Je älter wir aber werden, desto langsamer werden diese Reparaturmechanismen und desto mehr Zellmüll sammelt sich an. Ab einem Alter von etwa 35 Jahren werden darum die Schäden unter anderem in Form von Pigmentflecken auf der Haut deutlich sichtbarer. Bedauerlicherweise können wir die DNA-Reparaturmechanismen aktuell noch nicht wirklich unterstützen. Die Forschung, insbesondere die Epigenetikforschung, wird in diesem Bereich enorm vorangetrieben, aber bis die Erkenntnisse daraus in der Kosmetik landen, wird es einige Jahre dauern. Darum müssen wir uns bemühen, weniger Zellmüll zu verursachen, und zwar von Anfang an und nicht erst, wenn sich (leichte) Schäden zeigen. Denn wie du gleich sehen wirst, ist es viel einfacher, Pigmentflecken vorzubeugen, als sie zu beheben.

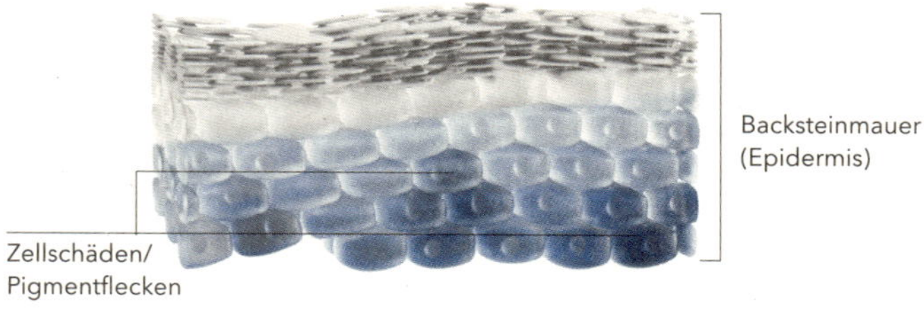

Pigmentflecken in der »Backsteinmauer«

Oh Schreck, ein Fleck – das kannst du selber tun

Pigmentflecken sind ein Hautproblem, an dem so einige zu verzweifeln scheinen. Viele der Patient:innen, die deswegen in meine Clinic kommen, erzählen mir, dass sie schon etliche Produkte ausprobiert haben, doch keines davon bisher Wirkung zeigte. Das liegt unter anderem daran, dass oftmals versucht wird, das Problem mit der Old-School-Kosmetik, sprich: mit verschiedenen Konsistenzen, anzugehen. Bei Pigmentflecken tut die Konsistenz des Produktes aber sehr wenig zur Sache. Viel eher braucht es die aktiven Inhaltsstoffe der New-School-Kosmetik, doch auch sie können Pigmentflecken erst anpacken, nachdem der Zellumsatz der Haut angeregt wurde.

> Die richtige Reihenfolge muss her: erst der Zellumsatz, dann die Pigmentflecken

Da Zellschäden in den unteren Schichten der Epidermis (also der »Backsteinmauer«) entstehen, sind Pigmentflecken nicht an der Oberfläche, sondern tiefer in der »Backsteinmauer« zu finden. Die Produkte beziehungsweise die aktiven Inhaltsstoffe gegen Pigmente können in die unteren Schichten der Haut aber nicht eindringen und erreichen die Pigmentflecken somit gar nicht. Bevor man also beginnt, Pigmentflecken zu attackieren, müssen diese Zellschäden (der Zellmüll) von unten an die Hautoberfläche transportiert werden, und am besten klappt das mit der Steigerung des Zellumsatzes. Der erste Schritt, den man also zwingend gegen Pigmentflecken unternehmen muss, ist, den Zellumsatz anzukurbeln. Level 1 und 2 tun genau das. Dank Fruchtsäure und Retinol werden Pigmentflecken aus der Tiefe weiter nach oben transportiert und schwächen, wenn man

Glück hat, bereits ab, da sie, bildlich gesehen, »hinausbefördert« werden.

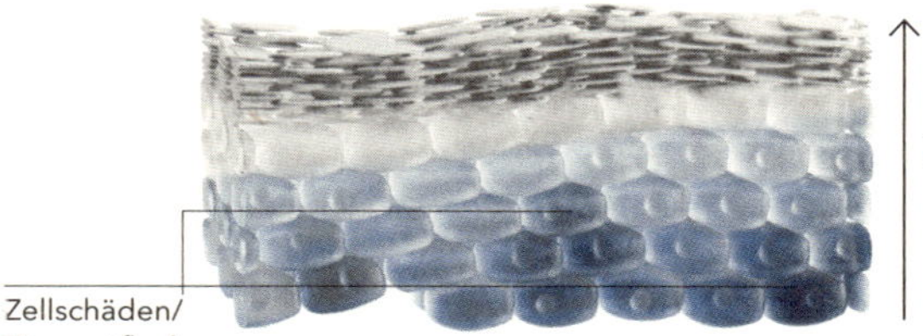

Pigmentflecken werden dank dem Zellumsatz an die Hautoberfläche transportiert

Der UV-Schutz sorgt zudem dafür, dass die Haut vor Schäden geschützt ist und nicht noch mehr Pigmentflecken entstehen. Wenn man stark der Sonne ausgesetzt ist, zum Beispiel draußen, am Strand, im Wasser oder im Auto, rate ich außerdem, dass man sich zusätzlich mit der richtigen Kleidung schützt. Ein Hut mit breiter Krempe hält die Sonne von Gesicht und Kopf fern, und die Sonnenbrille schützt die Augen und die zarte Haut, die sie umgibt. Besonders für die »Sonnenterrassen« ist ein Hut sehr wichtig, da diese ja am meisten hervorstehen und der von oben kommenden Sonne deshalb am stärksten ausgesetzt sind. Spezielle UV-Kleidung ist bei Aktivitäten, bei denen man sich lange in der Sonne aufhält, zudem ein absolutes Muss. Vor allem, wenn Wasser oder Schweiß mit im Spiel sind, wie beispielsweise beim Schnorcheln, Surfen oder Volleyballspielen. Denn einen wirklich »wasserfesten« Sonnenschutz gibt es nicht, und so wird die Sonnencreme regelrecht abgewaschen.

Nachdem Level 1 und 2 den Zellumsatz über einige Monate angeregt haben, kann man sich langsam dem dritten Level und somit den Pigmentflecken direkt widmen. Aktive Inhaltsstoffe, die hier ansetzen, erfüllen verschiedene Aufgaben. Antioxidantien wie Vitamin C, Traubenkernextrakt, Mulberry, Pycnogenol, Grüntee und Silymarin schützen die Haut vor freien Radikalen und beugen der Entstehung von weiteren Pigmentflecken vor. Coffeeberry, N-Acetylglucosamin, Tranexamsäure und Boswellia (Weihrauchextrakt) sind ebenfalls gängige Inhaltsstoffe und wirken auf unterschiedliche Arten gegen Pigmentflecken und ihre Entstehung. Zudem kann die Weitergabe von Farbstoff (Melanosomen-Transfer) verhindert werden. Das gelingt mittels aktiver Inhaltsstoffe wie Niacinamid (auch Nicotinamid genannt), das physiologisch aktive Amid von Niacin (Vitamin B3), welches an der Entstehung von NAD und NADP beteiligt ist, sowie Soja und wiederum das Vitamin A.

Schließlich kann man auch aktive Inhaltsstoffe einsetzen, welche sich auf die Enzyme in unserer Haut fokussieren. Wir haben in unserem Körper Enzyme, die Pigmente entweder dunkler machen oder sie »zerhacken«. Wie bei den meisten Dingen im Leben gibt es also auch hier eine Art Yin und Yang. Wird eine dieser beiden Seiten jedoch stärker, müssen wir versuchen, wieder einen Ausgleich herzustellen, indem wir das zu stark gewordene Enzym stoppen. In der Medizin nennt man dieses Enzym Tyrosinase. Alle Inhaltsstoffe, die dagegen wirken sollen, sind sogenannte Tyrosinase-Inhibitoren (Inhibitor = Stopper). Dazu gehören unter anderem Hydrochinon (mittlerweile rezeptpflichtig), Kojic Acid, Arbutin, Lakritzextrakt (*Glycyrrhiza glabra*), Azelainsäure, Aloesin aus der Aloe-vera-Pflanze, Mulberry, Silymarin, Grüntee und

Glutathion. Besonders die Azelainsäure erfreut sich in der Kosmetik großer Beliebtheit, da sie auch bei Rötungen, Rosazea, Akne oder Pickelmalen angewendet wird. Sie ist sowohl ein direkter als auch indirekter Inhibitor der Tyrosinase und wurde ursprünglich aus *Malassezia furfur* gewonnen, einer Art Hefepilz, der ganz natürlich auf unserer Haut vorkommt.

Die Konsistenz, in der diese Inhaltsstoffe »schwimmen«, ist hierbei wenig relevant. Ich bevorzuge Seren oder Gel-Cremes, da sie aufgrund ihrer leichten Konsistenz gut verträglich sind und Hautprobleme wie Pickel nicht verschlimmern, was hier besonders in Bezug auf Pickelmale wichtig ist. Außerdem können die Inhaltsstoffe gegen Pigmentflecken auch im selben Produkt enthalten sein. Das heißt, man muss sich nicht für einen bestimmten Inhaltsstoff entscheiden, sondern kann auch ein Produkt wählen, das zum Beispiel sowohl Antioxidantien als auch Tyrosinase-Inhibitoren enthält. Voraussetzung dafür ist aber eben, dass der Zellumsatz zuvor über mehrere Wochen angeregt wurde. Idealerweise benutzt man Inhaltsstoffe gegen Pigmentflecken jeweils morgens, nach der Gesichtsreinigung und vor dem Sonnenschutz.

Ich werde oft gefragt, was ein realistisches Ziel bei Pigmentflecken ist und ob man sie tatsächlich loswerden kann. Die Antwort lautet: Ja und nein. Wie sichtbar ein Pigmentfleck bleibt, hängt von dessen Größe und Farbe ab. Ein Melasma, ein großflächiger, dunkelbrauner Pigmentfleck, der tief in der Haut sitzt, kann zwar heller und weniger sichtbar werden, aber ganz verschwinden wird er wahrscheinlich nicht. Solche Pigmentflecken bleiben meist im Hintergrund sichtbar. Kleinere, weniger dunkle Flecken haben weitaus bessere Chancen, unsichtbar zu werden, aber auch bei ihnen kann es sein, dass sie weiterhin sichtbar bleiben. Zudem können Pigmentflecken wieder auftauchen, wenn die Haut nicht vor der Sonne und freien Radikalen geschützt wird.

> Bei der Attacke gegen Pigmentflecken ist stets die Reihenfolge zu beachten, und der Hautschutz darf natürlich auch nicht fehlen

Zu einem umfassenden Hautschutz kann die Ernährung ebenfalls viel beitragen. Antioxidantien (zum Beispiel in Spinat, Beeren, Algen oder Krillöl) leisten dabei tolle Dienste. Zu ihnen gehören Carotinoide (Astaxanthin, Beta-Carotin, Zeaxanthin, Lutein, Lycopin), die in Grüngemüse, Karotten oder Tomaten enthalten sind, aber auch Vitamin B (Grüngemüse), Vitamin C (Erdbeeren, Kiwi, Tomaten und Granatäpfel) und Vitamin E (Mandeln, Erdnüsse, Sonnenblumenöl, Rapsöl oder Brokkoli). Diese drei Sonnenvitamine kann ich dir wärmstens ans Herz legen. Ergänzend dazu auch das Spurenelement Selen, das sich in Hering oder Makrele, Paranüssen, Eiern, Champignons oder Linsen findet. Trotzdem immer dran denken: Ohne einen genügenden UV-Schutz von außen bist du nie sicher vor Flecken.

Nun zu ein paar weniger bekannten Stoffen, die du auch als Nahrungsergänzungsmittel zusätzlich zu dir nehmen kannst. Dazu zählt Glucosamin, ein Aminozucker, der im menschlichen Körper Bestandteil von Bindegewebe, Knorpeln und Gelenkflüssigkeit ist. Auch in der Ernährung begegnet er uns, vor allem Innereien und faserreiches Fleisch enthalten konzentrierte Mengen davon. Glucosamin ist zwar kein direkter Hemmstoff der Tyrosinase, aber es hemmt die Glykosylierung des Enzyms und damit ihre Aktivierung.

Pinienrindenextrakt (Pycnogenol) hat eine hohe Affinität zu Kollagen und Elastin (den Matrixproteinen der Dermis) und schützt diese vor enzymatischem Abbau. Man konnte nachweisen, dass durch seinen Konsum die Hautelastizität bei Frauen gesteigert wurde. Außerdem vermindert Pycnogenol die Hautpigmentierung, indem es ein wichtiges Enzym, das die Pigmente verstärkt, in der Aktivität vermindert (Tyrosinkinase). Es ist in Kapselform erhältlich.

Extrakte aus dem tropischen Farn *Polypodium leucotomos* scheinen auch positive Eigenschaften für die Haut zu besitzen, was auf das Vorhandensein zahlreicher Verbindungen im Extrakt zurückzuführen ist. Diese basieren vorwiegend auf schützenden, genauer gesagt antioxidativen und vor Licht schützenden Eigenschaften. *Polypodium leucotomos* ist als Extrakt in Kapseln erhältlich. Seine Einnahme hat sich in Studien als vorteilhaft für die Vorbeugung und mögliche Behandlung verschiedener ästhetisch relevanter Erkrankungen, wie der dunklen Flecken, erwiesen.

Wissenschaftler haben zudem festgestellt, dass hohe Konzentrationen von L-Cystein die Tyrosinase-Aktivität verringern. Zu den natürlichen Quellen für L-Cystein gehören Geflügel, Eigelb, Erbsen, Nüsse, Knoblauch, Zwiebeln, Brokkoli, Rosenkohl, Hafer und Weizenkeime.

L-Glutathion wird in Asien gerne gegen Pigmente benutzt, die Studienlage ist dazu aber noch nicht eindeutig. Es ist ein starkes Antioxidans, das als Teamplayer auch andere Antioxidantien wie Vitamin C und E wieder regeneriert, aber auch ein Peptid, das aus drei Aminosäuren besteht: Cystein, Glutaminsäure und Glycin. L-Glutathion ist in Keimen und Sprossen, Spargel, Hefe, Leber und Fleisch zu finden.

Damit du all jene Nahrungs- und Ergänzungsmittel beim nächsten Einkauf einfach ausfindig machen kannst, habe ich sie in der unten stehenden Tabelle aufgeführt und zusammengefasst. Sie allein werden Pigmentflecken aber leider nicht verschwinden lassen können: Ein Zusammenspiel mit den richtigen Pflegeprodukten und einem umfassenden Hautschutz ist zwingend notwendig, um Pigmentflecken die Stirn zu bieten.

Inhaltsstoff	Funktion	Vorkommen
Carotinoide (Antioxidans)	Schützt vor UV-Strahlung und freien Radikalen	Grüngemüse, Karotten, Tomaten
Vitamin B (Antioxidans)	Schützt vor UV-Strahlung und freien Radikalen	Grüngemüse
Vitamin C (Antioxidans)	Schützt vor UV-Strahlung und freien Radikalen	Erdbeeren, Kiwi, Tomaten, Granatäpfel
Vitamin E (Antioxidans)	Schützt vor UV-Strahlung und freien Radikalen	Mandeln, Erdnüsse, Sonnenblumenöl, Rapsöl, Brokkoli
Selen (Antioxidans)	Schützt vor UV-Strahlung und freien Radikalen	Hering, Makrele, Paranüsse, Eier, Champignons, Linsen
Glucosamin	Verhindert, dass das Enzym Tyrosinase aktiviert wird	Innereien, faserreiches Fleisch
Pinienrindenextrakt (Pycnogenol)	Verringert die Aktivität des Enzyms Tyrosinase	Rinde der Pinie
Polypodium-leucotomos-Extrakt	Schützt vor UV-Strahlung und hat antioxidative Eigenschaften.	Nahrungsergänzungsmittel (Kapseln)
L-Cystein	Verringert die Aktivität des Enzyms Tyrosinase	Geflügel, Eigelb, Erbsen, Nüsse, Knoblauch, Zwiebeln, Brokkoli, Rosenkohl, Hafer und Weizenkeime

Routiniert gegen Pigmentflecken

Falls du gleich mit dem Haut-Training starten möchtest, findest du hier zwei Beispiele dafür, wie eine vollständige Morgen- und Abendroutine gegen Pigmentflecken aussehen könnte.

Morgenroutine

Routine-Schritt	Inhaltsstoffe	Produkttyp	Zweck
1 Cleanse	AHA und BHA	Schaum oder Gel	Zellumsatz anregen und Pigmente an die Hautoberfläche transportieren
2 Treat	Antioxidantien (Vitamin C, Traubenkernextrakt, Pycnogenol)	Serum	Die Haut vor freien Radikalen schützen und Pigmentflecken vorbeugen
	Coffeeberry, N-Acetylglucosamin, Tranexamsäure, Boswellia (Weihrauchextrakt)	Serum	Pigmentflecken und deren Entstehung entgegenwirken
	Niacinamid, Soja	Serum	Weitergabe von Farbstoff verhindern
	Silymarin, Grüntee, Mulberry	Serum	Die Haut vor freien Radikalen schützen und Pigmentflecken vorbeugen, Tyrosinase stoppen
	Kojic Acid, Arbutin, Lakritzextrakt, Azelainsäure, Aloesin	Serum	Tyrosinase stoppen
3 Protect	UVA- und UVB-Filter, Antioxidantien (Vitamin C, Traubenkernextrakt, Maulbeerextrakt, Pycnogenol, Grüntee, Silymarin)	Creme, Gel-Creme oder Gel	Schutz vor der Sonne und freien Radikalen
4 Supplement	Antioxidantien, Glucosamin, Pinienrindenextrakt, *Polypodium-leucotomos*-Extrakt, L-Cystein	Nahrungs- oder Ergänzungsmittel	Die Haut von innen unterstützen

Abendroutine

Routine-Schritt	Inhaltsstoffe	Produkttyp	Zweck
1 Cleanse	AHA und BHA	Schaum oder Gel	Zellumsatz anregen und Pigmente an die Hautoberfläche transportieren
2 Treat	AHA/Retinol (Vitamin A)	Serum oder Creme	Zellumsatz verstärkt anregen und Pigmentflecken schneller an die Oberfläche transportieren
3 Protect	-	-	-
4 Supplement	-	-	-

Oh Schreck, mehr als ein Fleck – jetzt muss die Dermatologie ran

Die Dermatologie bewirkt ergänzend zur Kosmetik natürlich auch viel. Der Arzt oder die Ärztin kann zum Beispiel ein stärkeres, rezeptpflichtiges Retinol oder ein Fruchtsäurepeeling anwenden, um den Zellumsatz noch mehr anzuregen. Fruchtsäurepeelings sind aber genau wie Retinol nichts für Anfänger. Die Haut muss vorbereitet und mit schwächeren Fruchtsäureprodukten trainiert werden, bevor solche Behandlungen durchgeführt werden können.

Wenn dies nicht hilft, kann die Dermatologin oder der Dermatologe außerdem Tranexamsäure anwenden. Sie wird in der Kosmetik äußerlich aufgetragen, kann aber auch als Tabletten verschrieben werden. Letzteres ist jedoch umstritten und nicht ohne Nebenwirkungen, weshalb eine Einnahme ausführlich mit dem Arzt oder der Ärztin besprochen werden muss.

Als letzte Option können wir Dermatolog:innen auch zum Laser greifen, wobei aber sogar Laser mit Flecken zu kämpfen haben. Der Laserstrahl versucht, einzelne Flecken anzupeilen, indem er nach dunklen Pigmenten »Ausschau hält«. Findet er solch ein Pigment, erhitzt er es so stark, dass es gesprengt wird und in kleine Teile zerfällt. Diese werden dann einerseits vom Lymphsystem abtransportiert und andererseits an die Hautoberfläche befördert. Der behandelte Bereich wird danach erst dunkler und allenfalls krustig, bevor er sich zu schälen beginnt. Wenn das Pigment großflächig ist und sehr tief in der Haut sitzt, ist der Laser deshalb nicht unbedingt die beste Lösung. Auch für Menschen mit gebräuntem oder dunklem Teint ist er eher ungeeignet, da er nicht zu unterscheiden vermag, welches Pigment er anpeilen soll und deshalb auch die »normalen« Pigmente zerstört, wodurch eine Hypopigmentierung entstehen kann.

Bei der Behandlung kommt es außerdem auf die Art des Lasers und dessen Wellenlänge (angegeben in Nanometern [nm]) an. Gegen Pigmente werden unter anderem folgende Laser eingesetzt: Q-Switch Ruby 694 nm, QS Alexandrite 755 nm, QS Nd:YAG. Doch wie erwähnt, hat alles zwei Seiten, und auch ein Laser kann dunkle Pigmente verursachen. Das geschieht, wenn die hohe Energie des Lasers nicht nur das Pigment, sondern auch das behandelte Hautareal erwischt und verletzt, sodass eine Entzündung entsteht. Wenn diese Stelle dann der Sonne ausgesetzt wird, steigt die Wahrscheinlichkeit, dass sich Pigmente bilden. Um solch eine postinflammatorische Hyperpigmentierung zu vermeiden, muss die Sonne nach einer Laserbehandlung unbedingt gemieden werden.

Auf den Sonnenschutz ist also einmal mehr nicht zu verzichten, schließlich möchte man ja nicht, dass die Flecken nach der Behandlung wiederkommen.

Die DNA-Reparaturmechanismen werden im Laufe der Zeit schwächer. Aktuell gibt es noch nicht wirklich eine Möglichkeit, sie zum Beispiel mit einem aktiven Inhaltsstoff in einem Produkt zu unterstützen. Woher kommt diese traurige Erkenntnis?

Es gibt eine Erkrankung, bei der ein bestimmtes Gen aufgrund eines Gendefekts nicht funktioniert. Bei Menschen, die an solch einer Xeroderma pigmentosum *leiden, kann sich die Haut nach Sonnenschäden nicht erholen, weil die DNA-Reparaturmechanismen nicht arbeiten. Die Zellschäden werden nicht weggeräumt beziehungsweise repariert und häufen sich an. Die Haut dieser Kinder (Mondscheinkinder genannt) ist an Stellen, die oft der Sonne ausgesetzt sind (Gesicht, Hände, Dekolleté), deshalb von dunklen Flecken, zerstörten Zellen und dementsprechend auch von Hautkrebs gezeichnet. Menschen mit dieser Erkrankung sterben meist, bevor sie das 30. Lebensjahr erreichen. Leider konnte die Forschung bisher kein gut wirkendes Mittel finden, das dieser Erkrankung entgegenwirkt. Es gibt aber bereits einzelne Versuche auf genetischer und epigenetischer Ebene, beispielsweise durch DNA-Reparaturenzyme wie T4-Endonuklease V. Das Einzige, was du aktuell tun kannst, ist, die Haut zu schützen und Zellschäden bestmöglich zu vermeiden.*

Viele empfinden Pigmentflecken als störend, wohingegen Sommersprossen als hübsch und niedlich gelten. Was hat es mit ihnen auf sich?

Sie sind vielleicht ganz süß, aber auch nichts anderes als eine Kombination aus angeborenen Flecken, die mit der Sonne stärker werden, und Flecken, die erst durch die Sonne entstehen. Der medizinische Fachbegriff lautet Ephelides und Lentigines solaris. *Oft verblassen sie in jungen Jahren vor allem im Winter. Sprich, die Reparaturmechanismen beseitigen die Probleme noch. Mit der Zeit vermehren sie sich, verblassen immer weniger und gehen irgendwann selbst im Winter nicht mehr weg. Tut man nichts dagegen, spricht man noch von Sonnenflecken der Jugend, ab ungefähr 40 Jahren heißen sie dann aber Altersflecken.*

Im Moment ist ein aufwendiges Beauty-Regime gegen Pigmentflecken in jungen Jahren gerade ein Riesentrend auf TikTok. Du hast ja auch eine große Fangemeinde auf Social Media. Kannst du dem Trend etwas abgewinnen?

All meinen Teenager-TikTok-Fans sei ans Herz gelegt: Das irrsinnig umfassende Hautpflege-Regime, das Beauty-TikToker:innen gern lobpreisen, ist für euch genau das: Irrsinn. Morgens das Gesicht reinigen, dann eine leichte Sonnenschutzcreme mit Antioxidantien verwenden oder unter dem Sonnenschutz ein Antioxidantien-Serum auftragen. Abends das Gesicht nochmals reinigen und dann den Zellumsatz mit einem AHA-Serum verstärkt anregen. Wer schon eine etwas besser »trainierte« Haut hat, kann sich auch bereits an ein schwaches Retinol herantasten. Mehr braucht es nicht.

Was hältst du von den Bleaching-Cremes, welche vorhandene Flecken angeblich aufhellen?

Nichts! Da kräuseln sich eher meine Nackenhaare. Die Haut kann man nicht bleichen, ganz egal, was ein Produkt auch verspricht. Solche Cremes enthalten oft Hydrochinon (ein starker Pigment-Enzym-Hemmer) sowie Vitamin A (entweder Tretinoin oder Isotretinoin), um den Zellumsatz anzukurbeln und das Pigment weiter in die oberen Schichten zu bringen. Da es aber bei allen Vitamin-A-Produkten zu einer

Rötung und zum Peeling der Hautzellen an der Oberfläche kommt, enthalten Bleaching-Cremes oft auch noch Kortison, um diese Reaktion zu minimieren. Bei einer gesunden Haut ist Kortison aber definitiv nicht notwendig. Wer Pigmentflecken aufhellen möchte, hält sich deshalb lieber an die zuvor beschriebene Hautpflegeroutine.

Nebst »normalen« Sonnencremes gibt es auch noch spezielle Anti-Pigment-Sonnenschutzcremes. Lohnen sich die?

Nein, denn jede Sonnencreme hat eine Anti-Pigment-Wirkung. Braun werden ist im Grunde ein Schutzmechanismus des Körpers: Er schickt Pigmente an die Hautoberfläche, um sich vor der Sonneneinstrahlung zu schützen. Sonnencremes fangen diese Strahlung ab (vorausgesetzt, sie enthalten sowohl UVB- als auch UVA-Filter), sodass sie gar nicht erst mit dem Körper in Kontakt kommen. Solange dieser Schutz bestehen bleibt, gibt es also keinen Grund für den Körper, sich selbst mit Pigmenten zu schützen. Keine UV-Strahlung, keine Pigmente!

Die Sonne hat einen folgenreichen Einfluss auf unsere Haut. Sollte man überhaupt noch in die Sonne gehen?

Zwei Wörter: Safer Sun! Als Dermatologin empfehle ich natürlich, die Sonne nur mit Vorsicht zu genießen, wie oft du dich aber in ihr aufhältst, ist schlussendlich deine Entscheidung. Du musst nicht zum Schattengewächs werden, wie ich es bin, das nur in der Nacht aufblüht. Sich über ein paar Sachen bewusst zu werden und sie in den Alltag zu integrieren, ist jedoch nicht verkehrt. Schütze deine Haut täglich vor der Sonne und stärke sie sowohl von innen wie auch von außen.

Falten Teil 1 – Kollagen- und Volumenverlust

Falten sind so vielfältig wie kontrovers: Die einen können ihnen als Zeichen der Reife viel abgewinnen, den anderen gefallen sie gar nicht. Egal, auf welcher Seite man sich jedoch befindet, die meisten würden vermutlich zustimmen, dass man generell so lange wie möglich so gut wie möglich aussehen möchte. Was das genau bedeutet, muss natürlich jede:r selbst entscheiden, aus Erfahrung weiß ich aber, dass Falten für das Selbstbild vieler eine große Rolle spielen. Aus diesem Grund geht es in diesem Kapitel darum, was man tun kann, wenn man bestehende Falten mildern und die Entstehung weiterer so weit wie möglich verhindern möchte.

Dabei muss man zunächst differenzieren zwischen Falten, die durch die Mimik entstehen, und Falten, die auf den Kollagen- und Volumenverlust der Haut zurückzuführen sind. Da sich die sogenannten Mimikfalten in ihrer Entstehung und Behandlung stark von den anderen Falten unterscheiden, werden sie im nächsten Kapitel besprochen. Zudem zeigt sich der Kollagen- und Volumenverlust nicht nur in Falten, sondern auch darin, dass die Haut ihre Straffheit verliert, einfällt und nach unten Richtung Erdboden sinkt. Eingefallene Wangen, Konturverluste um Kinn und Kiefer und besonders die Nasolabialfalte (die Falte zwischen Nasenflügel und Mundwinkel) sind typische Anzeichen.

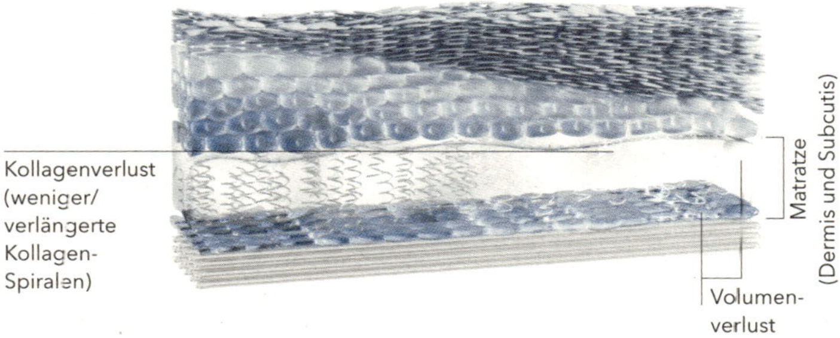

Kollagen- und Volumenverlust

Falten entstehen – wenn die Matratze einfällt

Bei Falten, die durch Kollagen- und Volumenverlust entstehen, unterhalten wir uns nicht mehr über die oberen Hautschichten, sondern gehen tiefer, unter die »Backsteinmauer«. Dort unten liegt die »Matratze« (die Dermis und Subcutis), die du beim Hautaufbau bereits kennengelernt hast. Wer das erste Kapitel noch nicht gelesen hat, dem rate ich, dies nun zu tun, für alle anderen hier ein kleiner Auffrischer: Die »Matratze« besteht, abstrakt ausgedrückt, aus Kollagen-Spiralen und »Schaumstoff« (Fett und Hyaluronsäure). Widmen wir uns zuerst den Kollagen-Spiralen.

UV-Strahlen schädigen Kollagen

Diese »leiern« mit fortschreitendem Alter aus, sodass die Haut zu erschlaffen beginnt und nach unten sinkt. Beschleunigt und verstärkt wird dieser Prozess besonders durch UVA-Strahlen. Sie treffen mit Wucht auf die Spiralen und zerstören die Kollagenverbindungen. Die Spirale wird dadurch »länger«, und im Gesicht macht sich das typischerweise in verstärkten Nasolabialfalten bemerkbar. Diese ziehen sich auf der rechten und der linken Gesichtshälfte vom Nasenflügel zum Mundwinkel und sind auch als »Hängebäckchen« bekannt.

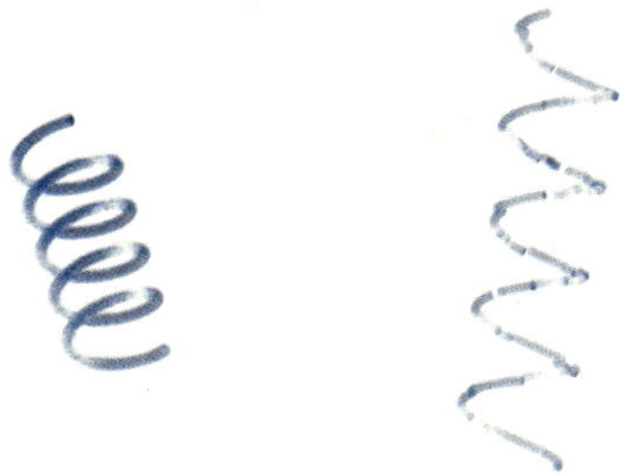

Normale (links) und beschädigte (rechts) Kollagen-Spiralen

Der Volumenverlust entsteht, indem der »Schaumstoff« (also das Fett und die Hyaluronsäure) mit dem Alter wie bei einer alten Matratze weniger wird. Diese negative Entwicklung verstärken Crash-Diäten durch den schnellen Fettverlust (ein Beispiel dafür ist das »Ozempic Face«). Eingefallene Augen, wie sie auch bei extremen Ausdauersportler:innen zu sehen sind, weisen deutlich darauf hin, dass Fett (der Schaumstoff) fehlt. Auch bei Schwangerschaften macht sich das Auf und Ab der Kilos im Gesicht durch Volumenverlust, eingesunkene Wangen und Falten bemerkbar.

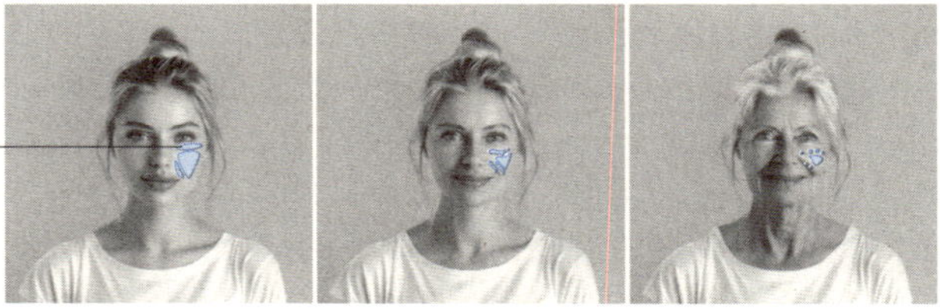

Verminderung des Fettdepots im Laufe der Zeit

Volumen- und Kollagenverlust – was du dagegen tun kannst

Gegen den Volumenverlust kann man selbst leider nichts tun, denn die Kosmetik ist gegen das Schwinden der Hyaluronsäure und des Fetts absolut machtlos. Bei der Dermatologie sieht das schon anders aus, sie kann dem Volumenverlust mit Hyaluronsäure-Fillern (hierzu später mehr) entgegenwirken. Da diese Behandlung jedoch einige Risiken mit sich bringt, empfehle ich Betroffenen grundsätzlich, sich zuerst dem Kollagen zu widmen, dieses kann nämlich durch die Kosmetik positiv beeinflusst werden. Dabei versucht man vor allem, den Kollagenverlust zu minimieren und die Kollagenproduktion zu animieren.

> Ziel ist: den Kollagenverlust minimieren und die Kollagenproduktion animieren

Die Old-School-Kosmetik hat hierbei keine Wirkung, denn die Konsistenz eines Produkts hat keinen Einfluss auf das Kollagen. Ähnlich verhält es sich mit Massagen; weder mit ausgefeilter Zehnfingertechnik noch mit irgendwelchen edlen Rollern oder Gua-Sha-Steinen können

Falten wegmassiert werden. Zupftechniken können die Kollagenproduktion gegebenenfalls anregen, aber da gibt es wirkungsvollere Methoden, nämlich die aktiven Inhaltsstoffe. Einmal mehr greifen wir also auf die New-School-Kosmetik als Freund und Helfer zurück.

Wer nach all den vorhergehenden Kapiteln noch nicht überzeugt ist, dass Inhaltsstoffe aus dem ersten und zweiten Level wirklich nötig sind, dem sei hier ein weiterer Grund gegeben. Sie wirken sich nämlich nicht nur positiv auf den Zellumsatz, sondern auch auf Kollagen aus. Während Fruchtsäure und Retinol dem Körper helfen, neue Kollagen-Spiralen zu bilden, verhindert der Sonnenschutz, dass weitere Spiralen zerstört werden. Das erste und das zweite Level haben also bereits einen großen Einfluss darauf, dass der Kollagenverlust minimiert und die Kollagenproduktion animiert wird.

Auf dem dritten Level kann man die Kollagenproduktion ergänzend noch weiter anregen. Dabei kommt ausnahmsweise aber kein aktiver Inhaltsstoff, sondern Rotlicht, genauer gesagt rotes LED-Licht, ins Spiel. Mit seiner speziellen Wellenlänge bringt es die Kollagensynthese (Produktion) in Schwung. Solche LED-Apparate gibt es für den Heimgebrauch, dabei solltest du aber auf das FDA-*»cleared and approved«*-oder auf das CE-Gütesiegel achten und nicht am falschen Ort sparen.

Zudem gibt es viele, die bei Falten auf Hyaluronsäureprodukte schwören. Hyaluronsäure kann jedoch lediglich die Erscheinung von Falten abschwächen und auch das nur kurzfristig. Sie bindet Wasser in den oberen Schichten der Haut und polstert Zellen dort etwas auf. Das Gesicht wirkt sofort glatter, ähnlich wie bei einer »Spanx«-Unterwäsche, die Bauch und Po im Nu straffer erscheinen lässt. Sobald du das

Serum oder die Creme abwäschst, ist der Effekt jedoch wieder weg. Für ein Date oder einen wichtigen Geschäftstermin ist solch eine Creme oder ein Serum super geeignet, lang anhaltende Ergebnisse wirst du dadurch aber nicht sehen.

Bei Kollagenprodukten verhält es sich ähnlich, denn als Inhaltsstoff in einer Creme oder einem Serum nützt Kollagen bei Falten und Volumenverlust nichts. Da Kollagen ein großes Molekül ist, kann es die oberen Schichten der Haut nicht durchdringen und erreicht die »Matratze« gar nicht. Genau dort müsste es aber hin, um den Kollagenverlust ausgleichen zu können. Reine Kollagen- oder Hyaluronsäure-Seren können Hohlräume in der »Matratze« also nicht auffüllen; keine Creme, Salbe, Lotion oder Serum kann das, selbst wenn die Moleküle in ihrer Größe modifiziert werden.

Mit dem, was du verspeist, kannst du dir und deinem Körper hingegen viel Gutes tun. Fettiger zu essen, um sich die Falten quasi von innen heraus aufzufüllen, wäre jedoch keine gute Idee. Deine Figur und dein Herz würden darunter leiden und der Longevity entgegenwirken, was wir natürlich verhindern wollen.

Ein Vitamin, das sich gegen den Kollagenverlust und die damit einhergehenden Falten zur Wehr setzt, ist Vitamin C. Vitamin C kennen die meisten vermutlich aus Geschichten über Seefahrer, die unter Zahnfleischbluten, Zahnverlust und Hautproblemen litten, weil ihnen Vitamin C fehlte. Heutzutage ist das kaum noch vorstellbar, aber wenn wir unsere Lebensdauer optimieren möchten, also Longevity anstreben, dann ist es ratsam, auch die richtigen Nährstoffe zu uns zu nehmen, und dazu gehört eben Vitamin C. Für Kollagen ist es sogar so essenziell wie Benzin für ein Auto. Es steckt zum Beispiel in Paprika, schwarzen Johannisbeeren, Sanddorn, Petersilie, Grünkohl, Brokkoli, Zitrusfrüchten, Hagebutte, Gartenkresse und fördert die Kollagenbildung. Eine höhere Konzentration, sogar bis zu 1 000 Milligramm, gibt es in Tabletten-, Kapsel- oder Brausetablettenform. Hier streng auf die Einnahmeempfehlungen achten, weil sonst Nierenprobleme oder Nierensteine die Folge sein können. Bei Vitamin-C-Infusionen ist deshalb besondere Vorsicht geboten (mehr hierzu im Q&A).

Methylsulfonylmethan (MSM), eine biologische Verbindung, die als Bestandteil der Nahrung dem menschlichen Organismus Schwefel liefert, nehmen vor allem Sportler gern als Ergänzungsmittel, da es gut für das Bindegewebe und die Knorpel ist. Für uns ist es vor allem interessant, weil Studien zeigen konnten, dass es auch positive Effekte auf die Hautbeschaffenheit hat. Quellen für die schwefelhaltige Substanz sind Lebensmittel wie Milch, Fleisch und Fisch.

Hyaluronsäure hat als Nahrungsmittel ebenfalls einen positiven Effekt auf Volumenverlust, und zwar indem sie der Abnahme des »Schaumstoffs« entgegenwirkt. Sie ist in Kartoffeln, Süßkartoffeln, grünem Blattgemüse, Bananen, Mandeln, Cashewkernen oder sojabasierten Lebensmitteln wie Tofu zu finden.

Auch Kollagen kann durch die Nahrung aufgenommen werden. Eine Ressource ist zum Beispiel Gelatine. Am tollsten wäre es natürlich, Gummibären zu essen, die aus Gelatine gemacht werden. Der Zucker macht uns hier jedoch einen Strich durch die Rechnung, denn durch Zucker kommt es zur Versteifung des Kollagens (Glykation) und somit zur verstärkten Faltenbildung. Besser zu Lachs oder Eiern als Kollagenlieferanten greifen. Andernfalls kann man sich auch eine richtig gute Rinderbrühe, wie Oma sie gemacht hat, aus Knochenmark und Knochen kochen, denn von dort stammt das Kollagen, das man sonst für teures Geld kaufen würde. Als pflanzliche Optionen kommen vor allem Hülsenfrüchte, Getreideprodukte, Nüsse und Samen auf den Teller. Nahrungsergänzungsmittel sind auch eine Option, derzeit herrscht sogar eine regelrechte Hysterie um Kollagenpräparate, vor allem in Form von Drinks, Pulvern, Gels, Kapseln oder Tabletten. Da Kollagen aber sehr groß ist, kann es den Darm in seiner normalen Form gar nicht passieren, weshalb die meisten Kollagenprodukte aus Hydrolysaten bestehen. Das sind kleine Fragmente, die durch den Darm aufgenommen werden können. Studien konnten zeigen, dass bovines (aus Rinderhäuten), aber vor allem marines Kollagen (daraus bestehen Produkte von zermahlenen Schalentieren) gute Ergebnisse zeigt. Solche Kollagenpräparate sind aus ethischen Gründen jedoch stark umstritten, da eine hohe Nachfrage oft dazu führt, dass Tiere speziell für ihre Herstellung gezüchtet und getötet werden müssen. Für mich persönlich kommen sie deshalb nicht infrage.

Prinzipiell sollte die Haut zudem geschützt werden, damit es gar nicht erst zu Kollagenschäden kommen kann. Freie Radikale schädigen nämlich nicht nur Zellen, sondern eben auch Kollagen. Dementsprechend sind alle Antioxidantien gut für dich. Dazu zählen Vitamin C, Vitamin E (Mandeln, Erdnüsse, Sonnenblumenöl, Rapsöl, Brokkoli), Omega 3 (Lachs, Makrele oder Sardinen, Leinöl), Pinienrindenextrakt, *Polypodium leucotomos* (tropischer Farn), Glucosamin (Innereien, faserreiches Fleisch), Flavonoide (in Zitrusfrüchten), Quercetin (in Tee, Kakao, Algen, Äpfeln), Resveratrol (in Trauben, Granatäpfeln), Lektin (in Hülsenfrüchten) und sogenannte Polyphenole wie zum Beispiel Lignans (in Leinsamen).

Wenn du diese Nahrungsmittel vermehrt in deinem Menü berücksichtigst, kannst du den Hängebäckchen und Falten zwar kein Schnippchen schlagen, sie dafür aber vielleicht hinauszögern.

Inhaltsstoff	Funktion	Vorkommen
Vitamin C	Unterstützt Kollagenbildung	Paprika, schwarze Johannisbeeren, Sanddorn, Petersilie, Grünkohl, Brokkoli, Zitrusfrüchte, Hagebutte, Gartenkresse, Nahrungsergänzungsmittel
Methylsulfonylmethan (MSM)	Gut für das Bindegewebe und die Knorpel, positive Effekte auf die Hautbeschaffenheit	Milch, Fleisch, Fisch, Nahrungsergänzungsmittel
Hyaluronsäure	Wirkt der Abnahme des »Schaumstoffs« entgegen	Kartoffeln, Süßkartoffeln, grünes Blattgemüse, Bananen, Mandeln, Cashewkerne oder sojabasierte Lebensmittel wie Tofu
Kollagen	Wirkt dem Kollagenverlust entgegen	Lachs, Eier, Knochenmark, Hülsenfrüchte, Getreideprodukte, Nüsse, Samen
Antioxidantien (Vitamin E, Omega 3, Pinienrindenextrakt, *Polypodium leucotomos*, Glucosamin, Polyphenole, Flavonoide, Quercetin, Resveratrol, Lektin, Lignans)	Schützen die Haut vor freien Radikalen	Mandeln, Erdnüsse, Sonnenblumenöl, Rapsöl, Brokkoli, Lachs, Makrele, Sardinen, Leinöl, Innereien, faserreiches Fleisch, rote Früchte, Zitrusfrüchte, Tee, Kakao, Algen, Äpfel, Trauben, Granatäpfel, Hülsenfrüchte, Leinsamen

Routiniert gegen Kollagenverlust

Hier findest du wie bei den vorhergehenden Kapiteln zwei Beispiele dafür, wie eine vollständige Morgen- und Abendroutine gegen Kollagenverlust aussehen könnte.

Morgenroutine

Routine-Schritt	Inhaltsstoffe	Produkttyp	Zweck
1 Cleanse	AHA und BHA	Schaum oder Gel	Zellumsatz und Kollagenproduktion anregen, reinigen
2 Treat	-	-	-
3 Protect	UVA- und UVB-Filter, Antioxidantien	Creme, Gel-Creme oder Gel	Schutz vor der Sonne und freien Radikalen
4 Supplement	Vitamin C, Methylsulfonylmethan (MSM), Hyaluronsäure, Kollagen, Antioxidantien	Nahrungs- oder Ergänzungsmittel	Die Haut von innen unterstützen

Abendroutine

Routine-Schritt	Inhaltsstoffe	Produkttyp	Zweck
1 Cleanse	AHA und BHA	Schaum oder Gel	Zellumsatz und Kollagenproduktion anregen, reinigen
2 Treat	AHA/Retinol (Vitamin A)	Serum oder Creme	Zellumsatz und Kollagenproduktion verstärkt anregen
3 Protect	-	-	-
4 Supplement	-	-	-

Volumen- und Kollagenverlust – jetzt muss die Dermatologie ran

Die Dermatologie wirkt Falten entgegen, indem sie entweder auf den Kollagen- oder den Volumenverlust abzielt. Fangen wir auch hier wieder beim Kollagen an. Eine Methode, um die »ausgeleierten« Kollagen-Spiralen wieder zu straffen, ist die Radiofrequenz. Mit ihr wird in der »Matratze« Hitze erzeugt, sodass sich die Kollagenfasern »zusammenziehen« und die Haut an der Oberfläche straffer wird.

Zudem können wir die Haut so ärgern, dass sie als Gegenreaktion die Neuproduktion von Kollagen kräftig ankurbelt. Microneedling hat diesen Effekt und ist deshalb oft auch als Kollagen-Induktionstherapie (*collagen induction therapy*, CIT) bekannt. Der Dermatologe oder die Dermatologin verursacht mit kleinen, feinen Nadeln Mikroverletzungen und damit Reize in der »Matratze« (Dermis). Dabei muss eine bestimmte Anzahl an Nadeln pro Quadratzentimeter eingesetzt werden, um die Haut zu stimulieren, aber nicht zu schädigen. Die Länge der Nadeln beträgt idealerweise nur 1,5 bis 1,8 Millimeter. Durch den Stimulus fängt die Haut sofort an, die Spuren der Zerstörung zu beseitigen, indem sie Wachstumsfaktoren und »gutes« Kollagen produziert. Anders als bei einer Wunde lässt sie sich dafür aber Zeit, weil es sich nur um einen kurzfristigen Stimulus und keine ernste Beschädigung handelt. Für so eine Behandlung stehen entweder Stempel, Roller oder Pens zur Verfügung, bei denen die Nadeln entweder mechanisch oder automatisch zum Teil in einer hohen Geschwindigkeit auf und ab bewegt werden. Oft wird der automatische Pen jedoch falsch angewandt, da er kontinuierlich über die Haut bewegt wird (anstatt auf und ab wie ein Stempel), was zu Verletzungen führen kann. Auch sind die Nadeln bereits nach einer Anwendung stumpf und nicht mehr steril, weshalb sie nicht mehrmals benutzt werden dürfen. Geräte für den Heimgebrauch sind aus diesem Grund weniger empfehlenswert, da sie häufig zu Verletzungen und Entzündungen führen. Zudem sollte die Haut vor einem Microneedling oder einem Microneedling RF während 45 Minuten mit einer Betäubungscreme behandelt werden, damit die Behandlung nicht zu schmerzhaft ist.

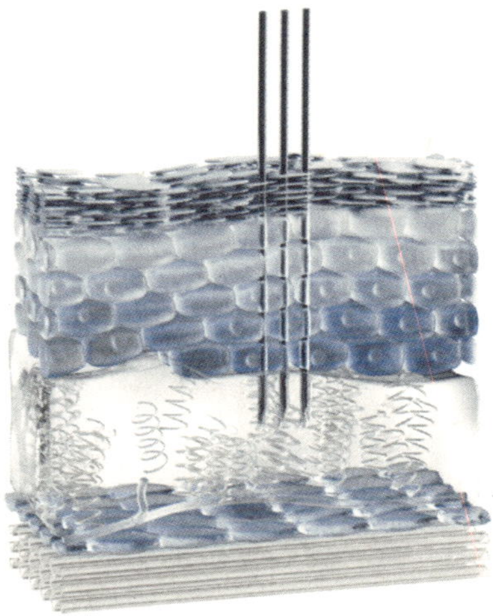

Microneedling

Heute kommen oft auch Microneedling und Radiofrequenz im Duett zum Einsatz: Sobald sich die Nadel in der Tiefe der Haut befindet, wird mittels Radiofrequenz an der Nadelspitze Hitze erzeugt, sodass sich die Kollagen-Spiralen »zusammenziehen« und die Haut wieder straffer aussieht. Damit wirkt man dem Kollagenverlust also gleich doppelt entgegen, weshalb dies neben Fruchtsäure und Retinol meine liebste Methode gegen Falten ist, die durch Kollagenverlust entstanden sind. Zudem ist die Downtime, das ist die Zeitspanne, während der sich die meisten Patient:innen wegen der sichtbaren Zeichen der Behandlung aus dem sozialen Leben zurückziehen möchten, beim Microneedling und Microneedling RF sehr klein. Bereits am nächsten Tag ist man meist wieder »salonfähig«.

Die Microneedling-Radiofrequenz-Behandlung wird manchmal unter dem Namen angeboten, den der Hersteller ihr gibt (zum Beispiel Secret, Celina, Infini, Morpheus), aber der Name spielt hierbei weniger eine Rolle als die Methode selbst. Nach zwei bis drei Behandlungen im Abstand von sechs bis acht Wochen muss die Haut in Ruhe gelassen werden, damit sie genügend Zeit hat, sich zu regenerieren. Weniger ist mehr – auch bei dieser Behandlung.

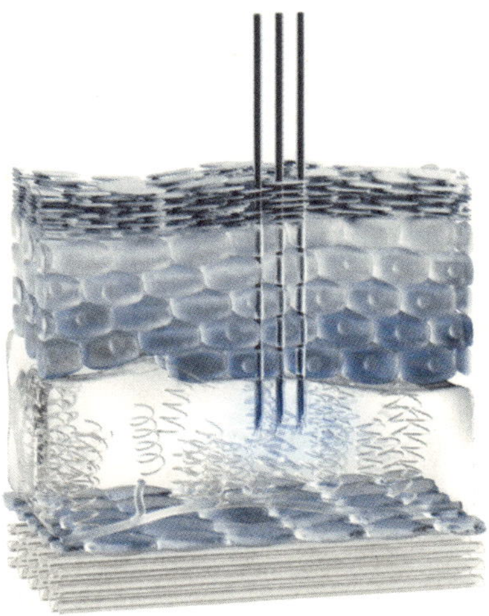

Microneedling mit Radiofrequenz

Die Therapie mit HIFU (hochintensiver fokussierter Ultraschall) funktioniert ähnlich wie die Radiofrequenz, denn auch hier wird die Dermis »erhitzt«, um die Kollagen-Spiralen zum »Schrumpfen« zu bringen. Die Wärme wird bei der HIFU jedoch mit einem Ultraschall erzeugt, wie bei einer Mikrowelle. Aus diesem Grund kann man die Hitze in der Tiefe nicht gut steuern, sodass es auch zu einer Erhitzung und somit zu einer Auflösung des Fettes (Fettatrophie) kommen kann. Dieses Risiko besteht auch, wenn man beim Microneedling RF zu tief in die Haut eindringt.

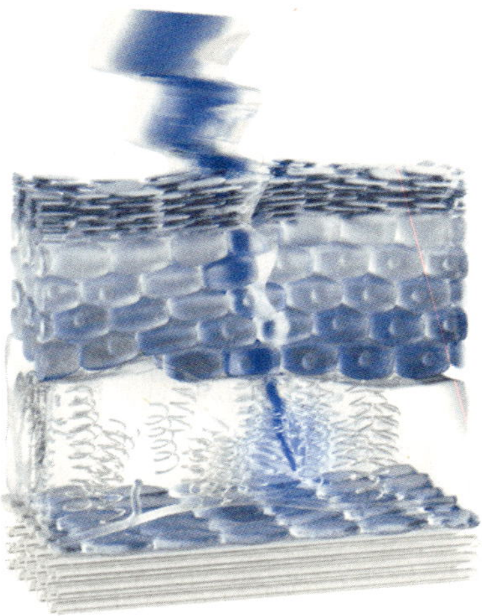

HIFU-Therapie

Des Weiteren wird auch der CO_2-Laser im Kampf gegen Falten zur Hand genommen. Er funktioniert mit seinen 10 600 Nanometern Wellenlänge wie ein Schwert, das die obere Hautschicht abträgt. Da die Downtime bei einer CO_2-Laserbehandlung mehrere Wochen dauern kann, haben Forscher:innen und Entwickler:innen den fraktionierten Laser erfunden. Fraktioniert bedeutet, dass der Laserstrahl in winzige Mikrosäulen aufgeteilt wird, sodass nicht die gesamte Haut geschädigt wird, sondern nur kleine Balken. Der Heilungsprozess wird dadurch kürzer und du bist schneller wieder präsentierfähig. Allerdings besteht (wie bei jedem Laser) das Risiko einer postinflammatorischen Hyperpigmentierung. Das bedeutet, dass die Haut durch die Hitze des Lasers verstärkt Pigmente bilden kann. Für Menschen, die nach Verletzungen oftmals dunkle Flecken haben, eignet sich darum diese Option weniger.

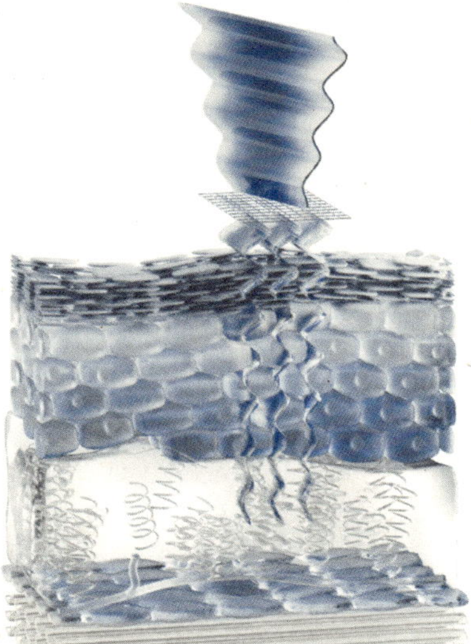

Laserbehandlung mit fraktioniertem Laser

Gegen den Volumenverlust kommt die Dermatologie mit sogenannten Fillern an. Mit einer langen Nadel oder Kanüle dringt die Ärztin oder der Arzt durch die oberen Hautschichten bis in die Tiefe und ersetzt die mit der Zeit durch Fettverlust »leerer gewordenen Stellen« mit einer Substanz. In der Regel kommt dafür Hyaluronsäure in Gelform zum Einsatz. Sie übernimmt die Funktion des »Schaumstoffs in der Matratze«. Kalziumhydroxylapatit kann ebenfalls als Filler eingesetzt werden, es ist jedoch problematischer, da es sich nicht auflösen lässt. Auch Eigenfett, das aus anderen Körperregionen entnommen wird, kann als »Füllmaterial« verwendet werden, dafür sind jedoch zwei chirurgische Eingriffe (zwei Wunden) notwendig. Unabhängig vom Filler besteht die Kunst aber zunächst darin, den richtigen Ort für das »Füllmaterial« zu eruieren. Denn der Filler darf nicht an die Stelle gespritzt werden, wo der Verlust sich zeigt, sondern sollte dort platziert werden, wo man die Partie im Gesicht hochziehen will (im Hinblick auf die Hängebäckchen also nicht in den Falten, sondern oben auf den Wangenknochen). Man spritzt die Falten also nicht weg, sondern füllt die »Leerstellen« in der »Matratze«. Das Füllen sollte gut überlegt werden, denn zweidimensional mag die Falte zwar weg sein, aber dreidimensional wirkt die behandelte Person eben auch fülliger.

Meiner Ansicht nach gehört diese Behandlungsmethode unbedingt in die Hände einer Ärztin oder eines Arztes. Denn es kann überaus gefährlich werden, wenn die Person, die das Hyaluron injiziert, ein Gefäß im Gewebe erwischt. Durch das Hyaluron-Gel wird das Gefäß verschlossen, sodass nichts mehr hindurchfließen kann. Das Blut bleibt an der Stelle aus und das Gewebe stirbt ab, da es nicht mehr mit Sauerstoff versorgt wird, sodass eine Nekrose oder andere Probleme entstehen können. Bei der Verwendung von Fillern sollte das Risiko stets gut kalkuliert werden, denn derartige Unfälle können dauerhafte Probleme bereiten. Darum nochmals: Für den Einsatz von Fillern (auch Hyaluronsäure-Fillern) braucht es die Kenntnisse einer Ärztin oder eines Arztes, der die Gesichtsanatomie bestens kennt und Gefahren vorab im persönlichen Gespräch offenlegt.

Es gibt auch Hyaluronsäure-Filler, die nicht vernetzt, also nicht zum Anheben einer Stelle gedacht sind. Diese Art von Hyaluronsäure wird sehr oberflächlich gespritzt und verteilt sich dort deshalb. Die Behandlung eignet sich für einen schnellen Fix, ist aber nicht von Dauer. Solche Hyaluronsäure-Filler können auch mit Antioxidantien oder anderen Substanzen angereichert werden und sind oft unter dem Namen bekannt, den der Hersteller ihnen gibt (Profhilo, Volite, Redensity 1, Revive, Performa usw.).

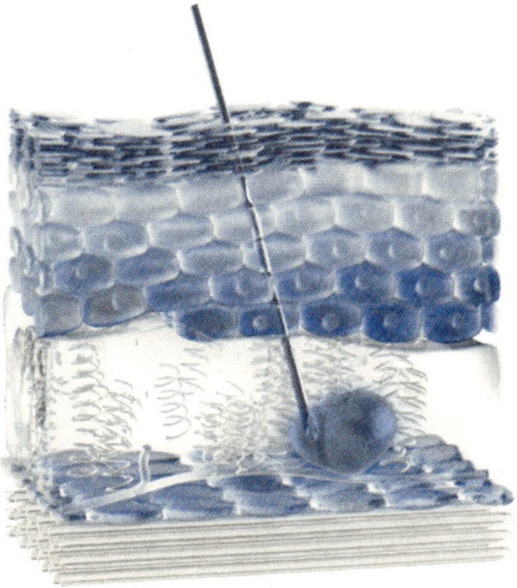

Filler

Schließlich gibt es noch die Kollagen-Enhancer, sogenannte Polymilchsäuren (synthetisches Polymer oder kurz PLA). Diese Substanz wird unter die Haut gespritzt und reizt diese so, dass mehr Kollagen produziert wird. Allerdings sind diese Kollagen-Enhancer oft mit anderen Substanzen (Carboxymethylcellulose) gemischt, die eine Knötchenbildung verursachen können. Zudem können solche Enhancer im Gegensatz zu Hyaluronsäure-Fillern nicht aufgelöst werden, weshalb die Behandlung immer gut mit dem Arzt oder der Ärztin besprochen werden sollte.

Gibt es typische Stellen im Gesicht, die zeigen, dass das Kollagen in den unteren Hautschichten »ausleiert« und es höchste Zeit wäre, gegenzusteuern?

Die Kollagen-Spirale wird mit dem Alter und unter diversen negativen Einflüssen wie UVA immer länger. Man kann sich bildlich ein Strickkleid vorstellen, das man nach dem Waschen feucht über den Bügel hängt. Im Gesicht macht sich das Dehnen typischerweise in einer verstärkten Nasolabialfalte – das ist die Falte auf der rechten und der linken Gesichtshälfte zwischen dem Nasenflügel und dem Mundwinkel – und Hängebäckchen bemerkbar. Alle Maßnahmen, wenn sich solche Falten und der Volumenverlust bereits zeigen, zielen darauf ab, die ausgeleierten Kollagen-Spiralen wieder zu straffen. Und wie würden wir das beim Strickkleid schaffen? Indem wir es heiß waschen. Im Falle der Haut erzeugen wir die nötige Hitze, wie zuvor beschrieben, zum Beispiel mittels Radiofrequenz, Microneedling RF, HIFU oder Laser.

Gibt es neben der Nekrose sonst noch Risiken, die bei einer Hyaluronsäure-Injektion zu beachten sind?

Wahrscheinlich kennen viele Leser:innen diese Gesichter von Prominenten, deren Filler-Behandlung leider zu einem tierischen Ergebnis geführt hat. Das meine ich mit Bedauern. Es besteht nämlich neben der erwähnten Nekrose die Gefahr, sich mit Hyaluron-Injektionen einen Zoo zu züchten. Nicht selten sehen Personen nach der Behandlung aus wie eine Bulldogge, ein Hamster, oder ihr Gesicht bekommt etwas Katzenartiges, da mehr gefüllt wurde, als man an Volumen tatsächlich verloren hat. Hier kann nur an die Verantwortung der Mediziner:innen appelliert werden, ihr geschultes Auge und einen gemäßigten Stil walten zu lassen. Außerdem tritt gerade bei Hyaluronsäure-Fillern schnell ein psychologischer Gewöhnungseffekt ein. Die Personen schauen nach einer Behandlung in den Spiegel und können die Menge gar nicht mehr richtig einschätzen. Sie werden blind für die Fülle. Nicht selten diskutiere ich mit meinen Patient:innen, wenn sie rasch hintereinander Hyaluronsäure-Behandlungen möchten, und schicke sie mit einem Termin in frühestens neun Monaten wieder nach Hause. Was viele auch nicht wissen, ist, dass Filler bis zu acht Jahren in der Haut bestehen bleiben können und sich nicht, wie viele Firmen behaupten, nach ein paar Monaten wieder auflösen.

Ist Kollagen als Nahrungsergänzungsmittel empfehlenswert?

Wie meistens im Leben gibt es zwei Seiten der Medaille. Denn so gut Kollagen von innen für das Aufpolstern der Haut wirkt, umso schwieriger ist das ethische Dilemma, das es mit sich bringt. Man unterscheidet zwischen marinem und bovinem Kollagen. Marines Kollagen wird aus geriebenen Schalentieren gewonnen. Bleibt die Nachfrage weltweit gering, könnte man zur Herstellung der Kollagenprodukte Abfallprodukte aus der Schalentierzucht oder dem -fang verwenden. Aber bei der hohen Nachfrage werden wiederum Tiere extra für unsere Schönheit gezüchtet, und das finde ich ethisch nicht in Ordnung! Bovines Kollagen ist ebenfalls ein tierisches Produkt. Es stammt von der Haut, dem Bindegewebe und den Sehnen von Rindern. Die ethische Kontroverse ist vergleichbar mit seinem marinen Kollegen. Darum sind Kollagenpräparate zum Einnehmen berechtigterweise umstritten. Für Veganer:innen und Vegetarier:innen eignen sie sich ohnehin nicht, und die veganen Varianten taugen gemäß den Studien, die beim Schreiben dieses Buches aktuell waren, wenig.

Was hältst du von Vitamin-C-Infusionen?

Mit solchen Infusionen kann man Vitamin C zwar einfacher aufnehmen als mit der Nahrung oder in Tablettenform, empfehlen würde ich es aber nur bedingt. Denn hohe Vitamin-C-Dosierungen können zum Beispiel Nierenprobleme oder Nierensteine hervorrufen.

Wie begünstigt Zucker Kollagenverlust?

Durch Zucker kommt es zur Versteifung des Kollagens und damit zur verstärkten Faltenbildung. Der Fachausdruck dafür lautet Verzuckerung oder Glykation, und die ist der Feind der Schönheit. Die Zelle wird »karamellisiert«, wodurch sie viel schneller zerstört wird. Verstärkt wird dieser Zustand noch durch andere negative Einflüsse wie UV-Strahlung, Alkohol, Rauchen, Stress und Schlafmangel.

Wie entstehen Augenringe?

Augenringe werden häufig auch durch den Volumenverlust im Gesicht verursacht, obwohl die wenigsten diesen Zusammenhang erkennen. Im Laufe der Zeit verändert sich die Oberfläche der Haut, sie wird rauer, trockener und großporiger (wie im Kapitel Raue, trockene, großporige Haut *besprochen), was unter den Augen stärker auffällt als an anderen Stellen des Gesichts. Zudem nehmen das Fett und die Hyaluronsäure in den unteren Schichten der Haut ab, sodass Gefäße eher durchschimmern, weil die Pufferung fehlt. Schließlich verändert sich auch die knöcherne Struktur im Gesicht: Die Augenhöhle wird größer, und das Gesamtbild wirkt eingefallener. Als Resultat sehen wir dunkel gefärbte Schatten unter unseren Augen.*

Was kann man gegen Augenringe tun?

Gegen altersbedingte Augenringe kann man selbst viel bewirken, indem man sich der Oberfläche widmet. Augencremes sind in der Regel nur etwas zum Wohlfühlen und können hier eigentlich nichts bewirken, da es sich lediglich um eine nachfettende Creme handelt. Doch auch unter dem Auge ist der Einsatz von aktiven Inhaltsstoffen möglich, zum Beispiel leichte Fruchtsäure- oder Retinolprodukte. Sie kurbeln den Zellumsatz an und sorgen dafür, dass die Oberfläche der Haut schön stabil und solide bleibt. Außerdem müssen die Inhaltsstoffe nicht unbedingt in einer spezialisierten Augencreme »schwimmen«. Du kannst dieselben Cremes oder Seren verwenden, die du auch für den Rest deines Gesichts benutzt. Es kann jedoch sein, dass es etwas länger andauert, bis sich die Haut unter den Augen darauf einstellt.

Die Verdunkelungen unter den Augen rühren auch häufig davon, dass kein Sonnenschutz verwendet oder zu selten nachgecremt wird. Die dunkle Farbe stammt nämlich von Sonnenschäden und erzeugt einen vertiefenden Effekt. Ein Sonnenschutzstick kann einfach aufgetragen werden und nimmt in der Hand- oder Jackentasche nicht viel Platz weg. Also gibt es auch keine Ausreden mehr, den Schutz nicht alle paar Stunden zu erneuern. Ein Hut, der die Sonne, die von oben kommt, abhält, ist auch eine sehr effektive Methode.

Gegen die Pufferkissen unter den Augen kommt man auch mit einer Lymphdrainage an. Entweder selbst gemacht mit einem Jaderoller, den man immer von der Nasenwurzel bis zum Gesichtsrand, also von innen nach außen, gleiten lässt. Damit fährt man an der Oberfläche dem Lymphfluss nach, der wie bei einer Einbahnstraße verläuft. Darum nie von außen nach innen streichen, sonst gibt es vermehrt Wasser-

einlagerungen. Auch im Kosmetikstudio kann man eine leichte Lymphdrainage machen lassen. Noch ein Tipp: Vor einem wichtigen Termin besser auf stark Salziges am Vortag verzichten, um Wassereinlagerungen zu verringern. Das Salz bindet Wasser und verstärkt so die aufgepufferten Partien.

Wie geht die Dermatologie gegen Augenringe vor?

Zunächst sollte man abklären, ob es sich bei den Augenringen um eine Alterserscheinung handelt oder ob sie allenfalls genetisch bedingt sind. Grundsätzlich kann das zu geringe Fett unter der Hautoberfläche nur durch Injektionen mit Hyaluronsäure ersetzt werden. Die Hyaluronsäure darf unter den Augen allerdings nur sehr oberflächlich gespritzt werden. Denn wenn die Substanz zu tief gespritzt wird, könnte sie über den sogenannten Orbitarand ins Auge gelangen und zu starken Sehproblemen führen. Darum muss unbedingt ein leichter, oberflächlicher Filler benutzt werden. Meist wird er mittels einer Kanüle gespritzt, denn mit der Spitze einer Spritze könnten die zarten Gefäße verletzt werden. Hier gilt wie so oft im Leben: Weniger ist mehr, das heißt, eine Unterkorrektur ist besser als eine Überkorrektur, denn Hyaluronsäure hat die Fähigkeit, bis zum Zehnfachen ihres eigenen Gewichts an Wasser zu binden, wodurch regelrechte Puffer entstehen können. Das sieht nicht nur unschön aus, sondern kann sich auch unangenehm anfühlen. Personen, die anfällig für Wassereinlagerungen unter den Augen sind, insbesondere Frauen, die vor oder während ihrer Menstruation dazu neigen, sollten deshalb unbedingt die Finger davon lassen.

Viele scheuen sich, Pflegeprodukte oder den Sonnenschutz bis unter das Auge aufzutragen. Ist das berechtigt?

Viele Kosmetikmarken behaupten, die Haut unter dem Auge sei dünner und brauche darum eine andere Pflege. Natürlich ist die Haut dünner, aber die Proportionen entsprechen jenen der restlichen Gesichtshaut. Entweder ist der Zustand im ganzen Gesicht gut oder weniger gut. Aus diesem Grund kann man Produkte mit aktiven Inhaltsstoffen ruhig bis unter das Auge auftragen. Das Gleiche gilt für den Sonnenschutz. Die Wangenknochen sind sogar eine dieser »Sonnenterrassen« im Gesicht, wo sich die dunklen Flecken vermehrt zeigen.

Bei einigen Personen kommt es zu Schwellungen, wenn Hyaluronsäure in die Tränenrinnen (unter die Augen) injiziert wird. Warum passiert das?

Das Problem vieler Frauen ist, dass sie an bestimmten Tagen des Monats aufgrund der hormonellen Veränderungen Wassereinlagerungen haben, vor allem unter den Augen. Da Hyaluronsäure ein wasserbindendes Molekül ist, das das 1000-Fache seines Gewichts an Wasser aufnehmen kann, neigt sie in dieser Zeit zum Anschwellen, ähnlich wie unsere Augen anschwellen, wenn wir weinen oder eine Nebenhöhlenentzündung haben. Daher sollte man in diesem Bereich eher zurückhaltend dosieren als überkorrigieren.

Es gibt diverse Hausmittel gegen eine geschwollene Augenpartie. Hast du eines, das du besonders gut findest?

Stell dich vor dem Spiegel gerade hin und ziehe ein paar Mal die Schultern stark nach oben und dann nach unten. Die Bewegung ergibt eine Sogwirkung und öffnet die Lymphe. Danach fährst du mit einem kalten Löffel unter dem Auge von innen nach außen bis zum Ohr, den Hals entlang bis zu den Lymphknoten und am Schulterblatt entlang nach außen. Das aktiviert den Lymphfluss und hilft, die geschwollenen Stellen schneller abzubauen.

Wie steigern Fruchtsäure und Retinol die Kollagenproduktion?

Der zugrunde liegende Prozess ist sehr komplex, und wie zu Beginn des Buches erwähnt, möchte ich Sachverhalte so einfach wie möglich darstellen, damit man sich auf das Wesentliche konzentrieren kann. Zudem ist es auch für meine Patient:innen, die selbst Ärztinnen und Ärzte sind, zuerst einmal wichtig, dass sie die Grundlagen verstehen, bevor sie sich in Details oder biochemischen Feinheiten verlieren. Wer es aber ganz genau wissen möchte: Glykolsäure (AHA) und Milchsäure (AHA) rücken neuerdings wieder stark in den Vordergrund. Wir Dermatologinnen und Dermatologen haben sie schon immer geschätzt. Aktuelle Studien zeigen nun, dass sowohl Fruchtsäuren wie auch Retinol durch komplexe Pathways (über sogenannte MMPs) die Kollagenproduktion anregen können.

Worauf sollte ich achten, bevor ich eine LED-Maske benutze?

Die Maske sollte eine offizielle Zulassung haben. Das CE-Kennzeichen zeigt zum Beispiel, dass das Produkt die Sicherheits-, Gesundheits- und Umweltanforderungen der EU erfüllt, während eine FDA-Zulassung bedeutet, dass die LED-Maske den strengen medizinischen Anforderungen der USA entspricht. Zudem solltest du sicherstellen, dass die verwendeten Wellenlängen unschädlich sind und die Kollagenproduktion fördern. Reinige dein Gesicht immer gründlich, bevor du die Maske benutzt, und folge stets den Nutzungshinweisen des Herstellers.

Falten Teil 2 – Mimikfalten

Dank unserer Mimik können wir Empfindungen, Gedanken und Wünsche verstärkt zum Ausdruck bringen und auf einer nonverbalen Ebene miteinander kommunizieren. Oftmals trainieren wir uns diese Ausdrücke aber so sehr an, dass wir unbewusst auch Mienen verziehen, wenn wir allein sind oder gar nichts kommunizieren möchten. Patient:innen erzählen mir zum Beispiel oft, dass ihre Mitmenschen ihnen mitteilen, dass sie böse oder traurig aussehen, obwohl sie dies gar nicht sind. Werden diese Gesichtsbewegungen dann über die Jahre hinweg stetig wiederholt, verewigen sie sich in Form von Falten. Solche Mimikfalten ziehen sich typischerweise quer über die Stirn, umkreisen unsere Augen, kräuseln sich um den

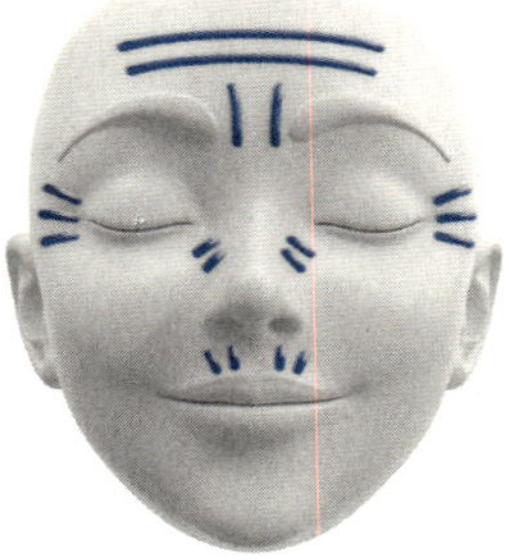

Mimikfalten

Mund oder graben sich tief an der Nasenwurzel ein. Entgegen der herkömmlichen Meinung entstehen Falten also nicht nur durch den Alterungsprozess der Haut, sondern auch durch die Mimik.

Mimikfalten entstehen – das unerwünschte Sixpack im Gesicht

Im Gegensatz zu Falten, die (wie im vorherigen Kapitel besprochen) mit dem Volumenverlust einhergehen, sind Mimikfalten auf die unter der Haut liegenden Muskeln zurückzuführen. Diese sind direkt an der Haut befestigt und ziehen sie deshalb mit jeder Bewegung mit sich mit. Verantwortlich dafür sind zwei gegenläufige Muskeln: Wir haben überall im Körper (in den Beinen, Armen, am Bauch) und somit auch im Gesicht einen Yin- und einen Yang-Muskel beziehungsweise einen Agonisten und einen Antagonisten, die im Wechselspiel dafür sorgen, dass sich unser Gesicht bewegt. Falten bilden sich stets 90 Grad zu diesen Muskeln. Wenn ich zum Beispiel dauernd die Augenbrauen hochziehe, vergleichbar mit einer Jalousie, bilden sich horizontale Stirnfalten (auch Plisseefalten genannt). Denn die vertikalen Stirnmuskeln ziehen die Augenbrauen wie den Vorhang einer Jalousie nach oben, sodass die Haut horizontale Falten schlägt. Um das Auge herum befindet sich ein runder Muskel, darum umgeben Falten das Auge wie die Strahlen eines Sterns. Um den Mund herum ist ebenfalls ein runder Muskel, weshalb sich auch dort die Falten sternförmig angeordnet zeigen. Ebenso ist die Mimik verantwort-

Mimikfalten – dein Sixpack im Gesicht

lich für die Zornesfalte zwischen den Augen und die Falten an den Nasenflügeln.

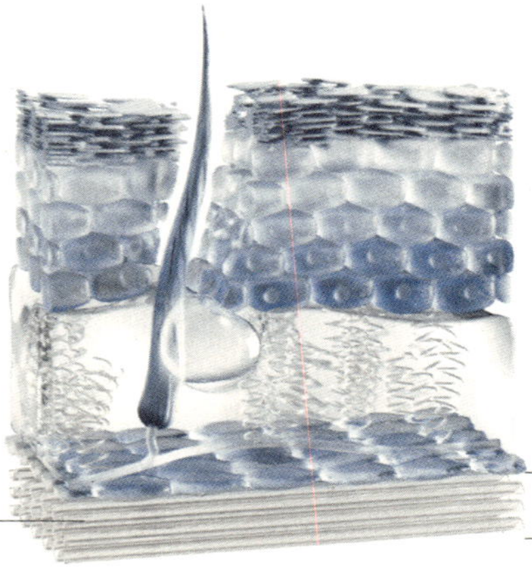

Muskeln unter der Haut

Keine Miene verziehen – so wirst du dein Sixpack wieder los

Wenn einen diese Mimikfalten stören und man etwas gegen sie unternehmen möchte, gibt es zwei Möglichkeiten. Entweder man trainiert sich die unbewussten Muskelbewegungen selbst ab, oder man wendet sich dafür an die Dermatologie, denn die Kosmetik ist bei Mimikfalten leider absolut machtlos. Kosmetikmarken, die behaupten, sie könnten Mimikfalten mit Cremes oder Seren verschwinden lassen, versprechen das Unmögliche. Erstens können Kosmetikprodukte die Muskeln unter der Haut gar nicht erreichen, und zweitens hat weder eine Creme noch ein Serum oder Öl die Macht, Muskeln zu entspannen oder Bewegungen zu verhindern. Fettreiche Produkte haben lediglich den Effekt, dass sie feine Fältchen für kurze Zeit weniger sichtbar machen. Sie haben also nur auf die Erscheinung einen positiven Einfluss, nicht aber auf die durch Bewegung verursachten Falten, sodass alles wieder beim Alten ist, sobald das Öl oder die Creme weg ist. Auch aktive Inhaltsstoffe, die Nahrung oder Nahrungsergänzungsmittel können bei Mimikfalten nichts bewirken, denn auch sie können in den Muskel nicht eindringen und ihn entspannen. Aus diesem Grund enthält dieses Kapitel auch keine Ernährungstipps oder eine Routine-Vorlage.

Beim eigenen Willen sieht das jedoch schon ganz anders aus. Denn genauso wie du dir Falten durch wiederholte Muskelbewegungen »antrainiert« hast, kannst du sie auch wieder »abtrainieren«, sofern du dies möchtest. Dafür braucht es Disziplin und eine gute Beobachtungsgabe. Betrachte dich vor deinem geistigen Auge einen Tag lang, als würdest du permanent einen Spiegel in der Hand halten. Spitzt du zum Beispiel beim Trinken den Mund, wirst du verstärkt kleine Falten um die Lippen herum bemerken. Diese »Knickfalten« entstehen besonders, wenn du durch einen Strohhalm trinkst. Das mag zwar eine gute Strategie sein, um den Lippenstift nicht zu verschmieren, dafür werden sich aber vermehrt Bewegungsfalten um deinen Mund breitmachen. Beobachte dich weiter. Konzentrierst du dich meistens so intensiv, dass sich zwei Furchen zwischen den Augenbrauen zeigen? Ziehst du beim Schminken die Augenbrauen hoch oder runzelst du beim Nachdenken die Stirn? Falls du etwas davon (oder vielleicht sogar alles) in dei-

Keine Gesichtsgymnastik – keine Falten: Entspanne dein Gesicht

nem Gesicht bemerkst, solltest du ein Gegenprogramm einüben und versuchen, deine Muskeln bewusst zu entspannen.

Bei so einem Abtrainieren der Falten können Tesafilm, Frownies, Augenpatches oder Tapes helfen. Sie werden unter die Augen, zwischen die Augenbrauen oder auf die gesamte Stirn geklebt und machen einen auf die unbewussten Bewegungen aufmerksam. Leider können unter diesen Patches aber Hautreizungen oder sogar Pickel entstehen, weshalb man sie nicht zu oft oder zu lange anwenden sollte. Zudem verwendest du sie am besten tagsüber, da deine Gesichtsmuskeln am aktivsten sind, wenn du mit anderen Menschen zusammen bist.

Wenn du selber nicht entspannen kannst – relaxe mit der Dermatologie

Grundsätzlich empfehle ich meinen Patient:innen immer erst, zu versuchen, sich die unbewussten Bewegungen selbst abzutrainieren. Wenn das Abtrainieren aber nicht so gut klappt oder man stärker gegen Mimikfalten vorgehen möchte, kann die Dermatologie zusätzlichen Beistand leisten. Hierbei kommt Botulinumtoxin A zum Einsatz. Es wird vom Arzt oder von der Ärztin in den Muskel (nicht in den Nerv) gespritzt und entspannt ihn. Im Gegensatz zur häufig geäußerten Meinung ist »Botox« (die bekannte Abkürzung) nicht dafür gedacht, etwas im Gesicht zu versteifen, sondern vielmehr den Körper zu unterstützen und ihn zu lehren, gewisse Bewegungen nicht mehr zu machen. Oft hält die Wirkung an einigen Stellen sehr lange, weil die Person tatsächlich die Bewegung schnell verlernt und den Muskel nicht mehr benutzt, sodass die Falte nach und nach verschwindet. Deswegen kann eine präventive Botulinumtoxin-A-Behandlung schon in jüngeren Jahren (nach 30) Sinn ergeben, aber erst dann, wenn die Falten am Abend und auch ohne Bewegung sichtbar sind.

Um gleich mit noch einem landläufigen Vorurteil aufzuräumen: Es gibt keinen Gewöhnungseffekt. Im Gegenteil, je öfter man Botulinumtoxin A gespritzt bekommt, desto weniger braucht man es. Zudem wird die Falte niemals so tief wiederkommen wie am Anfang, weil sie sich ohne die Bewegung nicht mehr »eingraben« kann.

Im Gegensatz zu Hyaluronsäure-Unterspritzungen, bei denen es zu permanenten, langfristigen Problemen wie der Nekrose (siehe Kapitel *Falten Teil 1*) kommen kann, sind die schlimmsten Probleme bei der Botulinumtoxin-Anwendung auf maximal drei bis vier Monate beschränkt. Denn die Wirkung von Botulinumtoxin A lässt nach spätestens drei bis fünf Monaten nach. Man sollte nach der Behandlung keinen Sport machen und keine Jaderoller verwenden, denn die gespritzte Flüssigkeit könnte in den ersten 24 Stunden dadurch an andere Stellen gedrückt werden (in der Medizin wird dies als »diffundieren« bezeichnet). Schlimmstenfalls kann ein Tropfen an der Augenbraue entlang in den Augenlidmuskel gelangen und das Augenlid für drei bis sechs Wochen hängen lassen. Das wäre zwar schlimm, aber zum Glück nicht von Dauer. Bei Menschen, die bereits Schlupflider haben, ist besondere Vorsicht geboten, denn sie laufen ohnehin schon Gefahr, dass sie vermehrt Falten auf der Stirn bekommen. Das liegt daran, dass das Schlupflid über dem Auge hängt (wie ein Vorhang vor dem Fenster) und sie instinktiv versuchen, die Situation auszugleichen, indem sie die Stirn hochziehen. Das Gehirn signalisiert uns, dass wir durch die Augen hindurchschauen wollen, was diese Personen nicht mehr optimal können. Sie ziehen die Augenbrauen hoch und höher, und schon entstehen die Plisseefalten an der Stirn. In dem Fall darf man nur wenig Botulinumtoxin A spritzen, weil sonst das Lid noch mehr erschlafft und somit auch die Augenbraue. Die sinnvollere Möglichkeit, diese Falten an der Stirn zu verhindern, wäre eine Oberlidstraffung. Dabei wird die Ursache operativ bekämpft, das heißt, im Rahmen des Eingriffs wird die überschüssige Haut abgeschnitten und der »Vorhang« sozusagen gekürzt.

Wer bereits Botulinumtoxin A probiert hat und den Eindruck hat, er oder sie würde nach einer Behandlung plötzlich andere Gesichtspartien stärker bewegen, und fürchtet, durch diesen Ausweichmechanismus künftig neue Mimikfalten zu entwickeln, dem oder der sei gesagt: Wo ein Wille ist, ist auch ein Weg. Bewegungen im Gesicht haben, wie geschildert, mit Eigenbeobachtung und Disziplin zu tun. Das Gesicht zu entspannen, braucht ein bisschen Anstrengung, lohnt sich aber enorm.

Da Botulinumtoxin A ein Medikament ist, gehört es in die Hände von Mediziner:innen: Erstens sind genaue Kenntnisse der Anatomie bei der Handhabung wichtig, zweitens muss man sich über das Gegenspiel von Agonist und Antagonist sehr bewusst sein, und drittens ist die Menge elementar; die Fachkraft muss wissen, wo sie wie viel einspritzen sollte. Ob man sich für eine Botulinumtoxin-A-Behandlung entscheidet oder nicht und ob es für einen richtig oder falsch ist, muss man deshalb mit seiner Ärztin oder seinem Arzt besprechen. Grundsätzlich ist sie gegen Mimikfalten aber eine gute Option.

Immer öfter werden Kurse für Gesichts-Yoga angeboten. Lohnt sich das zur Gesichtsentspannung?

Oft werde ich gefragt: »Welche Yoga-Übungen kann ich machen, um die Muskulatur in meinem Gesicht zu stärken?« Meine Antwort: »Zäume das Pferd nicht von hinten auf. Mach es dir doch einfacher und versuche zuerst, Bewegungen im Gesicht zu vermeiden.« Das ist die bessere Strategie gegen Mimikfalten. Grundsätzlich hilft Yoga immer dabei, ein Bewusstsein für den Körper zu entwickeln. Allerdings werden beim Gesichts-Yoga häufig die falschen Muskeln trainiert, da außer Mediziner:innen sich nur wenige mit der Anatomie und der Gesichtsmuskulatur genügend gut auskennen, sodass es oft zu verstärkten Falten kommt.

Manche Menschen scheinen genau an den gleichen Stellen Falten zu entwickeln wie ihre Eltern. Kann das sein?

Ich muss jedes Mal schmunzeln, wenn ein:e Patient:in zu mir sagt: »Meine Mutter hat die gleichen Falten auf der Stirn. Die habe ich von ihr geerbt.« Ich stelle dann gern die Frage in den Raum: »Und wenn dein Vater supertolle Bauchmuskeln hat, dann erbst du die auch?« Das wäre ja cool, ist aber nicht der Fall. Rein genetisch kann man weder den muskelbepackten Körper noch Mimikfalten erben. Die Person spiegelt vermutlich ihre Eltern; sie oder er sieht die starke Bewegung wie das Hochziehen der Augenbrauen ständig an ihnen und gewöhnt sich dieselben Gesichtsbewegungen an. Als Merksatz gebe ich den Leser:innen dieses Buches mit: Mimikfalten kann man nicht genetisch von den Eltern erben! Sie entstehen durch unzählige Wiederholungen im Gesicht. In dem Sinn sind sie wie ein stark trainierter Muskel, der im Gesicht einen unerwünschten Nebeneffekt hat. Jedoch kannst du alles, was du dir antrainierst, auch wieder abtrainieren. Darum ist die beste Möglichkeit, sie loszuwerden, Disziplin. Versuche, die beanspruchten Gesichtspartien (Stirn, Augenbrauen, Mund) so ruhig wie möglich zu halten. Der Erfolg wird sich bald sehen lassen können.

Könntest du das mit dem Trainieren und Abtrainieren etwas genauer erklären?

Jemand macht Übungen (Sit-ups) für einen straffen Bauch, sagen wir, 10 pro Stunde, macht 100 pro 10 Stunden, macht 700 pro Woche, macht 36 400 pro Jahr. Das Resultat ist ein krasses Sixpack. Stell dir das übertragen aufs Gesicht vor. Du ziehst 10 Mal pro Stunde, 100 Mal pro 10 Stunden, 700 Mal pro Woche und 36 400 Mal pro Jahr die Augenbrauen hoch, doch hier zeigt sich das tägliche »Training« in tiefen Falten. Leider sagt keiner: »Tolles Sixpack auf der Stirn«, sondern alle sagen: »Oh, große, tiefe Falte«. Allen, die diese Erkenntnis etwas demotiviert, verrate ich, dass die Falten verschwinden, wenn man mit dem »Training« aufhört, also mit den entsprechenden Bewegungen im Gesicht (Stirn hochziehen, böse gucken, angespannt gucken, den Strohhalm benutzen und so weiter). Botulinumtoxin A hat zum Beispiel diese Wirkung. Durch das »Weniger-bewegen-Können« durchbricht man eine Gewohnheit und verlernt sie sogar. Der eigene Wille kann aber auch schon sehr viel bewirken, weshalb ich meinen Patient:innen oft sage: »Achten Sie mal darauf, Ihren Mund nicht zum Kussmund zu spitzen oder die Stirn beim Mascara-Auftragen nicht hochzuziehen. Dann geht die Falte weg, und Sie sparen sich das Geld für eine Behandlung.«

Hat man Botulinumtoxin A eigentlich speziell gegen Falten »gezüchtet«?

Der Effekt, dass Falten durch die Substanz schwächer werden, wurde zufällig von der Augenärztin Jean Carruthers entdeckt, als sie Patienten mit Strabismus (Schielen) behandelte. Bei Strabismus ist ein Muskel im Auge stärker als der andere. Darum wurde in den aktiveren Muskel Botulinumtoxin A injiziert, und der Patient oder die Patientin hat danach gerade geschaut. Als Nebeneffekt wurde die Haut um das Auge herum glatter, weil zu oberflächlich gestochen wurde. Carruthers teilte diese Entdeckung mit ihrem Ehemann, einem Dermatologen – und seither haben wir Dermatologen uns diese Wirkung zunutze gemacht.

Woher stammt der Name »Botox«?

Der Name Botulinumtoxin leitet sich vom Bakterium Clostridium botulinum *ab. Ursprünglich wurde es unter dem Namen »Oculinum« vermarktet, bevor es später in »Botox« umbenannt wurde. Der Begriff Botulinum selbst geht auf das lateinische Wort* botulus *zurück, was »Wurst« bedeutet – ein Überbleibsel von frühen Fällen, in denen das Toxin tödliche Auswirkungen auf Menschen hatte, die schlecht konservierte Wurst verzehrten. In solchen Fällen führte die unsachgemäße Konservierung dazu, dass sich Bakterien vermehrten. Wurde das von ihnen produzierte Toxin gegessen, konnte es die kleinen Muskeln beeinträchtigen, die für die Atmung essenziell sind. Heute ist Botulinumtoxin jedoch für zahlreiche medizinische Anwendungen zugelassen, darunter die Behandlung von Migräne, hemifazialem Spasmus und Hyperhidrose (übermäßiges Schwitzen). Zudem werden derzeit weitere potenzielle Einsatzmöglichkeiten geprüft.*

Was steckt hinter »Baby Botox«?

Das trendige »Baby Botox« betrifft nur die Art und Weise, wie die Substanz injiziert wird, nämlich fein dosiert in der obersten Hautschicht (medizinisch gesprochen, intradermal), damit sich dort die Fasern entspannen. Eigentlich ist eine Botulinumtoxin-A-Behandlung immer eine Kombination aus intradermal (»Baby«- oder »Mesobotox«) und intramuskulär (normal in den Muskel gespritzt).

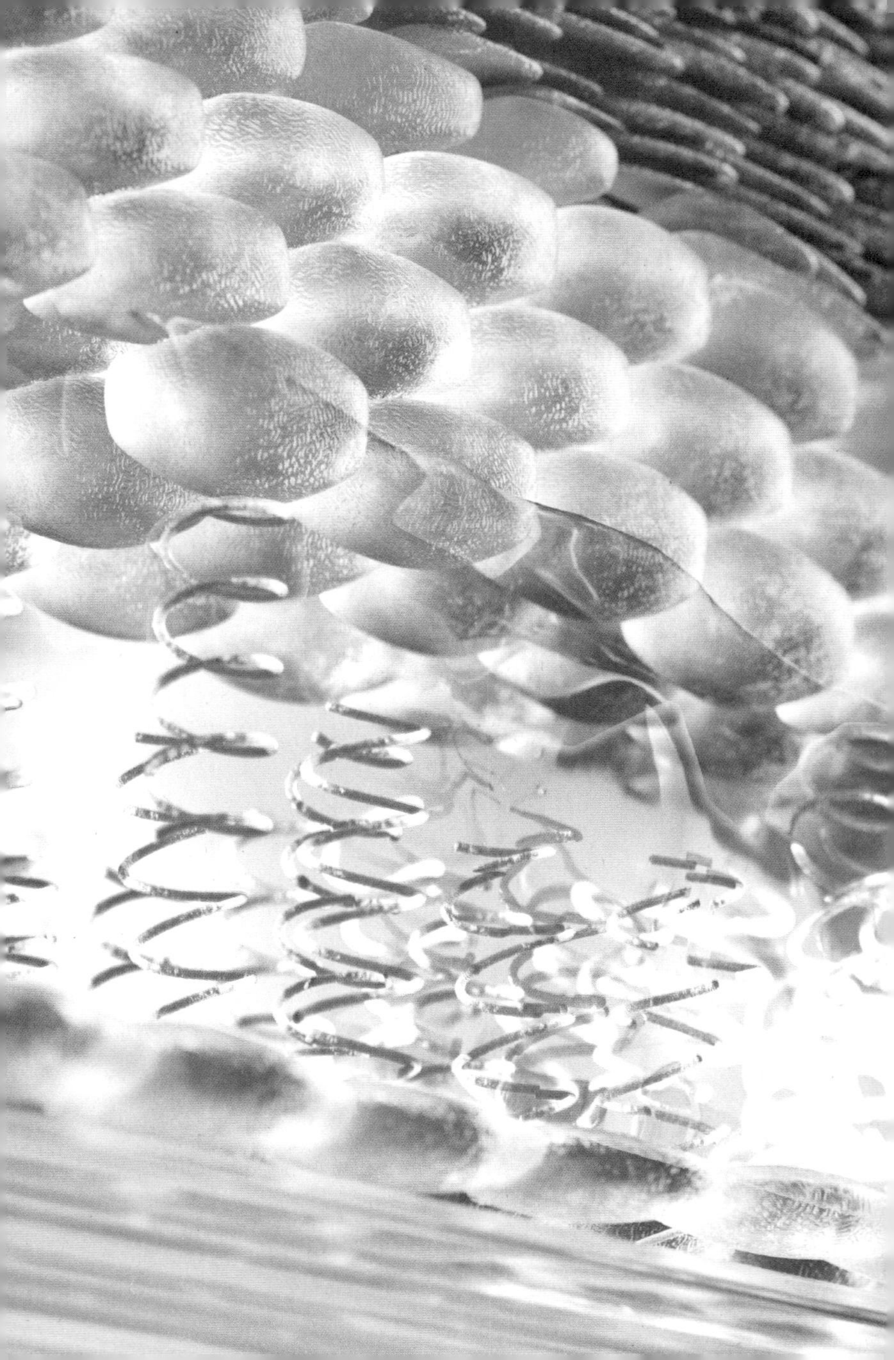

3 Von Kopf bis Fuß – die Haut geht weiter

Nachdem wir uns intensiv mit dem Gesicht befasst haben, möchte ich meine lieben Leser:innen im letzten Teil dazu ermutigen, den Blick nach unten zu richten. Denn obwohl wir der Haut im Gesicht generell am meisten Aufmerksamkeit schenken, geht sie ja eigentlich weit über den Kopf hinaus und umgibt unseren gesamten Körper. Unterstützen sollten wir sie deshalb überall und müssen besonders im Zusammenhang mit der Sonne darauf achten, dass jede unbekleidete Körperstelle gut geschützt ist (und zwar das ganze Jahr über und nicht nur im Sommer).

Zudem gibt es ein paar Themen, die übers Gesicht hinausgehen und zu denen viele meiner Patient:innen Fragen haben, weshalb ich sie auch hier ansprechen möchte. Dazu gehören vor allem die Narben, Besenreiser, Haare und Tätowierungen, welche die Haut zeichnen und die einen manchmal so zu stören beginnen, dass man sie loswerden oder zumindest weniger sichtbar machen möchte.

Ist das der Fall, gibt es verschiedene Schritte, die man selbst, aber vor allem die Dermatologie unternehmen kann, um Narben, Besenreisern, Haaren und Tätowierungen hautschonend entgegenzuwirken. In diesem Teil geht es also darum, wie man am besten vorgeht und was es alles zu beachten gilt. Denn besonders bei der Haarentfernung gibt es heutzutage zwar viele Möglichkeiten, aber leider eignet sich nicht jede Technik für jedes Haar oder jede Körperstelle. Folgende Kapitel sollen dir deshalb über jedes Thema genau Auskunft geben und dir dabei helfen, den besten Weg für dich und deine Haut zu finden.

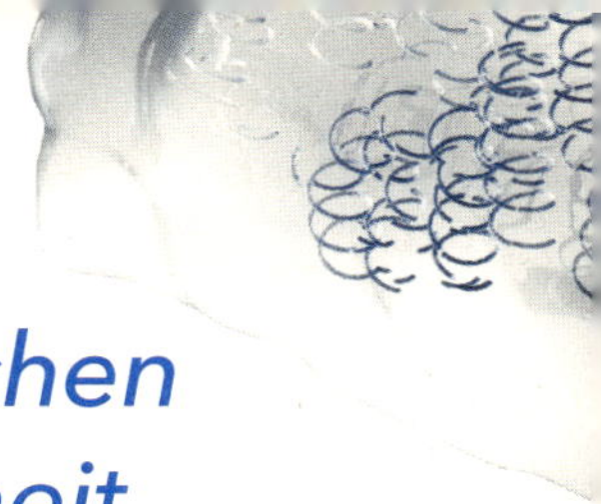

Narben – die Zeichen der Vergangenheit

Wie ihr bereits wisst, ist das oberste Gebot der Haut, unseren Körper vor der Außenwelt zu schützen und dafür zu sorgen, dass nichts Unerwünschtes eindringen und nichts Wertvolles entweichen kann. Dank der »Backsteinmauer« (der Epidermis) klappt dies eigentlich auch wunderbar, es sei denn, die Haut wird an einer Stelle so sehr verletzt, dass sie Gefahr läuft, ihre Schutzfunktion nicht mehr aufrechterhalten zu können. Solche Verletzungen können entweder von außen (wie bei einem Schnitt, einer Schürfung oder Operationswunde), durch eine Entzündung von innen (wie bei Pickeln oder Windpocken) oder durch Zug verursacht werden.

Letzteres kann passieren, wenn eine Person zum Beispiel schnell wächst, sich in kurzer Zeit Muskelmasse antrainiert oder rasant an Gewicht zunimmt. Also eigentlich dann, wenn wir uns entweder in die Länge oder in die Breite relativ rasant ausdehnen. Auf die Haut wirkt dabei ein starker Zug oder Druck, sodass sie so lange gedehnt wird, bis sie zu »reißen« droht. Davon zeugen in der Folge Striae, auch Wachstumsstreifen oder Dehnungsstreifen genannt, die sich mit Vorliebe auf den Oberschenkeln, am Bauch, auf dem Po oder an der Brust breitmachen und bei Männern und Frauen in jedem Alter auftreten können.

Wird die Integrität der Haut also von außen, innen oder durch Zug so sehr verletzt, dass die Schutzfunktion in Gefahr gerät, versucht die Haut, den entstandenen Schaden schnellstmöglich zu reparieren, damit gegen außen alles wieder schön »dicht« und stabil ist. Hier kommt deshalb schnell gebildetes Narbengewebe zum Einsatz.

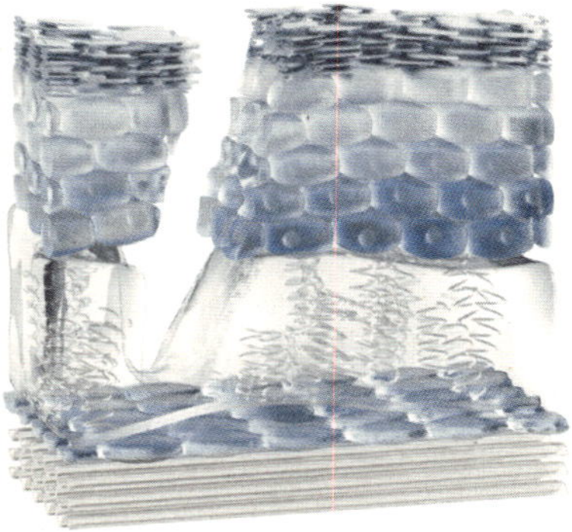

Verletzung von außen

Start bis Stopp – wenn Verletzungen zu Narben werden

Egal ob von außen, innen oder durch Zug, wenn die »Backsteinmauer« verletzt wird, löst der Körper Alarm aus: Er versetzt das Immunsystem in höchste Aufregung, damit es sofort mit der Reparatur der Unfallstelle beginnt. Als Kittsubstanz dient schnell gebildetes Kollagen, das wie eine Art Kleber alles wieder dicht machen soll, denn nichts ist schlimmer, als wenn die »Backsteinmauer« ihre Funktion verliert und nicht mehr als »Schutzbarriere« fungieren kann. Leider ist das auf die Schnelle gebildete Kollagen aber nicht von erster Güte. Die

Kollagen-Kittsubstanz unterscheidet sich von der normalen, langsam gebildeten Kollagensubstanz, und wir nehmen diese Differenz als Narbe wahr.

Eine Narbe ist also eigentlich »nur« ein Ersatzgewebe, das aus schnell gebildetem Kollagen besteht. Die hauttypischen Talg- und Schweißdrüsen, Haare und Pigmentzellen fehlen, da die Haut bei einer Verletzung keine Zeit hat, diese zu bilden. Dieses Ersatzgewebe ist auch weniger elastisch. Aus diesem Grund unterscheidet sich eine Narbe optisch von der gesunden Haut. Zudem werden für die Reparatur enorm viele Helfer und Substanzen benötigt, weshalb zusätzlich kleine Blutgefäße einsprießen, um die Nährstoffe an den Ort des Geschehens zu transportieren. Dieses rege Treiben ruft Rötungen hervor, weshalb frische Narben rot schimmern. Irgendwann bilden sich diese Gefäße ganz von allein wieder zurück, allerdings kann es mehrere Jahre dauern, bis dieses Stadium abgeschlossen ist.

Narben sind Ersatzgewebe aus schnell gebildetem Kollagen

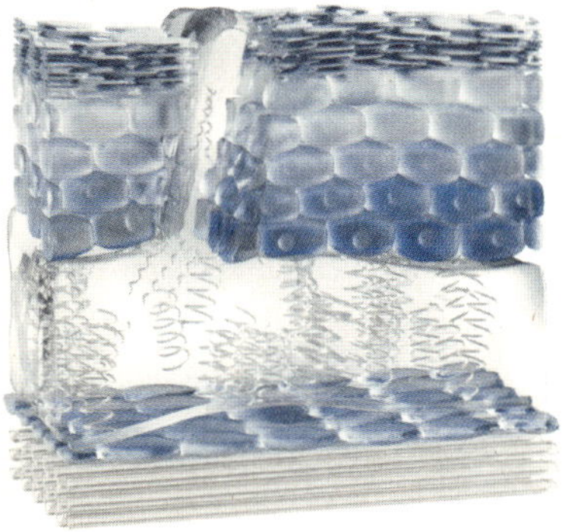

Narbengewebe aus Kollagen

Ist eine Narbe einmal ausgeheilt, sieht sie weiß aus. Die Kollagen-Kittsubstanz wird jedoch nicht einfach wie von Zauberhand zu gesunder Haut. Sie bleibt anders und zeigt sich zum Beispiel in Form von langen Streifen an den Wachstumsarealen (Bauch, Oberschenkel, Brüste, Oberarme) oder eben dort, wo ein äußerer oder innerer Einfluss die Haut derart unsanft und tief beeinträchtigt hat. Solch flache, glatte, weiße Narben tragen wahrscheinlich die meisten von uns an unterschiedlichen Körperstellen als sichtbare Andenken. So weit, so normal.

Narben können aber auch Probleme bereiten. Etwa dann, wenn zu viel Kollagen gebildet wird und das Narbengewebe über das Hautniveau hinauswächst, sodass eine hypertrophe Narbe entsteht. Diese sind meist gerötet und passen sich nicht flach an die umgebende Haut an, sondern wirken wulstig. Noch extremere Formen hiervon sind Keloide; auch sie entstehen durch die Überproduktion von Kollagenfasern und wuchern sogar über die verwundete Stelle hinaus. Im Gegensatz dazu gibt es atrophe Narben, die nach innen gezogen sind und eingesunken erscheinen. Sie entstehen, wenn sich das schnell gebildete Kollagen nach der Wundheilung zusammenzieht und das Narbengewebe sozusagen »einfällt«.

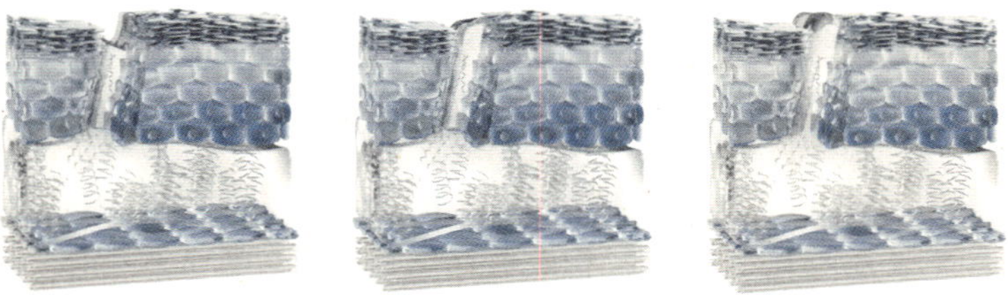

Atrophe, flache und hypertrophe Narben

Prävention – dein Trumpf bei Narben

Sind Narben einmal da, ist es leider schier unmöglich, sie komplett verschwinden zu lassen. Dafür kann man ihr Erscheinungsbild aber verbessern, und zwar indem man die Haut während und nach dem Heilungsprozess bestmöglich unterstützt. Dabei kommt es aber ein bisschen darauf an, ob die Verletzung von außen, innen oder durch Zug entstanden ist.

Verletzungen von außen

Wird die Haut von außen verletzt, wie bei einem Schnitt, ist es wichtig, dass sie schnellstmöglich wieder verschlossen wird. Am besten wäre es, die beiden Seiten so eng wie möglich zusammenzufügen, damit der Körper die kollagenreiche Kittsubstanz nur geringfügig bilden muss. Hierzu dienen zum Beispiel Steri-Strips. Das sind kleine, starke Pflaster, die dafür sorgen, dass die Haut nicht wieder auseinanderklafft. Auch Silikonpflaster helfen dabei, die Stelle schön zusammenzuhalten, damit nur wenig Ersatzkollagen gebildet werden muss und die Narbe somit kleiner wird. Solche Steri-Strips oder Silikonpflaster helfen jedoch nur bei Wunden mit »klaren« Rändern, wie eben bei einem Schnitt oder einer Operationswunde. Für Schürfwunden sind sie eher ungeeignet.

> Mit der richtigen Prävention kann das Erscheinungsbild verbessert werden

Zudem sollte die Stelle so wenig »Zug«-Stress wie möglich ausgesetzt werden, denn Zug jeglicher Art signalisiert dem Körper, dass die Haut Gefahr läuft, »auseinanderzureißen«. Der Körper reagiert auf dieses Signal, indem er mehr Ersatzkollagen bildet, um zu verhindern, dass die Integrität und somit die Schutzfunktion der Haut beeinträchtigt wird. Darum raten Mediziner:innen für eine optimale Wundheilung zur Ruhe: keine zu starken Bewegungen und auf gar keinen Fall Sport treiben. Denn ein starker Zug kann selbst hervorragend versorgte oder genähte Wunden derart belasten, dass sie erneut reißen und die Narbe durch das zusätzlich gebildete Ersatzkollagen wulstiger wird. In solch einer Situation muss das betroffene Körperteil deshalb möglichst ruhig gehalten werden.

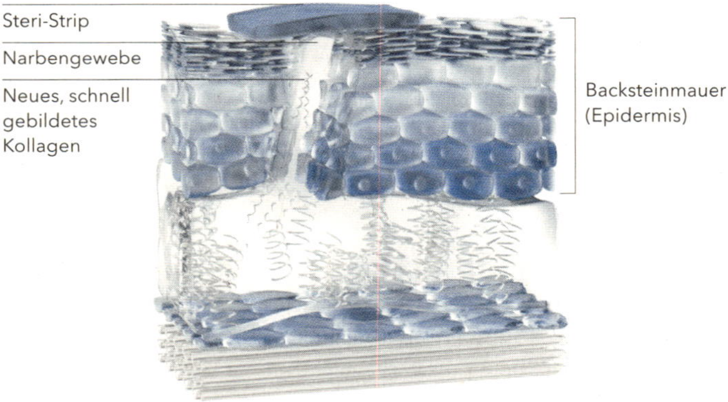

Schnitt mit Steri-Strip

Verletzungen von innen

Wie bereits erwähnt, entstehen Verletzungen von innen durch Entzündungen in der Haut, und am häufigsten sind ebenjene Entzündungen, die mit Pickeln einhergehen. Sie entstehen, wenn die Bakterien auf der Haut durch den kleinen Kanal, aus dem ein Härchen sprießt, bis zur Haarwurzel vordringen und dort ein Talg-Bakterien-Chaos auslösen (wie im Kapitel *Pickel* beschrieben). Der Pickel, der sich dann an der Hautoberfläche zeigt, verlockt zum Ausdrücken. Wer die Finger davon nicht lassen kann, riskiert, noch mehr Schaden anzurichten. Der ausgeübte Druck wird nämlich schnell zu groß, sodass der Talg-Bakterien-Mix nicht nur durch den Kanal, sondern auch an anderen Stellen durch die »Backsteinmauer« gedrückt wird. Schlimmstenfalls gelangt das Bakteriengemisch sogar noch tiefer in die Haut, wo es zusätzlich Chaos anrichten kann. Damit diese Schäden rasch behoben und die Integrität der Haut wiederhergestellt wird, bildet der Körper auch hier wieder so schnell wie möglich die Kollagen-Kittsubstanz, was (je nach Ausmaß der Verletzung) wiederum in einer Narbe enden kann.

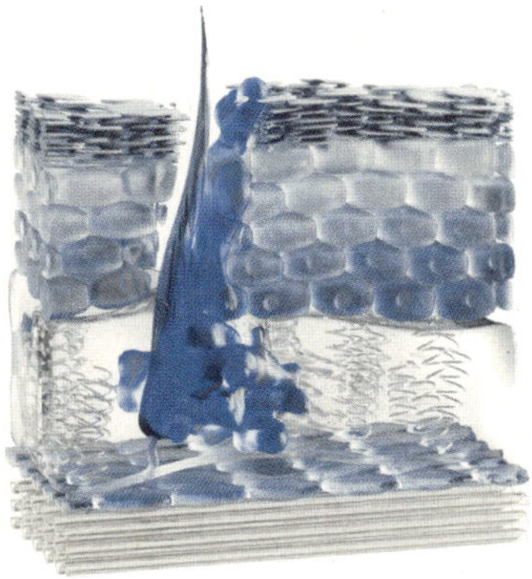

Zustand bei extremer Entzündung um den Haarfollikel (ausgedrückter Pickel)

Um solche Aknenarben zu verhindern, sollte man von Pickeln also schlichtweg die Finger lassen. Wem dies schwerfällt, rate ich, sogenannte Pimple Patches auf die Pickel zu kleben, damit man die entzündeten Stellen nicht mehr direkt anfassen kann. Bei bereits existierenden Aknenarben kann man mit der New-School-Kosmetik zudem das Erscheinungsbild verbessern. Aknenarben zeigen sich meist als atrophe Narben, also als kleine Einbuchtungen oder gar Krater auf der Haut. Will man ihre Sichtbarkeit mindern, muss der Höhenunterschied zwischen dem normalen Hautniveau und den Kratern ausgeglichen werden, indem man die toten Zellen auf der Hautoberfläche reduziert. Denn je mehr tote Zellen sich um den Krater ansammeln, desto größer ist der Höhenunterschied und desto tiefer wirkt der Krater. Auch hier ist also wieder einmal das Anregen des Zellumsatzes angesagt. Mit Level-1-Inhaltsstoffen, also mit der Basis-Routine und einem AHA-Serum für die Nacht, klappt das bereits wunderbar. Wer noch eine Stufe höher gehen möchte, kann danach langsam ein Retinol in die Routine integrieren oder bei der Dermatologin oder dem Dermatologen ein Fruchtsäurepeeling durchführen lassen.

Verletzungen durch Zug

Gegen Verletzungen durch Zug kann man selbst leider nicht viel tun; sind Wachstums- oder Dehnungsstreifen einmal da, ist die Pflege sowie die Kosmetik leider machtlos. Dafür kann man ihnen aber vorbeugen, indem man die Haut massiert und sanft an ihr zupft. Dadurch wird sie leicht »geärgert« und auf den kommenden Zug vorbereitet. Besonders während der Schwangerschaft oder bei einem schnell wachsenden Kind können solche Massage- und Zupftechniken präventiv viel bewirken. Um die Prozedur etwas angenehmer zu gestalten, kann zudem ein Öl zum Einsatz kommen. Am besten wird ein pures Öl wie Jojoba- oder Mandelöl verwendet, denn mit aktiven Inhaltsstoffen (vor allem Vitamin A) muss während der Schwangerschaft und Stillzeit vorsichtig hantiert werden.

Die Ernährung als Hilfestellung gegen Narben

Abgesehen von der Pflege, Kosmetik und Prävention kannst du die Wundheilung auch mit der Ernährung unterstützen. Zum Beispiel mit Lebensmitteln, die das »gute« Kollagen anregen (also das langsam gebildete). Dazu gehört Vitamin A, das in Karotten, Wirsing und Grünkohl zu finden ist. Es ist für den Aufbau von neuem Hautgewebe wichtig, damit es bei der Wundheilung zu keiner Verzögerung kommt.

Vitamin C (beispielsweise in Blau-, Him- und Erdbeeren enthalten) unterstützt die Kollagenbildung. Für die Wundheilung ist es also wichtig, um Narbenbildung entgegenzuwirken. Wenn du zu Nahrungsergänzungsmitteln tendierst, pass auf die Dosis auf, denn zu viel kann den Nieren schaden, und bei mehr als 3 bis 4 Gramm pro Tag kann es sogar zu Nierensteinen kommen. Darum auf die Verpackungsbeilage und die Dosierungsvorgaben achten.

Für den Heilungsprozess benötigt der Körper auch Proteine, die unter anderem in Fisch, Fleisch, Sojaprodukten und Hülsenfrüchten zu finden sind. Der erhöhte Eiweißbedarf braucht aber nicht extra mit Eiweißpulver gedeckt zu werden. Gerade bei Whey Protein, also dem häufig verwendeten Molkepulver, kann es zu Pickeln kommen, was sicher keine erwünschte Nebenwirkung für dich wäre.

L-Arginin ist sehr wichtig bei der Zellteilung und der sogenannten Proteinsynthese (Proteinproduktion), sodass es bei der Wundheilung einen besonderen Effekt hat. Studien konnten zeigen, dass die Nutzung von L-Arginin die Heilung von Wunden verbessern und die Zeit, die für die Heilung benötigt wird, verringern kann. Es ist vor allem in Kürbiskernen, Erd- und Walnüssen, aber auch in Lachs, Schweinefleisch und Hühnerfleisch zu finden.

Eisen braucht der Körper, um in den roten Blutkörperchen Sauerstoff zu binden und ihn zur »Unfallstelle« zu transportieren, wo er die Wundheilung unterstützt. Weizenkleie, weiße Bohnen, Kichererbsen, Tofu, Nüsse, Spinat und Leber enthalten viel Eisen. Du kannst zur Kontrolle auch mal deinen Eisenspiegel sowie den Eisenspeicher, das sogenannte Ferritin, überprüfen lassen.

Auch die Enzyme Papain und Bromelain fördern die Wundheilung und können kleine Schwellungen beispielsweise nach Operationen, Unfällen und kleinen Verletzungen reduzieren, wodurch auch Schmerzen spürbar verringert werden können. Papain ist in der Papaya zu finden und Bromelain in der Ananas.

Das Spurenelement Zink ist an zahlreichen Stoffwechselprozessen beteiligt und damit auch bei der Wundheilung. Über die Nahrung kann man Zink durch Fleisch, Fisch, Austern, Eier, Spinat, Haferflocken und Vollkornprodukte (abhängig vom Ausmahlungsgrad, da Zink in den Randschichten von Getreide enthalten ist) aufnehmen. Wer gerne ergänzend zu Tabletten oder Kapseln greift, sollte bei längerer Einnahme wissen, dass Zink als Kupferräuber fungiert, also nicht zu lange und nicht zu viel davon nehmen. In der Schweiz ist aus diesem Grund die früher geltende Höchstgrenze von 15 Milligramm auf 5,3 Milligramm reduziert worden.

Pantothensäure ist ein Bestandteil von Coenzym A und hat somit indirekt eine gewisse Bedeutung bei der Erneuerung der Haut und bei der Förderung wichtiger Prozesse innerhalb der verschiedenen Hautschichten. Wenn man sich verletzt, braucht der Körper mehr Pantothensäure, weil diese die Entstehung von kollagenbildenden Zellen fördert (was unter anderem für die Heilung von Wunden wichtig ist). Außerdem unterstützt Pantothensäure die Herstellung von speziellen Stoffen (hexosaminhaltiger saurer Mucopolysaccharide), die das Gewebe bei der Heilung stabilisieren. In der Nahrung ist sie in Hülsenfrüchten, Hefe, Fisch, Fleisch (vor allem Innereien), Eigelb und Getreide zu finden.

Inhaltsstoff	Funktion	Vorkommen
Vitamin A	Unterstützt Kollagenbildung	Karotten, Wirsing, Grünkohl
Vitamin C	Unterstützt Kollagenbildung	Blau-, Him- und Erdbeeren, Nahrungsergänzungsmittel
Protein	Fördert den Heilungsprozess	Fisch, Fleisch, Sojaprodukte, Hülsenfrüchte
L-Arginin	Unterstützt die Wundheilung	Kürbiskerne, Erd- und Walnüsse, Lachs, Schweinefleisch, Hühnerfleisch
Eisen	Bindet Sauerstoff in den roten Blutkörperchen und hilft, ihn zu transportieren	Weizenkleie, weiße Bohnen, Kichererbsen, Tofu, Nüsse, Spinat und Leber
Zink	An zahlreichen Stoffwechselprozessen wie der Wundheilung beteiligt	Fleisch, Fisch, Austern, Eier, Nüsse, Vollkornprodukte, Hülsenfrüchte
Pantothensäure (Coenzym A)	Unterstützt die Kollagenbildung und den Heilungsprozess	Hülsenfrüchte, Hefe, Fisch, Fleisch (Innereien), Eigelb, Getreide

Verbesserung von Narben – die Dermatologie rückt ein

Bevor man sich an die Dermatologie wendet, empfehle ich grundsätzlich, erst den Zellumsatz mithilfe der Kosmetik anzuregen. Einerseits verbessert dieser ja bereits das Erscheinungsbild der Narben und andererseits führt er dazu, dass gewisse dermatologische Behandlungen wirksamer werden. Danach kann man sich gerne an die Dermatologie wenden, um die eigentlichen Narben direkt anzugehen.

Eine der wirksamsten Möglichkeiten, um das Erscheinungsbild von Narben zu verbessern, ist das Microneedling, das ich schon im Kapitel *Falten Teil 1* vorgestellt habe. Es wurde bereits im alten Indien angewandt und hat sich vor allem bei Dehnungs- und Wachstumsstreifen und Aknenarben als äußerst effektiv erwiesen. In der Regel kommt dafür ein Roller oder ein sogenannter Pen mit sich schnell bewegenden Einwegnadeln zum Einsatz. Hier kann es beispielsweise helfen, zuvor den Zellumsatz anzuregen, da die toten Zellen auf der Hautoberfläche ansonsten eine Art Hindernis darstellen, sodass die Nadeln weniger gut in die Haut eindringen können. Je nach Land und der entsprechenden gesetzlichen Norm wird in Kosmetikstudios mit Nadeln gearbeitet, die bis zu 0,25 mm tief in die Haut eindringen. Bei einer medizinischen Behandlung durch die Ärztin oder den Arzt dringen sie in der Regel 1,5 bis 3 mm tief (oder sogar noch tiefer) ein, wobei tiefer aber nicht zwingend besser ist. Die dadurch entstehenden Mikroverletzungen sind so minimal, dass keine schnelle Rettung durch das »schlechte« Kollagen nötig ist. Der Reiz ist aber groß genug, um einen relevanten Impuls zu setzen. Die Kollagenproduktion wird angekurbelt, jedoch in dem Fall die gute. Man nennt die Methode deshalb auch Kollageninduktionstherapie (*collagen induction therapy*, CIT). Da die Verletzung nur angedeutet wird, kann sich die Haut Zeit lassen und über Monate hinweg langsam das »normale« Kollagen bilden. Die Narbe wird dadurch weicher und kann abflachen (bei hypertropher Narbe) beziehungsweise hochkommen (bei atropher Narbe).

Die Anzahl der Sitzungen hängt von der behandelten Region und der Art der Narbe ab. Zu Beginn unterzieht sich die Person für gewöhnlich zwei bis drei Behandlungen im Abstand von vier bis sechs Wochen, da die Haut Zeit braucht, um sich zu regenerieren, und man das Resultat erst nach drei Monaten sieht. Die Downtime, das ist die Zeit, in der man die Behandlungsfolgen sieht und die Person deswegen nicht am sozialen Leben teilnehmen möchte, ist beim Microneedling nicht allzu lang. Nach der Behandlung kann es zu Rötungen und leichten Schwellungen kommen, die aber nach kurzer Zeit nachlassen und spätestens nach wenigen Tagen wieder verschwinden. Man muss allerdings immer beachten, dass es sich um Mikroverletzungen handelt. Dementsprechend muss steril gearbeitet und gewissenhaft Nachsorge betrieben werden, weil 24 Stunden lang kein Schmutz an die behandelten Partien gelangen darf. Eine erfahrene Fachkraft wird die Stelle vor der Behandlung oberflächlich mit einer Creme betäuben, da das Piksen sonst je nach Größe des Areals als sehr unangenehm empfunden werden kann. Auch ist eine gute Desinfektion notwendig, um Infektionen zu vermeiden. Zudem müssen die Nadeln extrem scharf sein, damit die Haut wirklich nur gereizt wird und nicht verletzt, da stumpfe Nadeln zusätzlichen Schaden anrichten.

Eine Erweiterung dieser Methode ist das Microneedling mit Radiofrequenz (Microneedling RF). Durch die Energie der Radiofrequenz wird an der Spitze der Nadeln Hitze erzeugt, die zusätzlich zur Anregung der Kollagenproduktion eine Straffung auslöst, da die Kollagenfasern sich durch die erzeugte Hitze zusammenziehen.

Mittels Laser lässt sich außerdem das Erscheinungsbild hypertropher Narben positiv beeinflussen, insbesondere mit dem fraktionierten CO_2-Laser. Er sendet Energie in einer bestimmten Wellenlänge (10 600 Nanometer) aus und »brennt« in kleinen Fraktionen minimalste Löcher in die Haut. Auch hierbei wird die Oberfläche so gering beeinträchtigt, dass die Produktion von gutem Kollagen hervorgerufen beziehungsweise angekurbelt wird. Damit kann die Ärztin oder der Arzt sogar keloide Narben behandeln. Allerdings dauert die Heilungszeit länger, das heißt, die kleinen Löcher sind in Form von dunklen Pünktchen länger sichtbar, und es bilden sich kleine Krusten. Aus diesem Grund kann es bis zu 14 Tage dauern, bis sich die Haut nach der Behandlung wieder beruhigt.

Wer bei frischen Narben nicht warten möchte, bis sie weiß sind, kann zudem eine Laserbehandlung mit dem Gefäßlaser durchführen lassen. Der »sieht« ausschließlich Rot (meistens den Blutfarbstoff im Gefäß) und »sprengt« die Farbe, wodurch sich das Gefäß, in dem sich der rote Farbstoff befindet, erhitzt und die Gefäßwände verkleben, sodass kein Blut mehr hindurchfließen kann. Der 585-Nanometer- oder 595-Nanometer-Farbstofflaser (gepulst) oder der Nd:YAG-Laser kommt hier meist zum Einsatz.

Falls eine hypertrophe oder eine keloide Narbe entstanden ist, können Mediziner:innen sie mit einer Kortisoninjektion flacher machen. Die normalerweise unerwünschte Nebenwirkung des Kortisons wirkt sich hier positiv aus: Die Haut wird dünner beziehungsweise »atrophischer« und in dem Fall die Narbe flacher. Diese Behandlung eignet sich jedoch eher für OP-Narben und weniger für Aknenarben.

Was soll man tun, wenn man eine Wunde an einem Ort hat, den man nicht ruhigstellen kann?

Behutsamkeit wäre unbedingt anzuraten. Gerade wenn sich eine Wunde am Rücken befindet, wo der Zug an den beiden Hauträndern, die wieder zusammenwachsen sollen, am stärksten ist. Sollte eine Person dort zum Beispiel ein Muttermal entfernen lassen, sollte sie gut aufpassen während der Heilungsphase. Wenn Bewegungen unvermeidbar sind, beugt man sich am besten sehr bewusst mit gestrecktem Rücken nach vorne, etwa wenn man eine Getränkekiste oder sein Baby hochhebt.

Was ist der Unterschied zwischen Pickelmalen und Aknenarben?

Aknenarben sind richtige, tiefe Narben und haben nichts mit den roten oder nach UV-Einstrahlung entstandenen Pickelmalen zu tun. Bei Pickelmalen handelt es sich, wie bereits im Kapitel Pickel *beschrieben, um sogenannte postinflammatorische Hyperpigmentierungen oder Rötungen, die im Gegensatz zu Narben auch wieder komplett verschwinden können. Pickelmale sind also oberflächliche rote oder bräunliche Flecken, die dort auftreten, wo vorher ein Pickel spross. Diese Rötungen weisen auf den entzündlichen Vorgang hin und verschwinden irgendwann wieder. Damit das rasch vonstattengeht, regst du am besten den Zellumsatz an und verwendest zudem aktive Inhaltsstoffe wie Azelainsäure und/oder Niacinamid. Absolut unabdingbar ist der Sonnenschutz. Denn die Pickelmale werden nachdunkeln, wenn die Sonne draufscheint, und es besteht die hohe Wahrscheinlichkeit einer postinflammatorischen Hyperpigmentierung. Sollten sich die Pickelmale auch auf den Rücken erstrecken, dann unbedingt ein T-Shirt tragen, ehrlich gesagt, sogar am Strand. Damit aus roten Flecken nicht bleibende dunkle Souvenirs werden.*

Hast du einen bildlichen Vergleich, der den Nutzen von Fruchtsäuren und Retinol im Zusammenhang mit Narben anschaulicher macht?

Fruchtsäuren und Retinol können vor allem das Erscheinungsbild von atrophen Narben (wie beispielsweise Aknenarben) verbessern. Dabei kann man sich die Narbe wie einen Krater im Erdboden vorstellen. Ist der Krater rundherum von Hügeln umgeben, wirkt er tiefer, da der Höhenunterschied zwischen den Hügelspitzen und dem Boden des Kraters sehr groß ist. Wenn du dann also zum Beispiel auf einem dieser Hügel stehst und in den Krater hinabblickst, wirkt er extrem tief. Gehst du hingegen auf den Erdboden zurück und betrachtest ihn von dort, sieht er schon viel weniger tief aus. Bei der Haut verhält sich dies ganz ähnlich, nur ist der Krater die atrophe Narbe und die Hügel Ansammlungen von toten Hautzellen. Entfernen wir diese toten Hautzellen mittels Fruchtsäure oder Retinol und erhöhen den Zellumsatz, machen wir die Hügel sozusagen dem Erdboden gleich. Der Höhenunterschied zwischen der Hautoberfläche und dem Krater wird kleiner und die Narbe somit weniger sichtbar.

Stimmt es, dass Narben auf gesunder Haut weniger sichtbar sind?

Grundsätzlich ja. Darum lautet die Empfehlung bei Narben auch, den Zellumsatz mit den passenden aktiven Inhaltsstoffen in der Pflege anzuregen. Die Visibilität der Unebenheiten steigt, je großporiger und trockener der Rest der Haut ist (mehr hierzu im Kapitel Raue, trockene, großporige Haut*). In anderen Worten: Die Hügel wirken höher, die Krater tiefer, wenn viele tote Zellen die Oberfläche bevölkern. Im Umkehrschluss trifft das auf die Beobachtung zu: Je gesünder die Haut und ebenmäßiger die Hautoberfläche, desto harmonischer fügen sich die Narben ins Gesamtbild ein.*

Als Hausmittel schwören viele auf Zwiebelextrakt gegen Narben. Es soll die Elastizität des Narbengewebes und die Narbenstruktur verbessern. Ist da etwas dran?

Der Zwiebelextrakt, der als Zauberzutat in Narbensalben beschworen wird, kann meiner Ansicht nach nicht viel bewirken, Schaden anrichten tut er aber auch nicht.

Gibt es für hypertrophe und atrophe Narben einen bildlichen Vergleich, der das Microneedling einfacher verständlich macht?

Bei Patient:innen vergleiche ich sie jeweils mit den zwei »Teilen« eines Eisbergs. Die hypertrophe Narbe ist dabei der Teil, der über der Wasseroberfläche zu sehen ist, und die atrophe Narbe derjenige, der unter der Oberfläche im Wasser schwimmt, also eingezogen ist. Ziel ist, diese Teile beziehungsweise Narben der Wasseroberfläche, also dem umgebenden Hautniveau, gleichzumachen. Die Nadeln der Microneedling-Behandlung wirken dabei wie eine Art Eispickel, der das Eis »abträgt« und winzige Löcher in den Eisberg »schlägt«. Diese Löcher füllen sich langsam mit Wasser, sodass der Eisberg immer kleiner wird und sich der Wasseroberfläche anpasst. Auf die Haut umgemünzt bedeutet dies, dass die durch die Nadeln verursachten Mikroverletzungen mit gutem Kollagen verschlossen werden, sodass hypertrophe Narben abflachen und atrophe Narben hochkommen.

Muss man beim Microneedling wirklich vier bis sechs Wochen warten, bis man wieder eine Behandlung durchführen kann?

Die Haut braucht zwischen den Behandlungen ausreichend Pause, damit sich das Kollagen langsam bilden kann. Microneedling leistet der Haut ja Hilfe zur Selbsthilfe. Zudem dauert es, bis sich das Resultat sichtbar einstellt. Deshalb muss man wirklich so lange warten. Wichtig ist übrigens auch, dass die Haut mit der richtigen Pflegeroutine vorbereitet wird; Microneedling wirkt erst dann optimal.

Spider Veins – die Spinnchen auf der Haut

Wenn wir die Haut von außen betrachten, können wir neben Flecken, Haaren und Narben auch Blutgefäße sehen. Diese sind ganz normal und vor allem an den Händen, Armen, Beinen und Füßen gut sichtbar. Manchmal kann es aber vorkommen, dass im Gesicht oder an den Beinen plötzlich kleine Gefäße auftauchen, die optisch aus der Reihe tanzen: Sie muten zum Teil wie Spinnen an mit einem Köpfchen und dünnen, verzweigten Beinen, weshalb sie auch Spider Veins genannt werden. Spider Veins liegen in den tieferen Hautschichten und schimmern rötlich oder violett durch die Haut. Im Gesicht sieht man sie eher um die Nase herum und an den Wangen, an den Beinen vermehrt um die Oberschenkel, Waden, Kniekehlen und Knöchel. Zudem werden sie an den Beinen oft auch als Besenreiser bezeichnet.

Wenn du dir nicht sicher bist, ob es sich bei der roten oder violetten Stelle tatsächlich um Spider Veins handelt, kannst du einen einfachen Drucktest durchführen, indem du mit dem Finger auf die Stelle drückst. Dabei wird das Gefäß, genauer gesagt die Gefäßwände, durch den Druck von oben zusammengepresst, sodass kein Blut mehr hindurchfließen kann und das Gefäß verblasst. Löst man den Druck, gehen die Gefäße auf, und das Blut kommt wieder durch. Verschwindet die rote oder violette Färbung durch diesen Drucktest und kehrt erst wieder, wenn du loslässt, handelt es sich höchstwahrscheinlich um kleine Gefäße, also um Spider Veins.

Von Autobahnen bis Landstraßen – darum entstehen Spider Veins

Es gibt verschiedene Gründe, warum Spider Veins entstehen. Sie könnten genetisch bedingt sein und auftreten, weil die Eltern oder Großeltern sie bereits hatten, aber sie können auch durch langes Stehen, Sitzen oder einen »ungesunden« Lebensstil (Übergewicht, wenig Bewegung) begünstigt werden, da sie mit den Beinvenen zusammenhängen. Um zu verstehen, wie Spider Veins entstehen, müssen wir deshalb einen kleinen Ausflug auf das Venensystem der Beine machen. Dort haben wir verschieden große Blutgefäße beziehungsweise Venen, die miteinander verbunden sind. Du kannst dir dies eigentlich wie ein Straßennetzwerk vorstellen, das den Verkehr durchs Land lenkt. Tief im Inneren der Beine liegen die großen Venen. Sie sind stark von Blut frequentiert und müssen immer offen sein, damit alles richtig funktioniert wie bei einer Autobahn, auf der der Verkehr rast. Neben beziehungsweise über den großen Beinvenen liegen kleinere Beinvenen, die mit Schnell- und Hauptstraßen vergleichbar sind. Noch weiter oben befinden sich schließlich die Ausfahrt- und Landstraßen, also die kleinen, oberflächlichen Venen, die als Spider Veins und Besenreiser sichtbar werden.

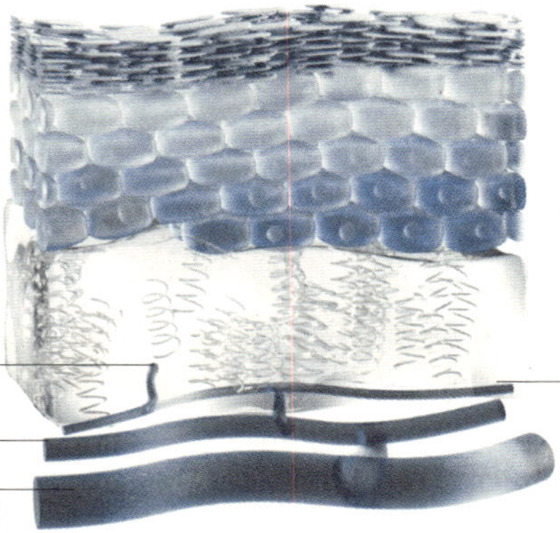

Verschieden große Blutgefäße

Die Aufgabe dieses Venensystems ist, das Blut von den Fußsohlen zum Herz zurückzubefördern, damit es dort wieder mit Sauerstoff angereichert wird, um anschließend alle Organe entsprechend versorgen zu können. Von den Fußsohlen bis zum Herz ist es aber ganz schön weit, vergleichbar mit 15 Etagen in einem Hochhaus. Die Strecke legt das Blut unmöglich mit einem Schub zurück. Darum hat die Natur unsere Venen mit Klappen ausgestattet. Durch Bewegung und unsere Muskulatur wird das Blut nach oben gequetscht bis zur ersten Klappe. Die schließt sich danach, damit das Blut nicht zurückrutscht. Auf diese Weise geht es aufwärts von Klappe zu Klappe oder Etage zu Etage, sodass immer nur eine kleine Distanz zurückgelegt werden muss, bis das Blut schließlich beim Herz angelangt ist.

Mit dem Alter, durch einen »ungesunden« Lebensstil (wenig Bewegung, viel Sitzen, Übergewicht) oder aufgrund einer genetischen Vorbelastung kann es jedoch sein, dass sich die

Blutgefäße ausdehnen und die Klappen deshalb nicht mehr richtig abdichten können. Ist eine Klappe nicht mehr dicht, fällt das Blut nach unten bis zur nächsten Klappe zurück. Ist diese auch nicht dicht, fällt das Blut noch weiter, entweder bis zur nächsten dichten Klappe oder gleich ganz nach unten und wird dort gestaut. Das angestaute Blut übt dann Druck auf das Gefäß aus, sodass sich dieses noch mehr ausdehnt und so weitere Klappen in Mitleidenschaft gezogen werden können.

Zudem führt der Druck auch dazu, dass sich das angestaute Blut auf andere Venen ausdehnt, da diese ja miteinander verbunden sind. Wird das angestaute Blut in eine kleine, oberflächliche Vene (also auf eine Ausfahrt- oder Landstraße) gedrückt und staut dort weiter an, wird das Blutgefäß von außen sichtbar. Wir erkennen dann die Spider Veins mit ihren kleinen Köpfchen und dünnen, verzweigten Beinchen.

Staut sich das Blut hingegen in einer »mittelgroßen« Vene (also auf einer Schnell- oder Hauptstraße) an, entsteht eine Krampfader. Diese schlängelt sich wie eine Schlange oder ein mäandernder Fluss unter der Haut durch und steht relativ prägnant hervor. Schlimmstenfalls kann der Druck sogar so groß werden, dass Blutbestandteile aus dem Gefäß gepresst werden und dunkle Verfärbungen entstehen. Diese treten oft an den Füßen und Knöcheln auf, da das Blut dort nicht mehr weiter herabsinken kann und sich mit der Zeit immer mehr ansammelt.

Spider Veins – die Dermatologie wird zum Spinnenfänger

Sind Spider Veins erst einmal da, kann man mit der Kosmetik leider nichts mehr bewirken. Kompressionsstrümpfe und Kompressionsstrumpfhosen können Beistand leisten, da sie von außen Druck geben, wodurch die Venen komprimiert und die Klappen wieder dicht werden. Wenn man sie jedoch auszieht, sackt das Blut wieder ab, und alles ist wieder beim Alten. Während der Schwangerschaft sind die Venen stärker belastet, weshalb es in diesen neun Monaten sinnvoll ist, das System proaktiv mit Kompressionsstrümpfen zu unterstützen, um die Klappen weniger »auszuleiern«.

> Die Kosmetik alleine ist gegen Spider Veins leider machtlos

Möchte man langfristig etwas gegen Spider Veins tun, muss man sich also an die Dermatologie, die große Schwester der Kosmetik, wenden. Dort kommt ein sogenannter Gefäßlaser zum Einsatz. Dieser zielt mit seinem Energiestrahl auf die rote Farbe des Hämoglobins in den roten Blutkörperchen und erhitzt sie. Dadurch verkleben die Gefäßwände, und das Gefäß wird verschlossen. Blut kann nicht mehr durchfließen, und man sieht es folglich an der Oberfläche nicht mehr durchschimmern. An den Beinen (im Gesicht ist dies zu gefährlich) kann anstelle des Lasers auch eine eigens hergestellte, medizinisch zugelassene Substanz namens Polidocanol in die Vene gespritzt und die kleinen Gefäßwände dadurch verklebt werden. Polidocanol gibt es als Schaum oder in flüssiger Form, Letzteres ist bei ganz feinen Äderchen die beste Option. Wie bei allen medizinischen Behandlungen besteht auch hier das Risiko einer Hyperpigmentierung (Verdunkelung der Haut durch eine entzündliche Reaktion nach Laser- oder Polidocanol-Behandlungen). Daher ist es wichtig, die Behandlung im Voraus mit deinem Arzt zu besprechen und abzuwägen.

Wer Angst hat, dass der verschlossene Bereich irgendwann absterben könnte, weil kein Blut mehr hindurchfließt, den oder die kann ich beruhigen. Da diese kleinen Gefäße nicht dazu da sind, den Bereich mit Sauerstoff zu beliefern, ist es auch nicht schlimm, wenn dort kein Blut mehr durchfließt. Zudem hat das Blut immer noch die Möglichkeit, auf andere, größere Gefäße auszuweichen, um sich den Weg zurück zum Herz zu bahnen. Anders ausgedrückt: Wenn die kleinen Ausfahrt- oder Landstraßen geschlossen sind, kann man immer noch auf die Schnellstraße oder Autobahn ausweichen, um ans Ziel zu kommen. Bei Krampfadern kann das Blut hingegen »nur« noch auf die »Autobahn« ausweichen, weshalb vor der Behandlung von Krampfadern immer erst geprüft werden muss, ob die großen Beinvenen komplett offen sind und das Blut ungehindert durchfließen kann. Um dies herauszufinden, kontrolliert die Ärztin oder der Arzt die Venen mit Doppler-Ultraschall und kann am Geräusch erkennen, ob alles in Ordnung ist. Die tiefen Venen hören sich dabei übrigens tatsächlich ein bisschen wie Autobahnen an, auf denen der Verkehr rast.

Kann ich präventiv etwas tun, damit es gar nicht zu Spider Veins oder zu Krampfadern kommt?

Wie zu Beginn des Kapitels erwähnt, gibt es verschiedene Gründe für die Entstehung von Spider Veins und Krampfadern. Die Genetik spielt dabei eine große Rolle: Haben deine Oma und Mama Spider Veins und/oder Krampfadern, ist die Wahrscheinlichkeit hoch, dass du sie irgendwann auch bekommst. Verhindern kannst du sie in diesem Falle also nicht. Da Spider Veins und Krampfadern aber auch durch den Lebensstil begünstigt werden, lohnt es sich, diesen umzustellen, gesünder zu essen und sich mehr zu bewegen. Durch Muskelbewegungen werden die Gefäße nämlich an einen Widerstand gedrückt, und das Blut kann somit leichter zur nächsten Klappe gelangen (ähnlich einer Tube, aus der man Tomatenpüree oder Senf drückt). Ein leichter 30-Minuten-Spaziergang oder 30 Minuten leichter Sport pro Tag tun schon viel Gutes. Ebenfalls das Training der Wadenmuskulatur durch Radfahren, Golfspielen, Tanzen oder Schwimmen. Zudem ist für spezielle Venengymnastik kein großer Aufwand nötig: Wippende bzw. pumpende Bewegungen aus den Knöcheln oder Knien heraus kann man überall machen: im Büro, an der Bushaltestelle, als Beifahrer im Auto oder im Flugzeug. Auch Wechselduschen bzw. kühle Kneipp-Güsse morgens und abends tragen zur Verbesserung bei. Wie bei Kompressionsstrümpfen sind aber auch Muskelbewegungen nur eine Symptom- und nicht eine Ursachenbekämpfung. Verschwinden werden Spider Veins und Krampfadern dadurch also nicht.

Kann man Spider Veins mit dem Gefäßlaser permanent loswerden?

Leider stimmt es nur zum Teil, dass man nach einer Laserbehandlung permanent die makellosen Beine im Rock oder in Shorts präsentieren kann. Ich vergleiche eine Venenbehandlung manchmal mit dem Abwasch von schmutzigem Geschirr: Man säubert nach dem Essen die schmutzigen Teller, aber nach dem nächsten Essen sind sie wieder schmutzig, und das Spiel geht von vorne los. Meistens sind auch Spider Veins eine wiederkehrende Angelegenheit.

Stimmt es, dass das Übereinanderschlagen der Beine die Entstehung von Krampfadern und Spider Veins fördert?

Absolut korrekt. Es ist nicht DIE eine Ursache, aber ja, wer zu Besenreisern oder Krampfadern neigt, sollte vielleicht besser darauf verzichten, die Beine beim Sitzen übereinanderzuschlagen. Das sieht zwar elegant aus, aber fördert Besenreiser durch unnötige Stauung. Wenn man eine Veranlagung zu Krampfadern oder Besenreisern hat, sollte man auch versuchen, Hitze zu meiden, also keine Saunagänge oder langen Wannen- oder Sonnenbäder. Bei diesen Tätigkeiten weiten sich die Gefäße, und der Blutfluss wird verlangsamt. Eine Kompressionsbehandlung, etwa durch angepasste Stützstrümpfe, die ich übrigens als genauso sportlich-elegant empfinde wie normale Kniestrümpfe, kann zusätzlich Sinn ergeben.

Haarentfernung – wie das Stachelschweinchen zur Nacktschnecke wird

Egal ob an der Oberlippe, unter den Achseln, auf den Beinen oder in der Bikinizone: Die Haarentfernung ist weitverbreitet und für viele Teil der täglichen oder zumindest wöchentlichen Körperpflege. Dabei spielt die Art und Weise, wie ein Haar entfernt wird, nicht nur für das Haar selbst, sondern auch für die Haut eine große Rolle. So wirken sich die verschiedenen

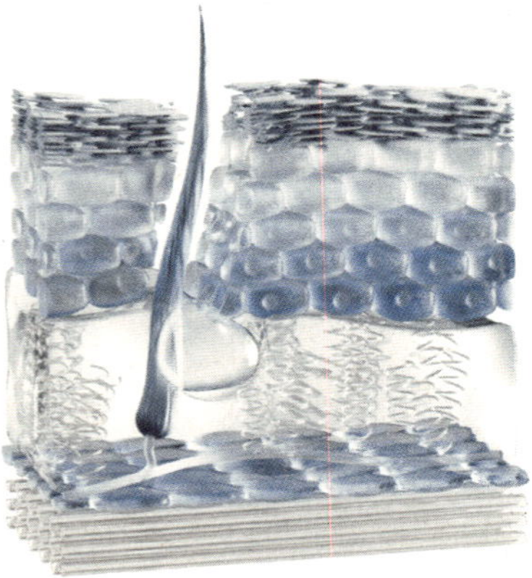

Ein Haar

Entfernungstechniken unterschiedlich auf die Haut aus und eignen sich nicht für jede:n gleich. Damit du entscheiden kannst, welche Methode am besten zu dir und deiner Haut passt, geht es in diesem Kapitel also darum, wie Haare entfernt werden können, welche Vor- und Nachteile die einzelnen Techniken mit sich bringen und was du für Haut und Haar alles beachten solltest.

Rasieren – das Schaf auf der Wiese

Die unkomplizierteste und vermutlich auch beliebteste Art der Haarentfernung ist wohl das Rasieren. Doch so einfach und bequem sich diese Methode auch anhört, risikofrei ist sie nicht: Rötungen, Rasierpickel, Entzündungen oder gar kleine Verletzungen gehen häufig mit dem Rasieren einher. Zum Glück gibt es aber ein paar einfache Tipps und Tricks, mit denen man solch unerwünschte Begleiterscheinungen vermeiden kann.

Rasierpickel (auch bekannt als Razor Bumps) treten typischerweise nach der Haarentfernung am Hals, an den Beinen, unter den Achseln oder im Intimbereich auf. Durch das Rasieren wird die Haut an manchen Stellen aufgerissen, vor allem, wenn eine schmutzige oder stumpfe Rasierklinge zum Einsatz kommt. Falls der Bereich, den du enthaaren möchtest, zudem nicht gründlich gewaschen oder desinfiziert ist, können die vielen Bakterien auf der Haut leicht eindringen. Unten an der Haarwurzel kommt es zur Entzündung, und schon sprießt ein Pickel. Solche Rasierpickel können vermieden werden, indem die Haut vor und nach dem Rasieren desinfiziert oder zumindest gut gewaschen wird, eine scharfe, saubere Klinge zum

Einsatz kommt und die Haut nach der Rasur nicht mit fettigen Cremes oder Ölen bedeckt wird, denn diese lassen Pickel schneller sprießen. Die letzten beiden Punkte sind generell wichtig, da bei jeder Art der Haarentfernung Pickel entstehen können, wenn man die Haut nicht richtig vor- und nachbehandelt.

> Rasieren gibt weder dickeres Haar, noch wächst es schneller nach

Zudem kann es manchmal vorkommen, dass sich das abgeschnittene Haar den Weg nach draußen nicht mehr bahnen kann, da die Haut bereits über die Lücke wächst. Solch eingewachsene Haare kann man leider nicht verhindern. Um sie zu minimieren, Fruchtsäure-(AHA-)Lotions benutzen.

Schließlich haben beim Rasieren viele immer noch Angst, dass das Haar danach dicker oder dichter nachwächst. Dieses viel zitierte Ammenmärchen kläre ich gerne auf: Rasieren gibt weder dickeres Haar, noch wächst es stärker nach. Dass die nachwachsenden Haare dicker erscheinen, hat damit zu tun, dass die Rasierklinge in einem 45-Grad-Winkel über die Haut gleitet, wobei das Haar nicht gerade abgeschnitten wird. Der entstandene Querschnitt ist nicht rund, sondern oval und lässt das nachwachsende Haar deshalb optisch von oben dicker wirken. Außerdem rasiert man ja alle Haare auf einmal ab, die dann alle auf einmal wieder wachsen. Dieser gleichzeitige Nachwuchs führt dazu, dass man meint, es wachsen mehr Haare nach. Da die »Frischlinge« zudem noch nicht von der Sonne ausgebleicht sind, wirken sie insgesamt dunkler.

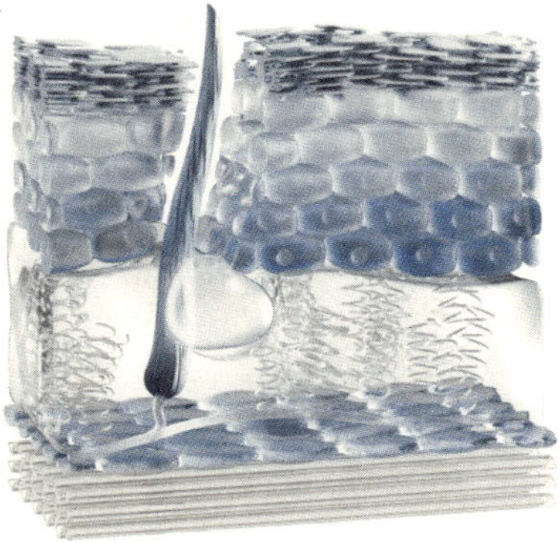

Abgeschnittenes Haar

Pinzette – der Specht auf der Haut

Möchte man einzelne Haare entfernen (zum Beispiel bei den Augenbrauen), kommt in der Regel die Pinzette zum Einsatz. Man klemmt das Haar mit der Pinzette ein und zieht es komplett heraus. Falls man die Haut vorher nicht gesäubert hat, können die Bakterien an der Oberfläche durch die nun leere Lücke gut eindringen und Pickel verursachen. Darum sollte die Stelle vor und nach der Haarentfernung gut desinfiziert werden. Wenn die Haut danach etwas gereizt ist, kann man ein leichtes Gel mit einem beruhigenden Inhaltsstoff auftragen. Dafür eignet sich zum Beispiel Panthenol, Bisabolol (aus der Kamille ohne ihre allergischen Eigenschaften), Niacinamid oder Aloe vera. Fettige Cremes oder Öle sollten hingegen auf keinen Fall verwendet werden, denn sie wirken okklusiv, das heißt, sie kreieren auf der Haut eine Art Treibhauseffekt, der Pickel begünstigt. Aus diesem Grund rate ich grundsätzlich davon ab, nach der Haarentfernung Produkte auf die Haut aufzutragen, abgesehen natürlich vom Desinfektionsmittel.

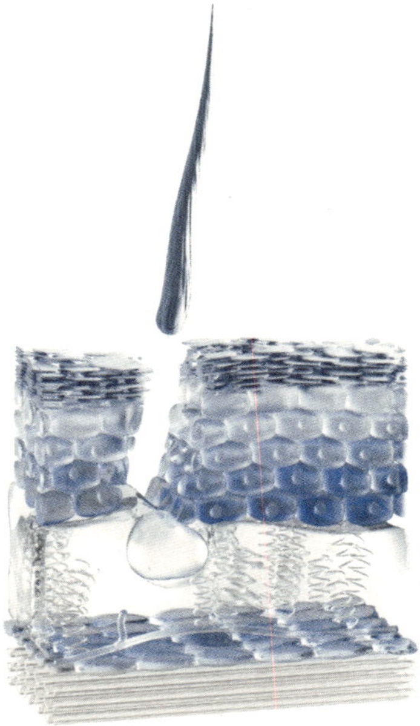

Entferntes Haar

Epilation – die Specht-Familie im Einklang

Beim Epilieren kommen im Grunde viele Pinzetten auf einmal zum Einsatz. Die Epilation ist demnach viel schneller, dafür aber auch um einiges schmerzhafter als die Pinzette, da gleich mehrere Haare auf einmal entfernt werden. Da zudem das

Haar nicht ganz so präzise entfernt wird wie mit der Pinzette, kann es bei der Epilation vorkommen, dass das an der Haarwurzel liegende Gefäß durch den starken Zug verletzt wird und einblutet. An der Oberfläche macht sich das durch einen roten Punkt bemerkbar. Falls man die Haut vorher und nachher nicht desinfiziert oder säubert, können die Bakterien an der Oberfläche durch die nun leere Lücke gut eindringen und Pickel verursachen.

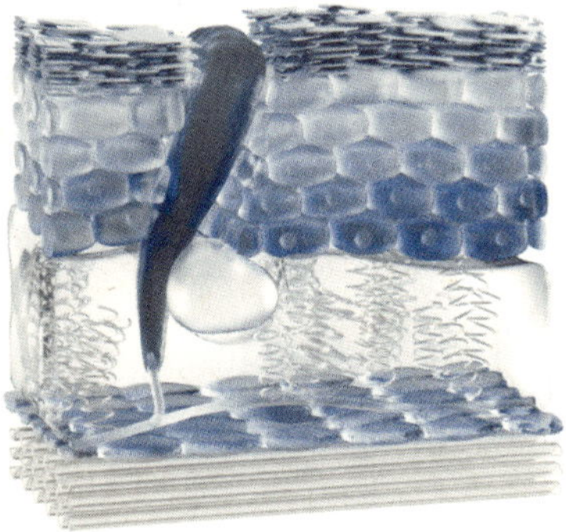

Einblutung

Threading – die geschickte Seidenspinne

Bei dieser Technik wird blitzschnell ein Faden über das Haar gerollt, ohne die Haut in Mitleidenschaft zu ziehen (wie auch bei der Pinzette oder beim Epilieren). Die Methode erfordert Können und Fingerfertigkeit, da das Haar samt Wurzel herausgezogen werden soll, weshalb die Technik von einer Fachperson durchgeführt werden muss. Threading eignet sich prima für die Haarentfernung im Gesicht, zum Beispiel zum Formen der Augenbrauen oder für uns Frauen an der Oberlippe. Im Gegensatz zum Waxing oder Sugaring werden keine Hautzellen entfernt, wodurch das Risiko einer Hyperpigmentierung (Dunkelwerden der Haut) verringert wird – insbesondere in sonnenexponierten Bereichen wie der Oberlippe. Abermals wichtig ist, dass die Haut vor und nach der Haarentfernung desinfiziert oder wenigstens gut gesäubert wird, und auch hier sollten keine fettigen Cremes oder Öle aufgetragen werden, da ansonsten Pickel sprießen.

Chemische Epilation – so sanft wie ein Schmetterling

Bei der chemischen Epilation wird eine Creme auf die Haut aufgetragen, die Thioglykolsäure enthält. Sie spaltet die Peptidgruppen (Eiweißverbindung) des im Haar enthaltenen Keratins. Das Haar wird dadurch in eine weiche, plastische Masse verwandelt und kann entfernt werden. Die Creme muss je nach Produkt und Haarbeschaffenheit für circa drei bis zehn Minuten einwirken, wobei aber nicht jedes Haar auf Enthaarungscremes anspricht. Sehr dicke Haare lassen sich damit nicht gut entfernen. Vorsicht im Intimbereich, da diese Substanz nicht in Kontakt mit Schleimhäuten kommen sollte. Die Haut ist nach der Haarentfernung meist sehr glatt, und die Wahrscheinlichkeit, dass ein Haar einwächst, ist geringer als beim Rasieren oder Epilieren. Allerdings muss man die Anweisungen auf der Packungsbeilage genau befolgen, da die oberste Hautschicht sonst beschädigt werden kann. Zudem ist es ratsam, Enthaarungscremes immer erst an kleinen Stellen zu testen.

Nadelepilation – ein Piks vom Stachelrochen

Wie der Name bereits andeutet, kommt bei dieser Art der Epilation eine sterile Einwegnadel zum Einsatz. Diese wird direkt an die Haarwurzel geführt, wo ein Stromimpuls (entweder Wechselstrom oder Gleichstrom) die Wurzel zerstört. Die zerstörte Haarwurzel wird samt Haar anschließend mit einer Pinzette entfernt, weshalb sich die Methode eher für einzelne Haare eignet. Im Gegensatz zum Laser wird die Haarwurzel aber wirklich permanent zerstört und muss nicht zwingend dunkel sein, sodass auch weiße Haare entfernt werden können. Von einer Fachperson muss die Behandlung aber trotzdem durchgeführt werden, da sonst Verbrennungen und Narben entstehen können.

Mit der Nadelepilation können auch weiße Haare entfernt werden

Waxing – fleißig wie eine Biene

Ein weiteres beliebtes Mittel ist das Waxing. Dabei wird das erwärmte Spezialwachs mit einem Spatel auf die Haut aufgetragen. Nach kurzer Zeit kühlt das Wachs ab und verfestigt sich, sodass es mit einem Ruck entgegen der Haarwuchsrichtung weggerissen werden kann. Bei der Prozedur bleiben zwar die Haare, aber leider auch die oberen Hautzellen am Wachs kleben und werden ebenfalls mitgerissen. Bei nicht fachgerechter Handhabung könnte es sogar zu einer leichten Wunde kommen (auch »Stripping« genannt), weshalb bei dieser Methode Vorsicht geboten ist, besonders wenn AHA oder Retinol verwendet wird. Da die toten Zellen schneller abgerissen werden können und die Haut somit sonnenempfindlicher wird, kann es schneller zu dunklen Flecken kommen, insbesondere an der Oberlippe, weil sie der Sonne wie eine »Terrasse« ausgesetzt ist und wir sie nicht immer mit UV-Schutz eincremen. Dafür hält das Ergebnis nach dem Waxing aber mehrere Wochen an.

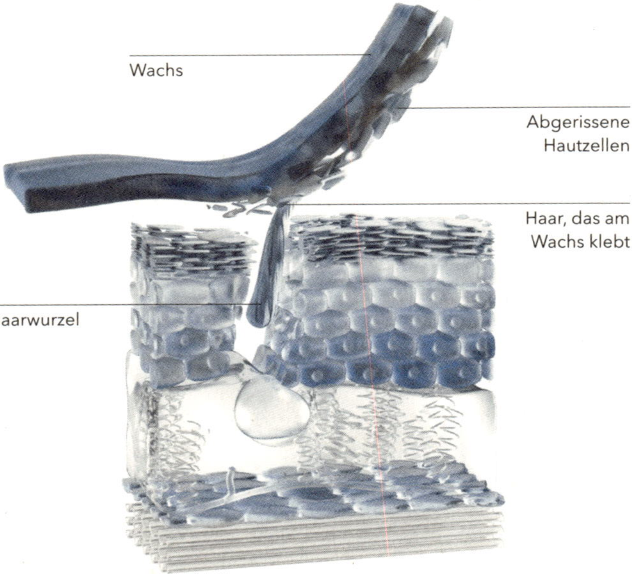

Haarentfernung mit Wachs

Sugaring – der Angriff des Ameisenbärs

Beim Sugaring wird, wie der Name bereits andeutet, eine körperwarme »Zuckerpaste« entweder mit den Fingern oder einem Spatel auf die Haut aufgetragen. Die Paste kühlt auf der

Haut ab und wird fester, sodass man sie wiederum ruckartig (hier in Wuchsrichtung) abziehen kann. Dabei werden die Haare mitsamt ihrer Wurzel entfernt. Im Gegensatz zum Waxing bleiben beim Sugaring weniger Hautzellen an der Paste haften, sodass die Gefahr, dass eine Wunde entsteht, geringer ist. Das Ganze fühlt sich auch ein bisschen angenehmer an und ist weniger schmerzhaft.

Nach dem Waxing und Sugaring ist der UV-Schutz unabdingbar, sonst kann es zu Pigmentflecken kommen

Da aber sowohl beim Waxing als auch beim Sugaring Zellen abgerissen werden, reagiert die Haut nach diesen beiden Methoden empfindlicher auf die Sonne als sonst; sie ist plötzlich »nackter«, und dunkle Flecken können somit leichter

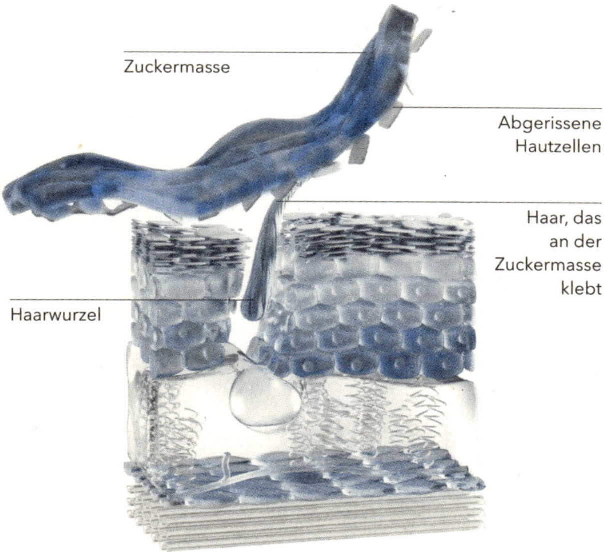

Haarentfernung mittels Sugaring

entstehen. Beim Waxing oder Sugaring im Gesicht (wie zum Beispiel auf der Oberlippe) sind diese Flecken dann deutlich sichtbar und sollten unbedingt vermieden werden. Nach so einer Behandlung ist der Sonnenschutz deshalb unabdingbar.

Wenn du in deiner Hautpflegeroutine Inhaltsstoffe verwendest, die den Zellumsatz anregen (wie Fruchtsäure oder Retinol), solltest du das Sugaring und Waxing außerdem mit Vorsicht durchführen. Denn die Zellen werden dadurch gleich doppelt entfernt, was zu Rötungen oder schlimmstenfalls sogar zu einer kleinen »Wunde« führen kann.

Laser – der Anglerfisch der Haarentfernung

Wenn man Haare großflächig entfernen möchte (beispielsweise an den Beinen), sind Laser die sanfteste und schnellste Lösung. Die Haare verschwinden dafür aber nicht für immer, sondern werden eher stark reduziert. Laser, die zur Haarentfernung verwendet werden, senden eine starke Energie aus, die auf dunkle Pigmente abgestimmt ist, und erhitzen die Haarwurzel so sehr, dass sie zerstört wird. Helle Haut mit dunklen Haaren bzw. dunklen Haarwurzeln eignet sich ideal für diese Haarentfernung, da der Laser die Wurzel gut »erkennen« kann. Falls du dir unsicher bist, ob deine Haarwurzeln dunkel sind, machst du am besten den Zupftest: Reiß ein Haar aus und lege es auf ein weißes Blatt Papier. Ist die dunkle Wurzel gut zu erkennen, dann steht dem Lasern nichts im Weg. Für Menschen mit hellblonden oder weißen Haaren mit heller Haarwurzel sind die oben genannten Alternativen die besseren. Denn bei ihnen bewirkt eine Laserbehandlung leider gar nichts, selbst dann nicht, wenn man sich die Haare färbt, denn es kommt auf das Pigment in der Haarwurzel an und nicht auf die Farbe des Haares.

Richtig problematisch ist die Anwendung bei dunkleren Hauttypen sowie bei gebräunter Haut. Der Laser kann dann nämlich nicht entscheiden, welches Pigment er anpeilen soll, sodass nicht nur die Haarwurzel, sondern auch die Haut beschossen wird. Das Pigment wird durch die vom Laser erzeugte Hitze gesprengt, und es kann zu Verbrennungen kommen. Danach besteht die Gefahr einer postinflammatorischen Hyperpigmentierung (»mehr«, die Stelle färbt sich noch dunkler als vorher) oder einer postinflammatorischen Hypopigmentierung (»weniger«, die Stelle wird heller). Im Sommer sollten darum generell keine Laserbehandlungen durchgeführt werden. Bei dunkleren Hauttypen kann der Laser angepasst werden, da ist der 1064-nm-Nd:YAG-Laser (gepulst) eine Möglichkeit. Bei sehr dunkler Haut muss auf diese Behandlung aber leider komplett verzichtet werden. Bevor man sich unter den Laser legt, sollte man sich deshalb eingehend von einer Fachperson beraten lassen.

Es gibt auch Laser für zu Hause, die jede:r selbst anwenden kann, jedoch dauert es mehrere Monate, bis die Haare stark reduziert sind, da Home-Laser mit viel schwächerer Energie arbeiten. Bei der Dermatologin muss man mit drei bis vier, bei der Kosmetikerin etwa mit neun Behandlungen rechnen, bis die Haut über längere Zeit glatt bleibt.

Die verschiedenen Laser zur Haarentfernung

– Der moderne Alexandritlaser bringt eine Wellenlänge von 755 Nanometern mit.

- Der Diodenlaser ist ähnlich beliebt und hat eine Wellenlänge von 810 Nanometern (ggf. auch 800 nm, 808 nm, 940 nm, 980 nm).
- Der Nd:Yag-Laser (1064 Nanometer) kann bei dunkleren Hauttypen oder bei tiefer sitzenden Haaren angewendet werden.
- Im kosmetischen Bereich kommt in der Regel der SRH-Laser zur Anwendung. Seine Energie ist schwächer und vereinigt alle drei Wellenlängen.
- Der älteste Laser zur Haarentfernung heißt IPL (*intense pulse light*): Aber er ist eigentlich kein Laser im klassischen Sinn, sondern eher ein Lichtstrahl mit verschiedenen Wellenlängen. Achtung: Es können Verbrennungen auftreten, und er eignet sich auf keinen Fall für dunkelhäutige Menschen.

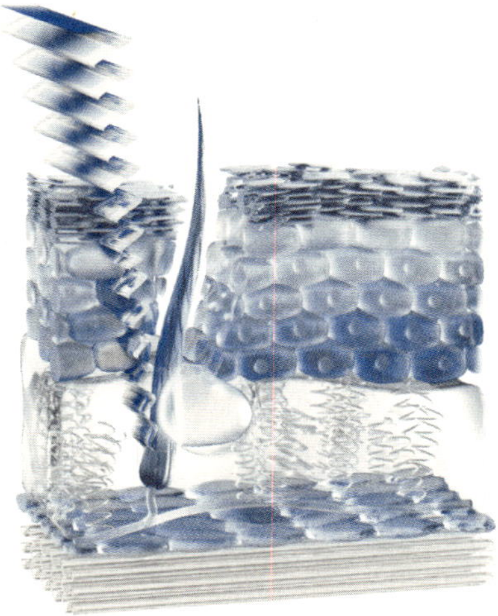

Haarentfernung mittels Laser

Die Gesichtsrasur ist besonders bei Frauen gerade total im Trend. Was hältst du davon?

Grundsätzlich rate ich eher davon ab, das Gesicht zu rasieren, da die Haut davor und danach meist nicht richtig gereinigt wird und deshalb mehr Pickel entstehen. Wenn man das Gesicht aber trotzdem unbedingt rasieren möchte, rate ich Frauen, dies abends zu tun, weil die Haut dann weniger Schmutz (aus der Umwelt) und Schweiß ausgesetzt ist, wodurch das Risiko, dass Pickel entstehen, sinkt. Für die Entfernung von Gesichtshaaren ist Threading in der Regel jedoch die bessere Wahl – außer beim Bart.

Wie sollten Männer mit ihrem Haarwuchs umgehen?

Grundsätzlich genauso wie Frauen. Bei der Bartrasur wäre es jedoch ratsam, einen Rasierschaum zu verwenden. Darin sind weich machende Substanzen enthalten, sodass die Bartstoppeln sich leichter rasieren lassen und sich nicht zu störrisch und hart der Klinge entgegensetzen. Zudem sollte das Gesicht vor der Bartrasur gut gereinigt werden, um Pickel zu verhindern. Nach der Rasur dient das Aftershave als Desinfektion. Wenn die Rasur täglich erfolgen muss, rate ich, sie am Morgen nach dem Waschen durchzuführen, da sonst eine Routine mit Fruchtsäure und Retinol schwierig werden könnte. Für Männer mit sehr empfindlicher Haut empfiehlt es sich, einen Elektrorasierer auf trockener Haut zu verwenden. Zwar ist das Ergebnis nicht so glatt wie bei einer Nassrasur, dafür aber deutlich hautschonender. Alternativ kann es sinnvoll sein, den Bart einfach zu trimmen, um Irritationen zu vermeiden.

Wird durch die Haarentfernung auch die Wahrscheinlichkeit für Pickel kleiner?

Eine langfristige Haarentfernung mittels Laser reduziert in der Tat die Wahrscheinlichkeit, dass Pickel entstehen. Der Merkspruch lautet: keine Haare in der Lücke, keine Pickel. Denn ein Pickel ist eine Entzündung um den Haarschaft, eine sogenannte Follikulitis. Aber leider kann man die vielen kleinen Haare im Gesicht nicht alle entfernen, noch wäre dies sinnvoll. Wenn Männer hingegen verstärkt eingewachsene Haare am unteren Hals haben, rate ich, die Haare in diesem Bereich mittels Laser entfernen zu lassen.

Warum darf man vor der Haarentfernung mittels Laser die Haut nicht epilieren, waxen oder Sugaring machen?

Der Laser braucht ja die Haarwurzel als Ziel. Ist sie schon entfernt, kann der Laser nicht wirken. Keine Haare bedeutet kein Haarpigment und somit auch kein Ziel für den Laserstrahl.

Tätowierungen entfernen – wenn man seine Meinung ändert

Ein Stern am Handgelenk, eine Rose am Arm oder der Lieblingsspruch als Schriftzug auf dem Knöchel: Tätowierungen sind so vielfältig wie häufig. Auch wenn man sich beim Surren der Nadel ganz sicher war, dass das Motiv für immer sein soll, bereut manch eine:r den Schritt im Nachhinein. Umfragen sprechen sogar davon, dass jede:r Zweite ein Tattoo wieder verschwinden lassen möchte. In diesem Kapitel geht es deshalb darum, wie man die permanenten Accessoires loswird und was es bei der Tattoo-Entfernung alles zu beachten gilt.

Laser – der Farbe zu Leibe rücken

Dank der neuen Laser können heutzutage grundsätzlich fast alle Tattoos entfernt werden, sogar gelbe, orange (obwohl es bei diesen etwas schwieriger ist) oder weiße, die früher als hoffnungslos galten. Um zu verstehen, was ein Laser alles (weg)machen kann, sollte man die Grundprinzipien seiner Funktion verstehen. Der Tätowierer oder die Tätowiererin weiß genau, welche Farbe in welcher Dichte und in welcher Tie-

Der Laser zerschießt das Pigment, der Körper transportiert es ab

fe in die Haut gesetzt werden muss, um von außen betrachtet das gewünschte Ergebnis zu erzielen. Die medizinische Fachkraft geht bei der Tattoo-Entfernung ebenfalls anhand der genannten Faktoren vor und wendet ihre Kenntnisse entsprechend an. Zwischen dem Laser und dem Hautgewebe kommt es zu einer Wechselwirkung, die meist aus thermischen Effekten (Wärme) besteht. Mithilfe des Laserstrahls beschießt die behandelnde Person das Pigment der Tätowierung in der Tiefe der Haut. Dabei ist es wichtig, dass der richtige Laser benutzt wird und er korrekt auf die Farbe und Tiefe des Tattoos eingestellt ist. Die tätowierte Farbe nimmt die Energie des Lasers auf, sodass das Pigment zerstört und in kleine Trümmer zerlegt wird. Diese sind so winzig, dass sie von unserem Körper durch das Lymphsystem (also unser Säuberungssystem) Stück für Stück abtransportiert werden können. Generell

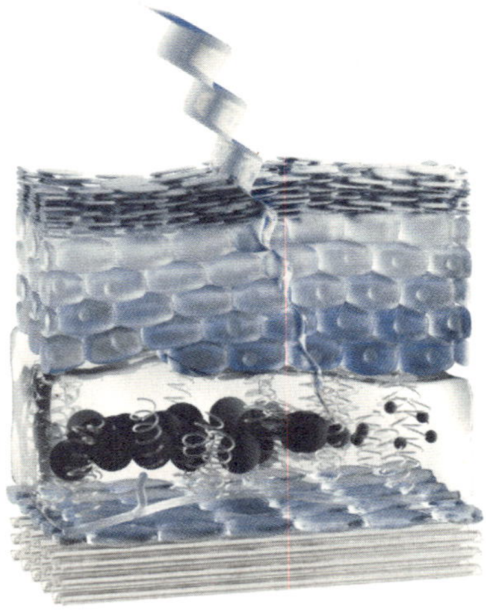

Der Laserstrahl beschießt das Pigment der Tätowierung

gehen oberflächlich gestochene Pigmente, die oft im Permanent Make-up benutzt werden, schneller weg als Pigmente, die tiefer in der Haut liegen.

Neben der jeweiligen Farbe stellt unter anderem die Wellenlänge des Lasers eine wichtige Einflussgröße dar. Sie wird in Nanometern (nm) angegeben. Der Name eines Lasers setzt sich deshalb immer aus der Wellenlänge und der Art der Energie zusammen. Der Dioden-Laser 810 nm hat beispielsweise eine Wellenlänge von 810 Nanometern und erzeugt die Energie durch eine Diode (einen Halbleiter). Der Nd:YAG-Laser 1064 nm verwendet hingegen einen Neodym-dotierten YAG-Kristall als aktives Medium zum Erzeugen von Energie und hat eine Wellenlänge von 1064 Nanometern. Sein Laserstrahl kann gepulst oder kontinuierlich abgegeben werden, wobei die sogenannte Güteschaltung kurze Pulszeiten im Nano- oder im Pikosekundenbereich ermöglicht.

Als weiteres Kriterium muss die Energiedichte des Lasers (Einheit Joule pro Kubikzentimeter) je nach Indikation in der Stärke gewählt werden, damit der gewünschte Effekt im Gewebe erreicht werden kann. Außerdem ist die Pulsdauer (Einheit Sekunde) entscheidend für eine nebenwirkungsarme und erfolgreiche Behandlung. Das bedeutet, die Fachkraft muss die Energie so einstellen, dass auch in der Tiefe genug Energie am Pigment ankommt, weil es ansonsten nicht zerstört werden kann.

Um ein schönes Ergebnis zu erhalten, muss man auch das Gewebe und seine Eigenschaften kennen, vor allem seine sogenannte thermische Relaxationszeit. Damit bezeichnet man die Zeit, die das Hautgewebe benötigt, um von der maximalen Erwärmung des Lasers wieder auf 50 Prozent der Erwärmung abzukühlen. All dieses Wissen ist enorm wichtig, denn die kleinen Pigmente dürfen niemals langen Pulsdauern ausgesetzt werden. Darum kommen meistens gütegeschaltete Lasersysteme zur Entfernung zum Einsatz, wie q-switched- oder q-sw-Lasersysteme, die das Pigment zersprengen. Manche Fachleute bevorzugen Pikosekundenlaser, da die Behandlung weniger wehtut und schneller geht.

So weit, so komplex genug, sollte man meinen, aber jetzt kommt auch noch die Größe des Tattoos ins Spiel. Denn je größer der Durchmesser des Laserstrahls (also der Spotdurchmesser), desto höher die Eindringtiefe in die Haut. Dabei darf die »Backsteinmauer« (die Epidermis) nicht zu stark erhitzt werden, sonst gibt es dort Verbrennungen. Eine Kühlung ist bei der Lasertherapie demnach das A und O, weshalb viele Laser an der Kontaktfläche meist gekühlt werden. Ist dies nicht der Fall, muss ein separates Kühlgerät verwendet werden. Zudem wird die Behandlung durch die Kühlung auch weniger schmerzhaft.

Die Qual der Wahl – welches Licht für welche Farbe

Zur Entfernung von Tätowierungen kommen unterschiedliche Laser mit unterschiedlichen Wellenlängen infrage, da sie auf die Farben unterschiedlich wirken. Schon allein wegen dieser Vielfalt benötigt die behandelnde Person genügend Wissen, um richtig vorgehen zu können. Nur dann ist gewährleistet, dass das Tattoo verschwindet und keine Verbrennungen oder Veränderungen der Haut zurückbleiben.

Die verschiedenen Laser:

- Der Nd:YAG-Laser mit 1064 Nanometern funktioniert sehr gut bei schwarzen Tätowierungen. Bei blauen, violetten, braunen und grünen funktioniert er gut, bei gelben, roten oder weißen gering und bei orangen gar nicht.
- Der 694-Nanometer-Rubinlaser zeigt sehr gute Ergebnisse bei Schwarz und Violett sowie gute Resultate bei Blau, Braun und Grün. Bei Gelb, Rot oder Weiß ist seine Wirkung nur gering, bei Orange zeigt er leider gar keine Wirkung.
- Der 510-Nanometer-Farbstofflaser eignet sich sehr gut bei Rot, aber auch nur dort. Bei allen anderen Farben ist die Wirkung gering, außer bei Orange, dort hat er gar keine Wirkung.
- Der 585-Nanometer-Farbstofflaser kommt als einziger Laser sehr gut gegen Grün und Gelb an. Bei Blau ist der Effekt gut, bei allen anderen wirkt er gar nicht.
- Der 532-Nanometer-Laser kommt sehr gut gegen rote Tätowierungen an, gegen orange und gelbe gut, bei allen anderen jedoch gering.
- Der 755-Nanometer-Alexandrit- oder -Diodenlaser kommt sehr gut gegen schwarze, gut gegen blaue, grüne und violette, gering gegen rote, weiße und braune und gar nicht gegen orange und gelbe Tätowierungen an.

Wie lange dauert es, bis ein Tattoo nach einer Laserbehandlung unsichtbar wird?

Die Tattoo-Entfernung ist eine komplexe Angelegenheit. Darum kann man pauschal nicht sagen, wie lange es dauert beziehungsweise wie viele Lasersitzungen nötig sind. Wie beschrieben, kommt es unter anderem auf die Größe und die Farbe an. Zudem muss man berücksichtigen, wie tief das Tattoo gestochen wurde.

Ist auch die Platzierung am Körper dafür ausschlaggebend, wie schnell und komplett man das Motiv loswird?

Die Farbpartikel werden sowohl über die Haut als auch durch das Lymphsystem abtransportiert und ausgeschieden. Dabei kommt es aber nicht darauf an, ob sich das Tattoo am Oberarm oder am Fuß befindet.

Schadet das Entfernen der Gesundheit?

Die falsche Laserwahl oder die falsche Anwendung des Lasers (zum Beispiel Modus und Wellenlänge) können im besten Fall nichts bewirken und im schlimmsten Fall zu einem Farbwechsel führen beziehungsweise Verbrennungen und damit sogar Narben verursachen.

Da der Laser eine starke Energie hat, sollte man die Augen während der Therapie gut schützen, in der Regel mittels einer für den spezifischen Laser konzipierten Schutzbrille.

Warum tut es weniger weh, wenn der Laser auf der Haut zugleich gekühlt wird?

Weil die Kälte analgetisch, das heißt schmerzstillend, wirkt und die oberen Zellschichten, also die »Backsteinmauer«, durch die Kühlung geschützt werden.

Kann man sich speziell auf die Lasertherapie vorbereiten?

Man sollte nicht gebräunt sein, da der Laser ansonsten nicht zwischen der körpereigenen Bräune und den Pigmenten des Tattoos unterscheiden kann. Dadurch wird das Risiko viel größer, dass Verbrennungen entstehen oder dass anstelle des Tattoos körpereigene Pigmente »weggeschossen« werden, sodass eine weiße Stelle zurückbleibt (auch Hypopigmentierung genannt). Außerdem sollte man sich vorher erkundigen, welches Gerät wie benutzt wird, ob die anwendende Person die korrekte Ausbildung hat, was sich von Land zu Land unterscheidet, und wie die Sicherheitsmaßnahmen sind. Vielleicht könnte man einen »Probeschuss« vereinbaren, damit man ein Gefühl für die Behandlung bekommt. Man sollte sich auch über die Risiken bewusst sein: Manchmal bleiben zersprengte Pigmentbruchstücke zurück, sodass man sie mit einem CO_2-Laser entfernen muss, was wiederum Narben verursachen kann. Es kann auch sein, dass zum Beispiel die Energiedichte zu hoch war und dann die untersten Partikel noch weiter nach unten in die Haut gesprengt werden, wo dann der q-sw-Laser nicht mehr hinkommt.

Kann man mit dem Laser auch Muttermale entfernen?

Das sollte man auf gar keinen Fall tun. Falls sich aus dem Muttermal irgendwann eine Zelle verändern sollte und zum schwarzen Hautkrebs wird, finden wir Mediziner:innen die Ursache (den sogenannten Primärtumor) nicht mehr. Das ist eine Katastrophe, weil dieser dann viel zu spät erkannt wird und nicht korrekt behandelt werden kann.

Zum Schluss

Die Dermatologie und die Kosmetikbranche sind in ständigem Wandel. Immer wieder gibt es neue Erkenntnisse und Innovationen, die sowohl Gutes als auch Schlechtes bewirken können. Zum Schluss möchte ich dich deshalb dazu ermutigen, neugierig zu bleiben, Fragen zu stellen und kritisch zu denken. Wenn neue Trends oder Produkte auftauchen, die zu gut klingen, um wahr zu sein, dann sind sie das meist auch. Bevor du also deine gesamte Hautpflege auf den Kopf stellst, lohnt es sich, erst einmal abzuwarten und nachzuforschen. Zudem wird dir deine Haut schnell zeigen, wenn etwas nicht mehr stimmt. Ist das der Fall, kehrt man am besten erst mal zur Basis-Routine zurück und tastet sich von dort langsam wieder an andere Produkte heran, sofern weitere Produkte überhaupt nötig sind. Schließlich mag es die Minimalistin ja einfach und unkompliziert. Das Wichtigste ist, dass du am Ball bleibst und dich auf das Wesentliche konzentrierst: die Gesundheit deiner Haut. Außerdem müssen für die Skin Longevity mehrere Rädchen ineinandergreifen, damit sich der große Zeiger bewegt. Das heißt, die Haut muss ganzheitlich unterstützt werden, damit sie so lange wie möglich gesund bleiben kann.

Für die Skin Longevity müssen mehrere Rädchen ineinandergreifen, damit sich der große Zeiger bewegt.

Ich danke dir von Herzen für dein Vertrauen und dass du dir die Zeit genommen hast, dieses Buch zu lesen. Es war mir eine Riesenfreude, mein Wissen zu teilen und dir deine Haut näherzubringen. Ich hoffe, mein Buch hat dich inspiriert und dazu ermächtigt, die Gesundheit deiner Haut in die eigenen Hände zu nehmen, und wünsche dir und deiner Haut alles Gute.

Quellen

Der Aufbau der Haut – die Schichten

Rinnerthaler, M., Bischof, J., Streubel, M. K., Trost, A., & Richter, K. (2015). Oxidative stress in aging human skin. *Biomolecules, 5*(2), 545–589.

Fisher, G. J., Kang, S., Varani, J., Bata-Csorgo, Z., Wan, Y., Datta, S., & Voorhees, J. J. (2002). Mechanisms of photoaging and chronological skin aging. *Archives of dermatology, 138*(11), 1462–1470.

Lintzeri, D. A., Karimian, N., Blume-Peytavi, U., & Kottner, J. (2022). Epidermal thickness in healthy humans: a systematic review and meta-analysis. *Journal of the European Academy of Dermatology and Venereology, 36*(8), 1191–1200.

Chen, Q., Zhang, H., Yang, Y., Zhang, S., Wang, J., Zhang, D., & Yu, H. (2022). Metformin attenuates UVA-induced skin photoaging by suppressing mitophagy and the PI3K/AKT/mTOR pathway. *International Journal of Molecular Sciences, 23*, 6960.

Bang, E., Kim, D. H., & Chung, H. Y. (2021). Protease-activated receptor 2 induces ROS-mediated inflammation through Akt-mediated NF-κB and FoxO6 modulation during skin photoaging. *Redox Biology, 44*.

Quan, T., He, T., Kang, S., Voorhees, J. J., & Fisher, G. J. (2004). Solar ultraviolet irradiation reduces collagen in photoaged human skin by blocking transforming growth factor-beta type II receptor/Smad signaling. *The American Journal of Pathology, 165*, 741–751.

Varani, J., Dame, M. K., Rittie, L., Fligiel, S. E. G., Kang, S., Fisher, G. J., & Voorhees, J. J. (2006). Decreased collagen production in chronologically aged skin: Roles of age-dependent alteration in fibroblast function and defective mechanical stimulation. *The American Journal of Pathology, 168*, 1861–1868.

Zhang, J., Yu, H., Man, M. Q., & Hu, L. (2024). Aging in the dermis: Fibroblast senescence and its significance. *Aging Cell, 23*(2), e14054.

Purohit, T., He, T., Qin, Z., Li, T., Fisher, G. J., Yan, Y., Voorhees, J. J., & Quan, T. (2016). Smad3-dependent regulation of type I collagen in human dermal fibroblasts: Impact on human skin connective tissue aging. *Journal of Dermatological Science, 83*, 80–83.

Lovell, C. R., Smolenski, K. A., Duance, V. C., Light, N. D., Young, S., & Dyson, M. (1987). Type I and III collagen content and fibre distribution in normal human skin during ageing. *The British Journal of Dermatology, 117*, 419–428.

Bolanča, Ž., Bolanča, I., Buljan, M., Blajić, I., Penavić Zeljko, J., & Šitum, M. (2008). Trends, habits and attitudes towards suntanning. *Collegium antropologicum, 32*(2), 143–146.

Kim, T. H., Choi, E. H., Kang, Y. C., Lee, S. H., & Ahn, S. K. (2001). The effects of topical α-hydroxyacids on the normal skin barrier of hairless mice. *British Journal of Dermatology, 144*(2), 267–273.

Elias, P. M. (1983). Epidermal lipids, barrier function, and desquamation. *Journal of Investigative Dermatology, 80*.

Bernstein, E. F., Lee, J., Brown, D. B., Yu, R., Van Scott, E. (2001). Glycolic acid treatment increases type I collagen mRNA and hyaluronic acid content of human skin. *Dermatol. Surg., 27*, 429–433.

Ahn, K. S., Park, K. S., Jung, K. M., Jung, H. K., Lee, S. H., Chung, S. Y., Yang, K. H., Yun, Y. P., Pyo, H. B., Park, Y. K., et al. (2002). Inhibitory effect of glycolic acid on ultraviolet B-induced c-fos expression, AP-1 activation and p53–p21 response in a human keratinocyte cell line. *Cancer Lett., 186*, 125–135.

Grove, G. L., & Kligman, A. M. (1983). Age-associated changes in human epidermal cell renewal. *Journal of Gerontology, 38*(2), 137–142.

Kim, I., & He, Y. Y. (2014). Ultraviolet radiation-induced non-melanoma skin cancer: Regulation of DNA damage repair and inflammation. *Genes & Diseases, 1*(2), 188–198.

Babilas, P., Knie, U., & Abels, C. (2012). Cosmetic and dermatologic use of alpha hydroxy acids. JDDG: *Journal der Deutschen Dermatologischen Gesellschaft, 10*(7), 488–491.

Ditre, C. M., Griffin, T. D., Murphy, G. F., Sueki, H., Telegan, B., Johnson, W. C., Yu, R. J., & Van Scott, E. J. (1996). Effects of α-hydroxy acids on photoaged skin: A pilot clinical, histologic, and ultrastructural study. *Journal of the American Academy of Dermatology, 34*(2), 187–195.

Okuno, R., Inoue, Y., Hasebe, Y., Igarashi, T., Kawagishi-Hotta, M., Yamada, T., & Hasegawa, S. (2023). Genome-wide association studies in the Japanese population identified genetic loci and target gene associated with epidermal turnover. *Experimental Dermatology, 32*(10), 1856–1863.

Schmid-Wendtner, M. H., & Korting, H. C. (2006). The pH of the skin surface and its impact on the barrier function. *Skin Pharmacology and Physiology, 19*(6), 296–302.

Elias, P. M. (2006). The epidermal permeability barrier: from Saran Wrap to biosensor. *Skin Barrier*. New York: Taylor & Francis, 25–31.

Rousselle, P., Montmasson, M., Garnier, C. Extracellular matrix contribution to skin wound re-epithelialization. *Matrix Biol.* 219. Jan.;75–76:12–26.

Ein kurzer Exkurs zur Hautalterung – weg vom Idealzustand

Petruk, G., Del Giudice, R., Rigano, M. M., & Monti, D. M. (2018). Antioxidants from plants protect against skin photoaging. *Oxidative Medicine and Cellular Longevity*.

Borlon, C., Debacq-Chainiaux, F., Hinrichs, C., Scharffetter-Kochanek, K., Toussaint, O., & Wlaschek, M. (2007). The gene expression profile of psoralen plus UVA-induced premature senescence in skin fibroblasts resembles a combined DNA-damage and stress-induced cellular senescence response phenotype. *Experimental Gerontology, 42*(9), 911–923.

Katiyar, S. K. (2011). Green tea prevents non-melanoma skin cancer by enhancing DNA repair. *Archives of Biochemistry and Biophysics, 508*(2), 152–158.

Peluso, I., & Serafini, M. (2017). Antioxidants from black and green tea: From dietary modulation of oxidative stress to pharmacological mechanisms. *British Journal of Pharmacology, 174*(11), 1195–1208.

Meewes, C., Brenneisen, P., Wenk, J., Kuhr, L., Ma, W., Alikoski, J., Poswig, A., Krieg, T., & Scharffetter-Kochanek, K. (2001). Adaptive antioxidant response protects dermal fibroblasts from UVA-induced phototoxicity. *Free Radical Biology and Medicine, 30*(3), 238–247.

Jin, S. P., Li, Z., Choi, E. K., Lee, S., Kim, Y. K., Seo, E. Y., Chung, J. H., & Cho, S. (2018). Urban particulate matter in air pollution penetrates into the barrier-disrupted skin and produces ROS-dependent cutaneous inflammatory response in vivo. *Journal of Dermatological Science, 91*(2), 175–183.

Mancebo, S. E., & Wang, S. Q. (2015). Recognizing the impact of ambient air pollution on skin health. *Journal of the European Academy of Dermatology and Venereology, 29*(12), 2326–2332.

Soeur, J., Belaïdi, J. P., Chollet, C., Denat, L., Dimitrov, A., Jones, C., Perez, P., Zanini, M., Zobiri, O., Mezzache, S., Erdmann, D., Lereaux, G., Beilstein, J., & Marrot, L. (2017). Photo-pollution stress in skin: Traces of pollutants (PAH and particulate matter) impair redox homeostasis in keratinocytes exposed to UVA1. *Journal of Dermatological Science, 86*(2), 162–169.

Singh, U., Devaraj, S., Jialal, I. Vitamin E, oxidative stress, and inflammation. *Annu. Rev. Nutr.* 2005; 25:151–174. doi: 10.1146/annurev.nutr.24.012003.132446.

Saleh, M. M., Lawrence, K. P., Jones, S. A., Young, A. R. (2021). The photoprotective properties of α-tocopherol phosphate against long-wave UVA1 (385 nm) radiation in keratinocytes in vitro. *Sci Rep*, 17;11(1), 22400.

Wu, C. M., Cheng, Y. L., Dai, Y. H., Chen, M. F., Wang, C. C. Alpha-tocopherol protects keratinocytes against ultraviolet A irradiation by suppressing glutathione depletion, lipid peroxidation and reactive oxygen species generation. *Biomed. Rep.* 2014;2:419–423.

Jacques, C., Genies, C., Bacqueville, D., Tourette, A., Borotra, N., Chaves, F., Sanches, F., Gaudry, A. L., Bessou-Touya, S., Duplan, H. Ascorbic acid 2-glucoside: An ascorbic acid pro-drug with longer-term antioxidant efficacy in skin. *Int. J. Cosmet. Sci.* 2021;43:691–702.

Buenger, J., Driller, H. Ectoin: An effective natural substance to prevent UVA-induced premature photoaging. *Skin Pharmacol. Physiol.* 2004;17:232–237.

Ghosh, T. S., Shanahan, F., & O'Toole, P. W. (2022). The gut microbiome as a modulator of healthy ageing. *Nature Reviews Gastroenterology & Hepatology, 19*(9), 565–584.

Passeron, T., Zouboulis, C. C., Tan, J., Andersen, M. L., Katta, R., Lyu, X., Aguilar, L., Kerob, D., Morita, A., Krutmann, J., & Peters, E. M. J. (2021). Adult skin acute stress responses to short-term environmental and internal aggression from exposome factors. *Journal of the European Academy of Dermatology and Venereology, 35*(10), 1963–1975.

Fenizia, S., Thume, K., Wirgenings, M., Pohnert, G. Ectoine from bacterial and algal origin is a compatible solute in microalgae. *Mar. Drugs.* 2020;18:42.

Graf, R., Anzali, S., Buenger, J., Pfluecker, F., Driller, H. The multifunctional role of ectoine as a natural cell protectant. *Clin. Dermatol.* 2008;26:326–333.

Sivapirabu, G., Yiasemides, E., Halliday, G. M., Park, J., Damian, D. L. Topical nicotinamide modulates cellular energy metabolism and provides broad-spectrum protection against ultraviolet radiation-induced immunosuppression in humans. *Br. J. Dermatol.* 2009; 161: 1357–1364.

Davinelli, S., Bertoglio, J. C., Polimeni, A., Scapagnini, G. Cytoprotective polyphenols against chronological skin aging and

cutaneous photodamage. *Current Pharmaceutical Design*. 2018;24(2):99–105.
Chow, H. S., Hakim, I. A., Vining, D. R., Crowell, J. A., Ranger-Moore, J., Chew, W. M., Celaya, C. A., Rodney, S. R., Hara, Y., & Alberts, D. S. (2005). Effects of dosing condition on the oral bioavailability of green tea catechins after single-dose administration of Polyphenon E in healthy individuals. *Clinical Cancer Research, 11*(12), 4627–4633.
Heinrich, U., Neukam, K., Tronnier, H., Sies, H., & Stahl, W. (2006). Long-term ingestion of high flavanol cocoa provides photoprotection against UV-induced erythema and improves skin condition in women. *The Journal of Nutrition, 136*(6), 1565–1569.
Haarhuis, J. E., Kardinaal, A., & Kortman, G. A. M. (2022). Probiotics, prebiotics and postbiotics for better sleep quality: A narrative review. *Beneficial Microbes, 13*(3), 169–182.
Krueger, J. M., Toth, L. A., Floyd, R., Fang, J., Kapás, L., Bredow, S., & Obál, Jr, F. (1994). Sleep, microbes and cytokines. *Neuroimmunomodulation, 1*(2), 100–109.
Voigt, R. M., Forsyth, C. B., Green, S. J., Mutlu, E., Engen, P., Vitaterna, M. H., Turek, F. W., & Keshavarzian, A. (2014). Circadian disorganization alters intestinal microbiota. *PloS One, 9*(5), e97500.
Everson, C. A. (1993). Sustained sleep deprivation impairs host defense. *American Journal of Physiology – Regulatory, Integrative and Comparative Physiology, 265*(5), R1148–R1154.
Besedovsky, L., Lange, T., & Born, J. (2012). Sleep and immune function. *Pflügers Archiv-European Journal of Physiology, 463*(1), 121–137.
Davinelli, S., Bertoglio, J. C., Polimeni, A., Scapagnini, G. Cytoprotective polyphenols against chronological skin aging and cutaneous photodamage. *Current Pharmaceutical Design*. 2018;24(2):99–105.
Walker, W. E. (2022). Goodnight, sleep tight, don't let the microbes bite: a review of sleep and its effects on sepsis and inflammation. *Shock, 58*(3), 189–195.
Kundu, J. K., Shin, Y. K., & Surh, Y. J. (2006). Resveratrol modulates phorbol ester-induced pro-inflammatory signal transduction pathways in mouse skin in vivo: NF-κB and AP-1 as prime targets. *Biochemical Pharmacology, 72*(11), 1506–1515.
Urbach, E., & Lentz, J. W. (1945). Carbohydrate metabolism and the skin. *Archives of Dermatology and Syphilology, 52*(5), 301–316.
Danby, F. W. (2010). Nutrition and aging skin: sugar and glycation. *Clinics in Dermatology, 28*(4), 409–411.
Draelos, Z. D. (2013). Aging skin: The role of diet: Facts and controversies. *Clinics in Dermatology, 31*(6), 701–706.
Lohwasser, C., Neureiter, D., Weigle, B., Kirchner, T., & Schuppan, D. (2006). The receptor for advanced glycation end products is highly expressed in the skin and upregulated by advanced glycation end products and tumor necrosis factor-alpha. *Journal of Investigative Dermatology, 126*(2), 291–299.
O'Brien, J., Morrissey, P. A., & Ames, J. M. (1989). Nutritional and toxicological aspects of the Maillard browning reaction in foods. *Critical Reviews in Food Science & Nutrition, 28*(3), 211–248.
Bayne, S., Jones, M. E., Li, H., Pinto, A. R., Simpson, E. R., & Liu, J. P. (2008). Estrogen deficiency leads to telomerase inhibition, telomere shortening and reduced cell proliferation in the adrenal gland of mice. *Cell Research, 18*(11), 1141–1150.
Bottai, G., Mancina, R., Muratori, M., Di Gennaro, P., & Lotti, T. (2013). 17β-estradiol protects human skin fibroblasts and keratinocytes against oxidative damage. *Journal of the European*

Academy of Dermatology and Venereology, 27(10), 1236–1243.

Bharti, S., & Vadlamudi, H. C. (2021). A strategic review on the involvement of receptors, transcription factors and hormones in acne pathogenesis. *Journal of Receptors and Signal Transduction, 41*(2), 105–116.

Craig, T., Smelick, C., Tacutu, R., Wuttke, D., Wood, S. H., Stanley, H., Janssens, G., Savitskaya, E., Moskalev, A., Arking, R., & De Magalhães, J. P. (2015). The Digital Ageing Atlas: integrating the diversity of age-related changes into a unified resource. *Nucleic Acids Research, 43*(D1), D873–D878.

Zhang, W., Qu, J., Liu, G. H., & Belmonte, J. C. I. (2020). The ageing epigenome and its rejuvenation. *Nature Reviews Molecular Cell Biology, 21*(3), 137–150.

Wang, K., Liu, H., Hu, Q., Wang, L., Liu, J., Zheng, Z., Zhang, W., Ren, J., Zhu, F., & Liu, G. H. (2022). Epigenetic regulation of aging: implications for interventions of aging and diseases. *Signal Transduction and Targeted Therapy, 7*(1), 374.

Park, L. K., Friso, S., & Choi, S. W. (2012). Nutritional influences on epigenetics and age-related disease. *Proceedings of the Nutrition Society, 71*(1), 75–83.

Osiewacz, H. D. (1997). *Genetic regulation of aging. Journal of Molecular Medicine, 75,* 715–727.

Krutmann, J., Schikowski, T., Hüls, A., Vierkötter, A., & Grether-Beck, S. (2016). Environmentally induced (extrinsic) skin aging. *Der Hautarzt, 67,* 99–102.

Vierkötter, A., Schikowski, T., Ranft, U., Sugiri, D., Matsui, M., Krämer, U., & Krutmann, J. (2010). Airborne particle exposure and extrinsic skin aging. *Journal of Investigative Dermatology, 130*(12), 2719–2726.

Wang, Z., Yuan, K., Ji, Y. B., Li, S. X., Shi, L., Wang, Z., Zhou, X. Y., Bao, Y. P., Xie, W., Han, Y., Shi, J., Lu, L., Yan, W., & Chen, W. H. (2022). Alterations of the gut microbiota in response to total sleep deprivation and recovery sleep in rats. *Nature and Science of Sleep,* 121–133.

Polsky, L. R., Rentscher, K. E., & Carroll, J. E. (2022). Stress-induced biological aging: A review and guide for research priorities. *Brain, Behavior, and Immunity, 104,* 97–109.

Aschbacher, K., O'Donovan, A., Wolkowitz, O. M., Dhabhar, F. S., Su, Y., & Epel, E. (2013). Good stress, bad stress and oxidative stress: insights from anticipatory cortisol reactivity. *Psychoneuroendocrinology, 38*(9), 1698–1708.

Flaherty, R. L., Owen, M., Fagan-Murphy, A., Intabli, H., Healy, D., Patel, A., Allen, M. C., Patel, B. A., & Flint, M. S. (2017). Glucocorticoids induce production of reactive oxygen species/reactive nitrogen species and DNA damage through an iNOS mediated pathway in breast cancer. *Breast Cancer Research, 19,* 1–13.

Hara, M. R., Kovacs, J. J., Whalen, E. J., Rajagopal, S., Strachan, R. T., Grant, W., Towers, A. J., Williams, B., Lam, C. M., Xiao, K., Shenoy, S. K., Gregory, S. G., Ahn, S., Duckett, D. R., & Lefkowitz, R. J. (2011). A stress response pathway regulates DNA damage through β2-adrenoreceptors and β-arrestin-1. *Nature, 477*(7364), 349–353.

Cadet, J., Douki, T., & Ravanat, J. L. (2015). Oxidatively generated damage to cellular DNA by UVB and UVA radiation. *Photochemistry and Photobiology, 91*(1), 140–155.

Sanchez-Trigo H., Rittweger J, Sañudo B. Effects of non-supervised exercise interventions on bone mineral density in adult women: a systematic review and meta-analysis. *Osteoporos Int.* 222. Jul.;33(7):1415–1427.

Hamilton JP. Epigenetics: principles and practice. *Dig Dis.* 2011;29(2):130–5.

Daniels, R., Emulsionen. In: Raab, W., Kindl, U. (Eds.), *Pflegekosmetik*. Gustav Fischer Verlag: Stuttgart 2004.

Mukta, S., & Adam, F. (2010). Cosmeceuticals in day-to-day clinical practice. *Journal of Drugs in Dermatology: JDD, 9*(5 Suppl ODAC Conf Pt 1), s62–6.

Amer, M., & Maged, M. (2009). Cosmeceuticals versus pharmaceuticals. *Clinics in Dermatology, 27* (5), 428–430.

Gloor, M., Fluhr, J., Thoma, K., & Thoma, K. (2000). Dermatische Grundlagen und ihre therapeutischen Funktionen. *Dermatologische Externatherapie: Unter besonderer Berücksichtigung der Magistralrezeptur*, 27–58.

Maul, J. T., Maul, L. V., Kägi, M., Cheng, P., Anzengruber, F., von Laue, M., Chen, Y., Kägi, M., & Navarini, A. (2020). Skin Recovery After Discontinuation of Long-Term Moisturizer Application: A Split-Face Comparison Pilot Study. *Dermatology and Therapy, 10*, 1371–1382.

Rajkumar, J., Chandan, N., Lio, P., & Shi, V. (2023). The skin barrier and moisturization: function, disruption, and mechanisms of repair. *Skin Pharmacology and Physiology, 36*(4), 174–185.

Hagermann, G. (1973). Über dermatologische Externa, insbesondere deren Abgabefähigkeit (releasing capacity). *Z. Hautkr., 48*, 97–105.

Wohlrab, J., Staubach, P., Augustin, M., Eisert, L., Hünerbein, A., Nast, A., Reimann, H., Strömer, K., & Mahler, V. (2018). S2k-Leitlinie zum Gebrauch von Präparationen zur lokalen Anwendung auf der Haut (Topika). *JDDG: Journal der Deutschen Dermatologischen Gesellschaft, 16*(3), 376–392.

Daniels, R., & Knie, U. (2007). Galenics of dermal products: vehicles, properties and drug release. *JDDG: Journal der Deutschen Dermatologischen Gesellschaft, 5*(5), 367–383.

Gloor, M., Thoma, K., & Fluhr, J. (2013). *Dermatologische Externatherapie: Unter besonderer Berücksichtigung der Magistralrezeptur*. Springer-Verlag.

Showell, M. (2016). *Handbook of Detergents, Part D: Formulation*. CRC Press.

Kong, R., Cui, Y., Fisher, G. J., Wang, X., Chen, Y., Schneider, L. M., & Majmudar, G. (2016). A comparative study of the effects of retinol and retinoic acid on histological, molecular, and clinical properties of human skin. *Journal of Cosmetic Dermatology, 15*(1), 49–57.

Tsugita, T., Nishijima, T., Kitahara, T., & Takema, Y. (2013). Positional differences and aging changes in Japanese women: epidermal thickness and corneous thickness determined by OCT (optical coherence tomography). *Skin Research and Technology, 19*(3), 242–250.

Varani, J., Warner, R. L., Gharaee-Kermani, M., Phan, S. H., Kang, S., Chung, J., Wang, Z. Q., Datta, S. C., Fisher, G. J., & Voorhees, J. J. (2000). Vitamin A antagonizes decreased cell growth and elevated collagen-degrading matrix metalloproteinases and stimulates collagen accumulation in naturally aged human skin. *Journal of Investigative Dermatology, 114* (3), 480–486.

Quan, T. (2023). Human Skin Aging and the Anti-Aging Properties of Retinol. *Biomolecules, 13*(11), 1614.

Fisher, G. J., Kang, S., Varani, J., Bata-Csorgo, Z., Wan, Y., Datta, S., & Voorhees, J. J. (2002). Mechanisms of photoaging and chronological skin aging. *Archives of Dermatology, 138*(11), 1462–1470.

Fisher, G. J., Quan, T., Purohit, T., Shao, Y., Cho, M. K., He, T., Varani, J., Kang, S., & Voorhees, J. J. (2009). Collagen fragmentation promotes oxidative

stress and elevates matrix metalloproteinase-1 in fibroblasts in aged human skin. *The American Journal of Pathology, 174*(1), 101–114.
Zhang, J., Yu, H., Man, M. Q., & Hu, L. (2024). Aging in the dermis: Fibroblast senescence and its significance. *Aging Cell, 23*(2), e14054.
Hung, S. J., Tang, S. C., Liao, P. Y., Ge, J. S., Hsiao, Y. P., & Yang, J. H. (2017). Photoprotective potential of glycolic acid by reducing NLRC4 and AIM2 inflammasome complex proteins in UVB radiation-induced normal human epidermal keratinocytes and mice. *DNA and Cell Biology, 36*(2), 177–187.
Maia Campos, P. M. B. G., Gaspar, L. R., Gonçalves, G. M. S., Pereira, L. H. T. R., Semprini, M., & Lopes, R. A. (2015). Comparative effects of retinoic acid or glycolic acid vehiculated in different topical formulations. *BioMed Research International.*
Narda, M., Trullas, C., Brown, A., Piquero-Casals, J., Granger, C., & Fabbrocini, G. (2021). Glycolic acid adjusted to pH 4 stimulates collagen production and epidermal renewal without affecting levels of proinflammatory TNF-alpha in human skin explants. *Journal of Cosmetic Dermatology, 20*(2), 513–521.
Tang, S. C., Tang, L. C., Liu, C. H., Liao, P. Y., Lai, J. C., & Yang, J. H. (2019). Glycolic acid attenuates UVB-induced aquaporin-3, matrix metalloproteinase-9 expression, and collagen degradation in keratinocytes and mouse skin. *Biochemical Journal, 476*(10), 1387–1400.
Bernstein, E. F., Lee, J., Brown, D. B., Yu, R., & Van Scott, E. (2001). Glycolic acid treatment increases type I collagen mRNA and hyaluronic acid content of human skin. *Dermatologic Surgery, 27*(5), 429–433.
Tang, S. C., Liao, P. Y., Hung, S. J., Ge, J. S., Chen, S. M., Lai, J. C., Hsiao, Y. P., & Yang, J. H. (2017). Topical application of glycolic acid suppresses the UVB-induced IL-6, IL-8, MCP-1 and COX-2 inflammation by modulating NF-κB signaling pathway in keratinocytes and mice skin. *Journal of Dermatological Science, 86*(3), 238–248.
Svarc, F. (2015). A brief illustrated history on sunscreens and sun protection. *Pure and Applied Chemistry, 87*(9–10), 929–936.
Aldahan, A. S., Shah, V. V., Mlacker, S., & Nouri, K. (2015). The history of sunscreen. *JAMA Dermatology, 151*(12), 1316–1316.
The Skin Cancer Foundation. *The Tale of Tanning*. 2019.
Urbach, F. (2001). The historical aspects of sunscreens. *Journal of Photochemistry and Photobiology B: Biology, 64*(2–3), 99–104.
De Gruijl, F. R. (1999). Skin cancer and solar UV radiation. *European Journal of Cancer, 35*(14), 2003–2009.
Osterwalder, U., & Herzog, B. S. P. F. (2009). Sun protection factors: worldwide confusion. *British Journal of Dermatology, 161*(s3), 13–24.
Lu, J., Cong, T., Wen, X., Li, X., Du, D., He, G., Jiang, X. Salicylic acid treats acne vulgaris by suppressing AMPK/SREBP1 pathway in sebocytes. *Exp Dermatol.* 219. Jul.;28(7): 786–794.
Korting, H. C., Braun-Falco, O., Ponce-Pöschl, E., Klövekorn, W., Schmötzer, G., & Arens-Corell, M. (1995). The influence of the regular use of a soap or an acidic syndet bar on pre-acne. *Infection, 23*(2), 89–93.
Schmid-Wendtner, M. H., & Korting, H. C. (2006). The pH of the skin surface and its impact on the barrier function. *Skin Pharmacology and Physiology, 19*(6), 296–302.

Steeb T, Koch EAT, Wessely A, Wiest LG, Schmitz L, Berking C, Heppt MV. Chemical peelings for the treatment of actinic keratosis: a systematic review and meta-analysis. *J Eur Acad Dermatol Venereol.* 2021 Mar;35(3):641–649. doi: 10.1111/jdv.16844. Epub 220. Aug. 18. PMID: 32745330.

Raue, trockene, großporige Haut - dein Oberflächenproblem

Ferrara, F., Pambianchi, E., Woodby, B., Therrien, J. P., Pecorelli, A., Canella, R., & Valacchi, G. (2021). Evaluating the effect of ozone in UV induced skin damage. *Toxicology Letters, 338*, 40–50.

Ortiz, A., & Grando, S. A. (2012). Smoking and the skin. *International journal of dermatology, 51*(3), 250–262.

Soeur, J., Belaïdi, J. P., Chollet, C., Denat, L., Dimitrov, A., Jones, C., Perez, P., Zanini, M., Zobiri, O., Mezzache, S., Erdmann, D., Lereaux, G., Beilstein, J., & Marrot, L. (2017). Photo-pollution stress in skin: Traces of pollutants (PAH and particulate matter) impair redox homeostasis in keratinocytes exposed to UVA1. *Journal of dermatological science, 86*(2), 162–169.

Huss-Marp, J., Eberlein-König, B., Breuer, K., Mair, S., Ansel, A., Darsow, U., Krämer, U., Mayer, E., Ring, J., & Behrendt, H. (2006). Influence of short-term exposure to airborne Der p 1 and volatile organic compounds on skin barrier function and dermal blood flow in patients with atopic eczema and healthy individuals. *Clinical & Experimental Allergy, 36*(3), 338–345.

Kantor, R., & Silverberg, J. I. (2017). Environmental risk factors and their role in the management of atopic dermatitis. *Expert review of clinical immunology, 13*(1), 15–26.

Passeron, T., Zouboulis, C. C., Tan, J., Andersen, M. L., Katta, R., Lyu, X., Aguilar, L., Kerob, D., Morita, A., Krutmann, J., & Peters, E. M. J. (2021). Adult skin acute stress responses to short-term environmental and internal aggression from exposome factors. *Journal of the European Academy of Dermatology and Venereology, 35*(10), 1963–1975.

Badloe, F. M. S., De Vriese, S., Coolens, K., Schmidt-Weber, C. B., Ring, J., Gutermuth, J., & Kortekaas Krohn, I. (2020). IgE autoantibodies and autoreactive T cells and their role in children and adults with atopic dermatitis. *Clinical and translational allergy, 10*, 1–15.

Thomsen, B. J., Chow, E. Y., Sapijaszko, M. J. The Potential Uses of Omega-3 Fatty Acids in Dermatology: A Review. *J Cutan Med Surg*. 220. Sep./Oct.;24(5):481–494.

Barcelos, R. C., de Mello-Sampayo, C., Antoniazzi, C. T., Segat, H. J., Silva, H., Veit, J. C., Piccolo, J., Emanuelli, T., Bürger, M. E., Silva-Lima, B., et al. Oral supplementation with fish oil reduces dryness and pruritus in the acetone-induced dry skin rat model. *J. Dermatol. Sci.* 2015;79:298–304.

Kim, B. E., & Leung, D. Y. (2018). Significance of skin barrier dysfunction in atopic dermatitis. *Allergy, asthma & immunology research, 10*(3), 207–215.

Goad, N., & Gawkrodger, D. J. (2016). Ambient humidity and the skin: the impact of air humidity in healthy and diseased states. *Journal of the European Academy of Dermatology and Venereology, 30*(8), 1285–1294.

Scharschmidt, T. C., Man, M. Q., Hatano, Y., Crumrine, D., Gunathilake, R., Sundberg, J. P., Silva, K. A., Mauro, T. M., Hupe, M., Cho, S., Wu, Y., Celli, A., Schmuth, M., Feingold, K. R., & Elias, P. M. (2009). Filaggrin deficiency confers a paracellular barrier abnormality that reduces inflammatory thresholds to irritants and haptens. *Journal of Allergy and Clinical Immunology, 124*(3), 496–506, 506.e1–6.

Berardesca, E., Distante, F., Vignoli, G. P., Oresajo, C., & Green, B. (1997). Alpha hydroxyacids modulate stratum corneum barrier function. *British Journal of Dermatology, 137*(6), 934–938.

Van Scott, E. J., & Ruey, J. Y. (1974). Control of keratinization with α-hydroxy acids and related compounds: I. Topical treatment of ichthyotic disorders. *Archives of Dermatology, 110*(4), 586–590.

Ramchatesingh, B., Martínez Villarreal, A., Arcuri, D., Lagacé, F., Setah, S. A., Touma, F., Al-Badarin, F., & Litvinov, I. V. (2022). The Use of Retinoids for the Prevention and Treatment of Skin Cancers: An Updated Review. *International Journal of Molecular Sciences, 23*(20), 12622.

Peck, G. L. (1986). Topical tretinoin in actinic keratosis and basal cell carcinoma. *Journal of the American Academy of Dermatology, 15*(4), 829–835.

De Graaf, Y. G. L., Euvrard, S., & Bavinck, J. B. (2004). Systemic and topical retinoids in the management of skin cancer in organ transplant recipients. *Dermatologic surgery, 30*(4 Part 2), 656–661.

Barbagallo, M., Veronese, N., & Dominguez, L. J. (2021). Magnesium in aging, health and diseases. *Nutrients, 13*(2), 463.

Zhang, Y., Chen, C., Lu, L., Knutson, K. L., Carnethon, M. R., Fly, A. D., Luo, J., Haas, D. M., Shikany, J. M., & Kahe, K. (2022). Association of magnesium intake with sleep duration and sleep quality: findings from the CARDIA study. *Sleep, 45*(4), zsab276.

Simon, D., Eng, P. A., Borelli, S., Kägi, R., Zimmermann, C., Zahner, C., Drewe, J., Hess, L., Ferrari, G., Lautenschlager, S., Wüthrich, B., & Schmid-Grendelmeier, P. (2014). Gamma-linolenic acid levels correlate with clinical efficacy of evening primrose oil in patients with atopic dermatitis. *Advances in therapy, 31*, 180–188.

Sams II, R. L., Couch, L. H., Miller, B. J., Okerberg, C. V., Warbritton, A., Wamer, W. G., Beer, J. Z., & Howard, P. C. (2001). Basal cell proliferation in female SKH-1 mice treated with α- and β-hydroxy acids. *Toxicology and applied pharmacology, 175*(1), 76–82.

Bernstein, E. F., Underbill, C. B., Lakkakorpi, J., Ditre, C. M., Uitto, J., Yu, R. J., & Van Scott, E. (1997). Citric acid increases viable epidermal thickness and glycosaminoglycan content of sun-damaged skin. *Dermatologic surgery, 23*(8), 689–694.

Huang, T. H., Wang, P. W., Yang, S. C., Chou, W. L., Fang, J. Y. (2018). Cosmetic and Therapeutic Applications of Fish Oil's Fatty Acids on the Skin. *Mar Drugs*, 30;16(8), 256.

Gellert, S., Schuchardt, J. P., & Hahn, A. (2017). Low long chain omega-3 fatty acid status in middle-aged women. *Prostaglandins, Leukotrienes and Essential Fatty Acids, 117*, 54–59.

Cutuli, D. (2017). Functional and structural benefits induced by omega-3 polyunsaturated fatty acids during aging. *Current neuropharmacology, 15*(4), 534–542.

Palmer, D. J. Vitamin D and the development of atopic eczema. *J Clin Med 2015*; 4:1036–1050.

Williams, H. C., & Chalmers, J. C. (2020). Prevention of atopic dermatitis. *Acta Dermato-Venereologica, 100*(12).

Cao, X., Yang, F., Zheng, J., & Wang, K. (2012). Intracellular proton-mediated activation of TRPV3 channels accounts for the exfoliation effect of α-hydroxyl acids on keratinocytes. *Journal of Biological Chemistry, 287*(31), 25905–25916.

Hara-Chikuma, M., & Verkman, A. S. (2005). Aquaporin-3 functions as a glycerol transporter in mammalian skin. *Biology of the Cell, 97*(7), 479–486.

Narda, M., Trullas, C., Brown, A., Piquero-Casals, J., Granger, C., & Fabbrocini, G. (2021). Glycolic acid adjusted to pH 4 stimulates collagen production and epidermal renewal without affecting levels of proinflammatory TNF-alpha in human skin explants. *Journal of Cosmetic Dermatology, 20*(2), 513–521.

Denda, S., Denda, M., Inoue, K., & Hibino, T. (2010). Glycolic acid induces keratinocyte proliferation in a skin equivalent model via TRPV1 activation. *Journal of Dermatological Science, 57*(2), 108–113.

Okano, Y., Abe, Y., Masaki, H., Santhanam, U., Ichihashi, M., & Funasaka, Y. (2003). Biological effects of glycolic acid on dermal matrix metabolism mediated by dermal fibroblasts and epidermal keratinocytes. *Experimental Dermatology, 12*, 57–63.

Chiung-Hui Yen et al. (2008). Linoleic acid metabolite levels and transepidermal water loss in children with atopic dermatitis. *Ann Allergy Asthma Immunol, 100*, 66–73.

Fiocchi, A., Sala, M., Signoroni, P., Banderali, G., Agostoni, C., & Riva, E. (1994). The efficacy and safety of γ-linolenic acid in the treatment of infantile atopic dermatitis. *Journal of International Medical Research, 22*(1), 24–32.

Müller, M., Rainger, G. E., & Steegenga, W. (2016). Fish oil supplements, longevity and aging. *Aging*, 8(8), 1578–1582.

Ditre, C. M., Griffin, T. D., Murphy, G. F., et al. Effects of alpha-hydroxy acids on photoaged skin: a pilot clinical, histologic, and ultrastructural study. *J Am Acad Dermatol.* 1996;34(2 Pt 1):187–195.

Hong, J. T., Kim, E. J., Ahn, K. S., Jung, K. M., Yun, Y. P., Park, Y. K., & Lee, S. H. (2001). Inhibitory effect of glycolic acid on ultraviolet-induced skin tumorigenesis in SKH-1 hairless mice and its mechanism of action. *Molecular Carcinogenesis: Published in cooperation with the University of Texas MD Anderson Cancer Center, 31*(3), 152–160.

Bernstein, E. F., Lee, J., Brown, D. B., Yu, R., & Van Scott, E. (2001). Glycolic acid treatment increases type I collagen mRNA and hyaluronic acid content of human skin. *Dermatologic Surgery, 27*(5), 429–433.

Ahn, K. S., Park, K. S., Jung, K. M., Jung, H. K., Lee, S. H., Chung, S. Y., Yang, K. H., Yun, Y. P., Pyo, H. B., Yun, Y. W., Kim, D. J., Park, S. M., & Hong, J. T. (2002). Inhibitory effect of glycolic acid on ultraviolet B-induced c-fos expression, AP-1 activation and p53–p21 response in a human keratinocyte cell line. *Cancer Letters, 186*(2), 125–135.

Kawamura A, Ooyama K, Kojima K, Kachi H, Abe T, Amano K, Aoyama T. Dietary supplementation of gamma-linolenic acid improves skin parameters in subjects with dry skin and mild atopic dermatitis. *J Oleo Sci.* 2011;60(12):597–607.

Fabbrocini G, Cameli N, Lorenzi S, De Padova MP, Marasca C, Izzo R, Monfrecola G. Adietary supplement to reduce side effects of oral isotretinoin therapy in acne patients. *G Ital Dermatol Venereol.* 214. Aug.;149(4):441–5.

Zmitek K., Pogacnik T., Mervic L., Zmitek J., Pravst I. The effect of dietary intake of coenzyme Q10 on skin parameters and condition: results of a randomized, placebo-controlled, double-blind study. *Biofactors*. 2017;43:132–140.

Isabella Peixoto de Barcelos, Richard H. Haas. CoQ10 and Aging. Biology (Basel). 2019 May 11;8(2):28.

Kazandjieva, J., & Tsankov, N. (2017). Drug-induced acne. *Clinics in Dermatology, 35*(2), 156–162.

Braun-Falco, O., & Lincke, H. (1976). The problem of vitamin B6/B12 acne. A contribution on acne medicamentosa (author's transl.). *MMW, Münchener Medizinische Wochenschrift, 118*(6), 155–160.

Veraldi, S., Benardon, S., Diani, M., & Barbareschi, M. (2018). Acneiform eruptions caused by vitamin B12: A report of five cases and review of the literature. *Journal of Cosmetic Dermatology, 17*(1), 112–115.

de Espronceda Ezquerro, M., & Ji, Y. B. (2018). Vitamin B12-induced acne. *Medicina Clinica, 151*(3), e15–e15.

Aalfs, A. S., Scholvinck, L. H., & Horváth, B. (2013). Acneiform eruption in a 5-year-old due to vitamin B12 supplementation. *European Journal of Dermatology, 23*(5), 726–727.

Jansen, T., Romiti, R., Kreuter, A., & Altmeyer, P. (2001). Rosacea fulminans triggered by high-dose vitamins B6 and B12. *Journal of the European Academy of Dermatology and Venereology, 15*(5), 484–485. [PMID: 11763399].

Bowe, W. P., Joshi, S. S., & Shalita, A. R. (2010). Diet and acne. *Journal of the American Academy of Dermatology, 63*(1), 124–141.

Harrell, B. L., & Rudolph, A. H. (1976). Kelp diet: a cause of acneiform eruption. *Archives of Dermatology, 112*(4), 560–560.

Arbesman, H. (2005). Dairy and acne—the iodine connection. *Journal of the American Academy of Dermatology, 53*(6), 1102.

Danby, F. W. (2007). Acne and iodine: reply. *Journal of the American Academy of Dermatology, 56*(1), 164–165.

Pontes, T. D. C., Fernandes Filho, G. M. C., Trindade, A. D. S. P., & Sobral Filho, J. F. (2013). Incidence of acne vulgaris in young adult users of protein-calorie supplements in the city of João Pessoa-PB. *Anais Brasileiros de Dermatologia, 88*, 907–912.

Keri Marshall, N. D. (2004). Therapeutic applications of whey protein. *Alternative Medicine Review, 9*(2), 136–156.

Simonart, T. (2012). Acne and whey protein supplementation among bodybuilders. *Dermatology (Basel), 225*(3), 256–258.

Silverberg, N. B. (2012). Whey protein precipitating moderate to severe acne flares in 5 teenaged athletes. *Cutis, 90*(2), 70–72.

Wang, M., Zhou, Y., & Yan, Y. (2021). Vitamin D status and efficacy of vitamin D supplementation in acne patients: A systematic review and meta-analysis. *Journal of Cosmetic Dermatology, 20*(12), 3802–3807.

Hasamoh, Y., Thadanipon, K., Juntongjin, P. Association between Vitamin D Level and Acne, and Correlation with Disease Severity: A Meta-Analysis. *Dermatology. 2022;238*(3):404–411.

Navarro-Triviño, F. J., Arias-Santiago, S., & Gilaberte-Calzada, Y. (2019). Vitamin D and the skin: A review for dermatologists. *Actas Dermo-Sifiliográficas (English Edition), 110*(4), 262–272.

Beylot, C., Auffret, N., Poli, F., Claudel, J. P., Leccia, M. T., Del Giudice, P., & Dreno, B. (2014). Propionibacterium acnes: an update on its role in the pathogenesis of acne. *Journal of the European Academy of Dermatology and Venereology, 28*(3), 271–278.

McLaughlin, J., Watterson, S., Layton, A. M., Bjourson, A. J., Barnard, E., & McDowell, A. (2019). Propionibacterium acnes and acne vulgaris: new insights from the integration of population genetic, multi-omic, biochemical and host-microbe studies. *Microorganisms, 7*(5), 128.

Dréno, B., Pécastaings, S., Corvec, S., Veraldi, S., Khammari, A., & Roques, C. (2018). Cutibacterium acnes (Propionibacterium acnes) and acne vulgaris: a brief look at the latest updates. *Journal of the European Academy of Dermatology and Venereology, 32*, 5–14.

Cronin, H., & Draelos, Z. D. (2010). Original Contribution: Top 10 botanical ingredients in 2010 anti-aging creams. *Journal of Cosmetic Dermatology, 9*(3), 218–225.

Kokoska, L., Kloucek, P., Leuner, O., & Novy, P. (2019). Plant-derived products as antibacterial and antifungal agents in human health care. *Current Medicinal Chemistry, 26*(29), 5501–5541.

Lee, W. J., Park, K. H., Sohn, M. Y., Lee, W. C., Lee, S. J., & Kim, D. W. (2013). Ultraviolet B irradiation increases the expression of inflammatory cytokines in cultured sebocytes. *The Journal of Dermatology, 40*(12), 993–997.

Wiegmann, D., & Haddad, L. (2020). Two is better than one: The combined effects of glycolic acid and salicylic acid on acne-related disorders. *Journal of Cosmetic Dermatology, 19*(9), 2349–2351.

Eichenfield, D. Z., Sprague, J., & Eichenfield, L. F. (2021). Management of acne vulgaris: a review. *JAMA, 326*(20), 2055–2067.

Zhang, L., Shao, X., Chen, Y., Wang, J., Ariyawati, A., Zhang, Y., Chen, J., Liu, L., Pu, Y., Li, Y., & Chen, J. (2022). 30 % supramolecular salicylic acid peels effectively treat acne vulgaris and reduce facial sebum. *Journal of Cosmetic Dermatology, 21*(8), 3398–3405.

Auffret, N., Claudel, J. P., Leccia, M. T., Ballanger, F., & Dreno, B. (2022). Novel and emerging treatment options for acne vulgaris. *European Journal of Dermatology, 32*(4), 451–458.

Al-Talib, H., Al-Khateeb, A., Hameed, A., & Murugaiah, C. (2017). Efficacy and safety of superficial chemical peeling in treatment of active acne vulgaris. *Anais Brasileiros de Dermatologia, 92*, 212–216.

Claudel, J. P., Auffret, N., Leccia, M. T., Poli, F., & Dréno, B. (2018). Acne and nutrition: hypotheses, myths and facts. *Journal of the European Academy of Dermatology and Venereology, 32*(10), 1631–1637.

Kosmoski, G., Miller, D., Coret, C., & Atillasoy, E. (2022). A Topical Combination Regimen of Benzoyl Peroxide and Retinol Moisturizer for Mild to Moderate Acne. *Journal of Drugs in Dermatology: JDD, 21*(12), 1340–1346.

Sadeghzadeh-Bazargan, A., Ghassemi, M., Goodarzi, A., Roohaninasab, M., Najar Nobari, N., & Behrangi, E. (2021). Systematic review of low-dose isotretinoin for treatment of acne vulgaris: focus on indication, dosage, regimen, efficacy, safety, satisfaction, and follow-up, based on clinical studies. *Dermatologic Therapy, 34*(1), e14438.

Dréno, B., Dagnelie, M. A., Khammari, A., & Corvec, S. (2020). The skin microbiome: a new actor in inflammatory acne. *American Journal of Clinical Dermatology, 21*(Suppl 1), 18–24.

Kober, M. M., & Bowe, W. P. (2015). The effect of probiotics on immune regulation, acne, and photoaging. *International Journal of Women's Dermatology, 1*(2), 85–89.

Kim, M. J., Kim, K. P., Choi, E., Yim, J. H., Choi, C., Yun, H. S., Ahn, H. Y., Oh, J. Y., & Cho, Y. (2021). Effects of Lactobacillus plantarum CJLP55 on clinical improvement, skin condition and urine bacterial extracellular vesicles in patients with acne vulgaris: A randomized, double-blind, placebo-controlled study. *Nutrients, 13*(4), 1368.

Lee, Y. B., Byun, E. J., & Kim, H. S. (2019). Potential role of the microbiome in acne: a comprehensive review. *Journal of Clinical Medicine, 8*(7), 987.

Sinha, S., Lin, G., & Ferenczi, K. (2021). The skin microbiome and the gut-skin axis. *Clinics in Dermatology, 39*(5), 829–839.

Scopelliti, M. G., Kothare, A., & Karavitis, M. (2022). A novel 1726-nm laser system for safe and effective treatment of acne vulgaris. *Lasers in Medical Science, 37*(9), 3639–3647.

Bader, K. FDA Clears Accure Laser System for Acne Treatment. 2022;44. Accessed January 14,2023. https://www.dermatologytimes.com/view/fda-clears-accure-laser-system-for-acne-treatment.

Cruz, S., Vecerek, N., & Elbuluk, N. (2023). Targeting inflammation in acne: current treatments and future prospects. *American Journal of Clinical Dermatology, 24*(5), 681–694.

Chilicka, K., Dzieńdziora-Urbińska, I., Szyguła, R., Asanova, B., & Nowicka, D. (2022). Microbiome and probiotics in acne vulgaris—A narrative review. *Life, 12*(3), 422.

Cha, H., Kim, S. K., Kook, M., & Yi, T. H. (2020). Lactobacillus paraplantarum THG-G10 as a potential anti-acne agent with antibacterial and anti-inflammatory activities. *Anaerobe, 64*, 102243.

Dreno, B., Bagatin, E., Blume-Peytavi, U., Rocha, M., & Gollnick, H. (2018). Female type of adult acne: physiological and psychological considerations and management. *JDDG: Journal der Deutschen Dermatologischen Gesellschaft, 16*(10), 1185–1194.

Koo, E. B., Petersen, T. D., & Kimball, A. B. (2014). Meta-analysis comparing efficacy of antibiotics versus oral contraceptives in acne vulgaris. *Journal of the American Academy of Dermatology, 71*(3), 450–459.

Diogo, M. L. G., Campos, T. M., Fonseca, E. S. R., Pavani, C., Horliana, A. C. R. T., Fernandes, K. P. S., ... & Motta, L. J. (2021). Effect of blue light on acne vulgaris: a systematic review. *Sensors, 21*(20), 6943.

Sami, N. A., Attia, A. T., & Badawi, A. M. (2008). Phototherapy in the treatment of acne vulgaris. *Journal of Drugs in Dermatology: JDD, 7*(7), 627–632.

Papageorgiou, P., Katsambas, A., & Chu, A. (2000). Phototherapy with blue (415 nm) and red (660 nm) light in the treatment of acne vulgaris. *British Journal of Dermatology, 142*(5), 973–978.

Zamil, D. H., Perez-Sanchez, A., Katta, R. Acne related to dietary supplements. *Dermatol Online J.* 220. Aug. 15;26(8):13030/qt9rp7t2p2. PMID: 32941710.

Rötungen – das unerwünschte Rouge

Bhargava, R., Kumar, P., Kumar, M., Mehra, N., & Mishra, A. (2013). A randomized controlled trial of omega-3 fatty acids in dry eye syndrome. *International Journal of Ophthalmology, 6*(6), 811–816.

Prasad, A. S. (2009). Zinc: role in immunity, oxidative stress and chronic inflammation. *Current Opinion in Clinical Nutrition & Metabolic Care, 12*(6), 646–652.

Sharquie, K. E., Najim, R. A., & Al-Salman, H. N. (2006). Oral zinc sulfate in the treatment of rosacea: a double-blind, placebo-controlled study. *International Journal of Dermatology, 45*(7), 857–861.

Jarmuda, S., O'Reilly, N., Żaba, R., Jakubowicz, O., Szkaradkiewicz, A., & Kavanagh, K. (2012). Potential role of Demodex mites and bacteria in the induction of rosacea. *Journal of Medical Microbiology, 61*(11), 1504–1510.

Moore, C., Cevikbas, F., Pasolli, H. A., Chen, Y., Kong, W., Kempkes, C., Parekh, P., Lee, S. H., Yeh, I., Jokerst, N. M., Fuchs, E., Steinhoff, M., & Liedtke, W. B. (2013). UVB radiation generates sunburn pain and affects skin by activating epidermal TRPV4 ion channels and triggering endothelin-1 signaling. *Proceedings of the National Academy of Sciences, 110*(34), E3225–E3234.

Dirschka, T., Tronnier, H., & Fölster-Holst, R. (2004). Epithelial barrier function and atopic diathesis in rosacea and perioral dermatitis. *British Journal of Dermatology, 150*(6), 1136–1141.

Borrie, P. (1953). Rosacea with special reference to its ocular manifestations. *British Journal of Dermatology, 65*(12), 458–463.

Van Steensel, M. A. M., Badeloe, S., Winnepenninckx, V., Vreeburg, M., Steijlen, P. M., & Van Geel, M. (2008). Granulomatous rosacea and Crohn's disease in a patient homozygous for the Crohn-associated NOD2/CARD15 polymorphism R702W. *Experimental Dermatology, 17*(12), 1057–1058.

Yamasaki, K., Di Nardo, A., Bardan, A., Murakami, M., Ohtake, T., Coda, A., Dorschner, R. A., Bonnart, C., Descargues, P., Hovnanian, A., Morhenn, V. B., & Gallo, R. L. (2007). Increased serine protease activity and cathelicidin promotes skin inflammation in rosacea. *Nature Medicine, 13*(8), 975–980.

Yamasaki, K., & Gallo, R. L. (2011, December). Rosacea as a disease of cathelicidins and skin innate immunity. *Journal of Investigative Dermatology Symposium Proceedings, 15*(1), 12–15. Elsevier.

Holmes, A. D., & Steinhoff, M. (2017). Integrative concepts of rosacea pathophysiology, clinical presentation and new therapeutics. *Experimental Dermatology, 26*(8), 659–667.

Steinhoff, M., Schauber, J., & Leyden, J. J. (2013). New insights into rosacea pathophysiology: a review of recent findings. *Journal of the American Academy of Dermatology, 69*(6), 15–26.

Aldrich, N., Gerstenblith, M., Fu, P., Tuttle, M. S., Varma, P., Gotow, E., Cooper, K. D., Mann, M., & Popkin, D. L. (2015). Genetic vs. environmental factors that correlate with rosacea: a cohort-based survey of twins. *JAMA Dermatology, 151*(11), 1213–1219.

Yazici, A. C., Tamer, L., Ikizoglu, G., Kaya, T. I., Api, H., Yildirim, H., & Adiguzel, A. (2006). GSTM1 and GSTT1 null genotypes as possible heritable factors of rosacea. *Photodermatology, Photoimmunology & Photomedicine, 22*(4), 208–210.

Boo, Y. C. (2021). Mechanistic basis and clinical evidence for the applications of nicotinamide (niacinamide) to control skin aging and pigmentation. *Antioxidants, 10*(8), 1315.

Perricone, N. V., & DiNardo, J. C. (1996). Photoprotective and anti-inflammatory effects of topical glycolic acid. *Dermatologic Surgery, 22*(5), 435–437.

Tang, S. C., Liao, P. Y., Hung, S. J., Ge, J. S., Chen, S. M., Lai, J. C., Hsiao, Y. P., & Yang, J. H. (2017). Topical application of glycolic acid suppresses the UVB-induced IL-6, IL-8, MCP-1 and COX-2 inflammation by modulating NF-κB signaling pathway in keratinocytes and mice skin. *Journal of Dermatological Science, 86*(3), 238–248.

Tanno, O., Ota, Y., Kitamura, N., Katsube, T., & Inoue, S. (2000). Nicotinamide increases biosynthesis of ceramides as well as other stratum corneum lipids to improve the epidermal permeability barrier. *British Journal of Dermatology, 143*(3), 524–531.

Draelos, Z. D., Ertel, K., & Berge, C. (2005). Niacinamide-containing facial moisturizer improves skin barrier and benefits subjects with rosacea. *Cutis-New York, 76*(2), 135–141.

Bissett, D. (2000). Topical niacinamide and barrier enhancement. *Cutis, 70*(6), 8–12; discussion 21–23.

Green, B. A., Ruey, J. Y., & Van Scott, E. J. (2009). Clinical and cosmeceutical uses of hydroxy acids. *Clinics in Dermatology, 27*(5), 495–501.

Tung, R. C., Bergfeld, W. F., Vidimos, A. T., & Remzi, B. K. (2000). α-Hydroxy acid-based cosmetic procedures: Guidelines for patient management. *American Journal of Clinical Dermatology, 1*, 81–88.

Plewig, G., Jansen, T., Rosacea, Freedberg, I. M., Eisen, A. Z., Wolff, K., et al., editors. *Fitzpatrick's Dermatology in General Medicine*. New York: McGraw-Hill, 1999: 785–94.

Bonnar, E., Eustace, P., & Powell, F. C. (1993). The Demodex mite population in rosacea. *Journal of the American Academy of Dermatology, 28*(3), 443–448.

Utaş, S., Özbakir, Ö., Turasan, A., & Utaş, C. (1999). Helicobacter pylori eradication treatment reduces the severity of rosacea. *Journal of the American Academy of Dermatology, 40*(3), 433–435.

Weiss, E., & Katta, R. (2017). Diet and rosacea: the role of dietary change in the management of rosacea. *Dermatology Practical & Conceptual, 7*(4), 31–37.

Gürer, M. A., Erel, A., Erbaş, D., Çağlar, K., & Atahan, Ç. (2002). The seroprevalence of Helicobacter pylori and nitric oxide in acne rosacea. *International Journal of Dermatology, 41*(11), 768–770.

Shamsadini, S., Zahedi, M. J., & Hyatbaksh, M. (2003). Helicobacter pylori and rosacea. *EMHJ-Eastern Mediterranean Health Journal, 9(1–2), 167–171.*

de Miquel, D. B., Romero, M. V., Sequeiros, E. V., Olcina, J. F., de Miquel, P. B., Roman, A. L. S., Aleman Villanueva, S., & de Argila de Prados, C. M. (2006). Effect of Helicobacter pylori eradication therapy in rosacea patients. *Revista Española de Enfermedades Digestivas, 98*(7), 501–509.

Parodi, A., Paolino, S., Greco, A., Drago, F., Mansi, C., Rebora, A., Parodi, A., & Savarino, V. (2008). Small intestinal bacterial overgrowth in rosacea: clinical effectiveness of its eradication. *Clinical Gastroenterology and Hepatology, 6*(7), 759–764.

Egeberg, A., Weinstock, L. B., Thyssen, E. P., Gislason, G. H., & Thyssen, J. P. (2017). Rosacea and gastrointestinal disorders: a population-based cohort study. *British Journal of Dermatology, 176*(1), 100–106.

Drake, L. (2017). Hot Sauce, Wine and Tomatoes Cause Flare-ups, Survey Finds | Rosacea.org. *https://www.rosacea.org/rr/2005/fall/article_3.php.*

Scheman, A., Rakowski, E. M., Chou, V., Chhatriwala, A., Ross, J., & Jacob, S. E. (2013). Balsam of Peru: past and future. *Dermatitis, 24*(4), 153–160.

Desai, M. S., Seekatz, A. M., Koropatkin, N. M., Kamada, N., Hickey, C. A., Wolter, M., ... & Martens, E. C. (2016). A dietary fiber-deprived gut microbiota degrades the colonic mucus barrier and enhances pathogen susceptibility. *Cell, 167*(5), 1339–1353.e21.

Sharquie, K. E., Najim, R. A., & Al-Salman, H. N. (2006). Oral zinc sulfate in the treatment of rosacea: a double-blind, placebo-controlled study. *International Journal of Dermatology, 45*(7), 857–861.

Hacini-Rachinel, F., Gheit, H., Le Luduec, J. B., Dif, F., Nancey, S., & Kaiserlian, D. (2009). Oral probiotic control skin inflammation by acting on both effector and regulatory T cells. *PLoS One, 4*(3), e4903.

Benson, K. F., Redman, K. A., Carter, S. G., Keller, D., Farmer, S., Endres, J. R., & Jensen, G. S. (2012). Probiotic metabolites from Bacillus coagulans Ganeden BC30TM support maturation of antigen-presenting cells in vitro. *World Journal of Gastroenterology: WJG, 18*(16), 1875–1883.

Gueniche, A., Benyacoub, J., Philippe, D., Bastien, P., Kusy, N., Breton, L., Blum, S., & Castiel-Higounenc, I. (2010). Lactobacillus paracasei CNCM I-2116 (ST11) inhibits substance P-induced skin inflammation and accelerates skin barrier function recovery in vitro. *European Journal of Dermatology, 20*(6), 731–737.

Wastyk, H. C., Fragiadakis, G. K., Perelman, D., Dahan, D., Merrill, B. D., Feiqiao, B. Y., Topf, M., Gonzalez, C. G., Van Treuren, W., Han, S., Robinson, J. L., Elias, J. E., Sonnenburg, E. D., Gardner, C. D., & Sonnenburg, J. L. (2021). Gut-microbiota-targeted diets modulate human immune status. *Cell, 184*(16), 4137–4153.

Macklis, P., Adams, K., Kaffenberger, J., Kumar, P., Krispinsky, A., & Kaffenberger, B. (2020). The association between oral health and skin disease. *The Journal of Clinical and Aesthetic Dermatology, 13*(6), 48.

Geng RSQ, Bourkas AN, Mufti A, Sibbald RG. Rosacea: Pathogenesis and Therapeutic Correlates. *J Cutan Med Surg.* 2024 Mar-Apr;28(2):178–189.

Yamasaki K, Gallo RL. The molecular pathology of rosacea. *J Dermatol Sci.* 2009;55(2):77–81.

Two AM, Wu W, Gallo RL, Hata TR. Rosacea: part II. Topical and systemic therapies in the treatment of rosacea. *J Am Acad Dermatol.* 2015;72(5):761–770.

Park H, Del Rosso JQ. Use of oral isotretinoin in the management of rosacea. *J Clin Aesthet Dermatol.* 2011;4(9):54–61.

Bohne M, Struy H, Gerber A, Gollnick H. Effects of retinoids on the generation of neutrophil-derived reactive oxygen species studied by EPR spin trapping techniques. *Inflamm Res.* 1997;46(10):423–424.

Lacey N, Delaney S, Kavanagh K, Powell FC. Mite-related bacterial antigens stimulate inflammatory cells in rosacea. *Br J Dermatol.* 2007;157(3):474–481.

Szkaradkiewicz A, Chudzicka-Strugała I, Karpiński TM, et al. Bacillus oleronius and Demodex mite infestation in patients with chronic blepharitis. *Clin Microbiol Infect.* 2012;18(10):1020–1025.

Dourmishev AL, Dourmishev LA, Schwartz RA. Ivermectin: pharmacology and application in dermatology. *Int J Dermatol.* 2005;44(12):981–988.

Suerbaum S, Michetti P. Helicobacter pylori infection. *N Engl J Med.* 2002;347(15):1175–1186. doi:10.1056/NEJMra020542.

Nakajima S, Bamba N, Hattori T. Histological aspects and role of mast cells in Helicobacter pylori-infected gastritis. *Aliment Pharmacol Ther.* 2004;20(suppl 1):165–170.

Crabtree JE, Wyatt JI, Trejdosiewicz LK, et al. Interleukin-8 expression in Helicobacter pylori-infected, normal, and neoplastic gastroduodenal mucosa. *J Clin Pathol.* 1994;47(1):61–66.

Syder NC, Quarshie C, Elbuluk N. Disorders of facial hyperpigmentation. *Dermatol Clin.* 2023;41:393–405.

Tschachler E, Morizot F. Ethnic differences in skin aging. In: Gilchrest BA, Krutmann J, editors. *Skin Aging*, Springer-Verlag; 2006:23–31.

Goh SH. The treatment of visible signs of senescence: the Asian experience. *Br J Dermatol.* 1990;122:105–109.

Kang, S., Goldfarb, M. T., Weiss, J. S., Metz, R. D., Hamilton, T. A., Voorhees, J. J., & Griffiths, C. E. (2003). Assessment of adapalene gel for the treatment of actinic keratoses and lentigines: a randomized trial. *Journal of the American Academy of Dermatology, 49*(1), 83–90.

Praetorius, C., Sturm, R. A., & Steingrimsson, E. (2014). Sun-induced freckling: ephelides and solar lentigines. *Pigment Cell & Melanoma Research, 27*(3), 339–350.

Bala, H. R., Lee, S., Wong, C., Pandya, A. G., & Rodrigues, M. (2018). Oral tranexamic acid for the treatment of melasma: a review. *Dermatologic Surgery, 44*(6), 814–825.

González-Molina, V., Martí-Pineda, A., & González, N. (2022). Topical treatments for melasma and their mechanism of action. *The Journal of Clinical and Aesthetic Dermatology, 15*(5), 19–28.

Halder, R. M., & Richards, G. M. (2004). Topical agents used in the management of hyperpigmentation. *Skin Therapy Letter, 9*(6), 1–3.

Zolghadri, S., Bahrami, A., Tareq, M., Khan, H., Munoz, J., Garcia, M., Garcia-Canovas, F. and Akbar Sabourye, A. (2019). A comprehensive review on tyrosinase inhibitors. *J Enzyme Inhib Med Chem. 34*(1), 279–309.

Kang, M. H., Jang, G. Y., Ji, Y. J., Lee, J. H., Choi, S. J., Hyun, T. K., & Kim, H. D. (2021). Antioxidant and anti-melanogenic activities of heat-treated licorice (Wongam, Glycyrrhiza glabra × G. uralensis) extract. *Current Issues in Molecular Biology, 43*(2), 1171–1187.

Garcia, A., & Fulton Jr, J. E. (1996). The combination of glycolic acid and hydroquinone or kojic acid for the treatment of melasma and related conditions. *Dermatologic Surgery, 22*(5), 443–447.

Babbush, K. M., Babbush, R. A., & Khachemoune, A. (2021). Treatment of melasma: a review of less commonly used antioxidants. *International Journal of Dermatology, 60*(2), 166–173.

Chaowattanapanit, S., Silpa-Archa, N., Kohli, I., Lim, H. W., Hamzavi, I. Postinflammatory hyperpigmentation: A comprehensive overview: Treatment options and prevention. *J Am Acad Dermatol. 2017 Oct; 77*(4): 607–621.

Lima, P. B., Dias, J. A. F., Esposito, A. C. C., Miot, L. D. B., & Miot, H. A. (2021). French maritime pine bark extract (pycnogenol) in association with triple combination cream for the treatment of facial melasma in women: a double-blind, randomized, placebo-controlled trial. *Journal of the European Academy of Dermatology and Venereology, 35*(2), 502–508.

Marini, A., Grether-Beck, S., Jaenicke, T., Weber, M., Burki, C., Formann, P., Brenden, H., & Krutmann, J. (2012). Pycnogenol® effects on skin elasticity and hydration coincide with increased gene expressions of collagen type I and hyaluronic acid synthase in women. *Skin Pharmacology and Physiology, 25*(2), 86–92.

Handog, E. B., Galang, D. A. V. F., De Leon-Godinez, M. A., & Chan, G. P. (2009). A randomized, double-blind, placebo-controlled trial of oral procyanidin with vitamins A, C, E for melasma among Filipino women. *International*

Journal of Dermatology, 48(8), 896–901.

Grether-Beck, S., Marini, A., Jaenicke, T., & Krutmann, J. (2016). French maritime pine bark extract (Pycnogenol®) effects on human skin: Clinical and molecular evidence. *Skin Pharmacology and Physiology, 29*(1), 13–17.

Imokawa, G., & Mishima, Y. (1985). Analysis of tyrosinases as asparagin-linked oligosaccharides by concanavalin A lectin chromatography: appearance of new segment of tyrosinases in melanoma cells following interrupted melanogenesis induced by glycosylation inhibitors. *Journal of Investigative Dermatology, 85*(2), 165–168.

Bissett, D. L. (2006). Glucosamine: an ingredient with skin and other benefits. *Journal of Cosmetic Dermatology, 5*(4), 309–315.

Pourang, A., Dourra, M., Ezekwe, N., Kohli, I., Hamzavi, I., & Lim, H. W. (2021). The potential effect of Polypodium leucotomos extract on ultraviolet- and visible light-induced photoaging. *Photochemical & Photobiological Sciences, 20*(9), 1229–1238.

Nestor, M., Bucay, V., Callender, V., Cohen, J. L., Sadick, N., & Waldorf, H. (2014). Polypodium leucotomos as an adjunct treatment of pigmentary disorders. *The Journal of Clinical and Aesthetic Dermatology, 7*(3), 13–17.

Duperray, J., Sergheraert, R., Chalothorn, K., Tachalerdmanee, P., & Perin, F. (2022). The effects of the oral supplementation of L-Cystine associated with reduced L-Glutathione-GSH on human skin pigmentation: a randomized, double-blinded, benchmark- and placebo-controlled clinical trial. *Journal of Cosmetic Dermatology, 21*(2), 802–813.

Ashbee, H. R., & Evans, E. G. V. (2002). Immunology of diseases associated with Malassezia species. *Clinical Microbiology Reviews, 15*(1), 21–57.

McDaniel, D. H. (2009). Clinical safety and efficacy in photoaged skin with coffeeberry extract, a natural antioxidant. *Cosmetic Dermatology-Cedar Knolls, 22*(12), 610–610.

Ko, D., Wang, R. F., Ozog, D., Lim, H. W., & Mohammad, T. F. (2023). Disorders of hyperpigmentation. Part II. Review of management and treatment options for hyperpigmentation. *Journal of the American Academy of Dermatology, 88*(2), 291–320. https://www.jaad.org/action/showPdf?pii=S 0190–9622 %2822 %2900252-3.

Choi, J. Y., Ha, J. W., & Boo, Y. C. (2024). Multifaceted Effects of L-Cysteine, L-Ascorbic Acid, and Their Derivatives on the Viability and Melanin Synthesis of B16/F10 Cells under Different Conditions. *Antioxidants, 13*(3), 330.

Marcílio Cândido, T., Bueno Ariede, M., Vieira Lima, F., de Souza Guedes, L., Valéria Robles Velasco, M., Rolim Baby, A., Rosado, C. (2022). Dietary Supplements and the Skin: Focus on Photoprotection and Antioxidant Activity. *A Review Nutrients*, 14(6), 1248.

Espósito, A. C. C., Cassiano, D. P., da Silva, C. N., Lima, P. B., Dias, J. A. F., Hassun, K., Bagatin, E., Miot, L. D. B., Miot, H. A. Update on Melasma-Part I: Pathogenesis. *Dermatol Ther (Heidelb). 222. Sep.*; 12(9): 1967–1988.

Brenner, M., Hearing, V. J., Modifying skin pigmentation – approaches through intrinsic biochemistry and exogenous agents. *Drug Discov Today Dis Mech. 2008; 5*(2): e189–e199.

Lee, A. Y. Recent progress in melasma pathogenesis. *Pigment Cell & Melanoma Res. 215. Nov.; 28*(6): 648–60.

Hakozaki, T., Minwalla, L., Zhuang, J., Chhoa, M., Matsubara, A., Miyamoto, K., Greatens, A., Hillebrand, G. G., Bissett, D. L., & Boissy, R. E. (2002). The effect of niacinamide on reducing cutaneous pigmentation and suppression of melanosome transfer. *British Journal of Dermatology, 147*(1), 20–31.

McKesey, J., Tovar-Garza, A., & Pandya, A. G. (2020). Melasma treatment: an evidence-based review. *American Journal of Clinical Dermatology, 21*, 173–225.

Juhasz, M. L., & Levin, M. K. (2018). The role of systemic treatments for skin lightening. *Journal of Cosmetic Dermatology, 17*(6), 1144–1157.

Gaćina, K., & Ćosić, A. K. (2023). The Use of Tranexamic Acid in Dermatology. *Acta Clinica Croatica, 62*(2), 368.

Cassiano, D. P., Espósito, A. C. C., da Silva, C. N., Lima, P. B., Dias, J. A., Hassun, K., Miot, L. D. B., Miot, H. A., & Bagatin, E. (2022). Update on melasma— part II: treatment. *Dermatology and Therapy, 12*(9), 1989–2012.

Falten Teil 1 - Kollagen- und Volumenverlust

Bissett, D. L. (2006). Glucosamine: an ingredient with skin and other benefits. *Journal of Cosmetic Dermatology, 5*(4), 309–315.

Oliva, F., Gallorini, M., Antonetti Lamorgese Passeri, C., Gissi, C., Ricci, A., Cataldi, A., Colosimo, A., & Berardi, A. C. (2020). Conjugation with methylsulfonylmethane improves hyaluronic acid anti-inflammatory activity in a hydrogen peroxide-exposed tenocyte culture in vitro model. *International Journal of Molecular Sciences, 21*(21), 7956.

Muizzuddin, N., & Benjamin, R. (2022). Beauty from within: Oral administration of a sulfur-containing supplement methylsulfonylmethane improves signs of skin ageing. *International Journal for Vitamin and Nutrition Research, 92*(3–4), 182–191.

Chu, S. G., Chang, Y. J., Ryu, J. Y., Lee, J. S., Choi, K. Y., Chung, H. Y., Cho, B. C., & Yang, J. D. (2022). Effects of methylsulfonylmethane on UVB-induced skin damage: An experimental study in a mouse model. *in vivo, 36*(6), 2714–2721.

Fang, L., Roth, M., S'ng, C. T., Tamm, M., Han, B., & Hoang, B. X. (2021). Zinc salicylate reduces airway smooth muscle cells remodelling by blocking mTOR and activating p21 (Waf1/Cip1). *The Journal of Nutritional Biochemistry, 89*, 108563.

Liu, W., Pan, X., Vierkötter, A., Guo, Q., Wang, X., Wang, Q., Seité, S., Moyal, D., Schikowski, T., & Krutmann, J. (2018). A time-series study of the effect of air pollution on outpatient visits for acne vulgaris in Beijing. *Skin Pharmacology and Physiology, 31*(2), 107–113.

Sadick, N. S., Karcher, C., & Palmisano, L. (2009). Cosmetic dermatology of the aging face. *Clinics in Dermatology, 27*(3), 3–12.

Simpson, C. R., Kohl, M., Essenpreis, M., & Cope, M. (1998). Near-infrared optical properties of ex vivo human skin and subcutaneous tissues measured using the Monte Carlo inversion technique. *Physics in Medicine & Biology, 43*(9), 2465.

Nam, C. H., Park, B. C., Kim, M. H., Choi, E. H., & Hong, S. P. (2017). The efficacy and safety of 660 nm and 411 to 777 nm light-emitting devices for treating wrinkles. *Dermatologic Surgery, 43*(3), 371–380.

Calderhead, R. G., & Vasily, D. B. (2016). Low level light therapy with light-emitting diodes for the aging face. *Clinics in Plastic Surgery, 43*(3), 541–550.

Glass, G. E. (2021). Photobiomodulation: A review of the molecular evidence for low level light therapy. *Journal of*

Plastic, Reconstructive & Aesthetic Surgery, 74(5), 1050–1060.

Couturaud, V., Le Fur, M., Pelletier, M., & Granotier, F. (2023). Reverse skin aging signs by red light photobiomodulation. *Skin Research and Technology, 29*(7), e13391.

Narda, M., Trullas, C., Brown, A., Piquero-Casals, J., Granger, C., & Fabbrocini, G. (2021). Glycolic acid adjusted to pH 4 stimulates collagen production and epidermal renewal without affecting levels of proinflammatory TNF-alpha in human skin explants. *Journal of Cosmetic Dermatology, 20*(2), 513–521.

Denda, S., Denda, M., Inoue, K., & Hibino, T. (2010). Glycolic acid induces keratinocyte proliferation in a skin equivalent model via TRPV1 activation. *Journal of Dermatological Science, 57*(2), 108–113.

Okano, Y., Abe, Y., Masaki, H., Santhanam, U., Ichihashi, M., & Funasaka, Y. (2003). Biological effects of glycolic acid on dermal matrix metabolism mediated by dermal fibroblasts and epidermal keratinocytes. *Experimental Dermatology, 12*, 57–63.

Ditre, C. M., Griffin, T. D., Murphy, G. F., Sueki, H., Telegan, B., Johnson, W. C., Yu, R. J., & Van Scott, E. J. (1996). Effects of α-hydroxy acids on photoaged skin: A pilot clinical, histologic, and ultrastructural study. *Journal of the American Academy of Dermatology, 34*(2), 187–195.

Hong, J. Y., Kwon, T. R., Kim, J. H., Lee, B. C., & Kim, B. J. (2020). Prospective, preclinical comparison of the performance between radiofrequency microneedling and microneedling alone in reversing photoaged skin. *Journal of Cosmetic Dermatology, 19*(5), 1105–1109.

Sasaki, G. H. (2019, September). The significance of trans-epidermal water loss after microneedling and microneedling-radiofrequency procedures: histological and IRB-approved safety study. *Aesthetic Surgery Journal Open Forum* (Vol. 1, No. 3, p. ojz017). US: Oxford University Press.

Bernstein, E. F., Lee, J., Brown, D. B., Yu, R., & Van Scott, E. (2001). Glycolic acid treatment increases type I collagen mRNA and hyaluronic acid content of human skin. *Dermatologic Surgery, 27*(5), 429–433.

Moy, L. S., Murad, H., & Moy, R. L. (1993). Glycolic acid peels for the treatment of wrinkles and photoaging. *Dermatologic Surgery, 19*(3), 243–246.

Biesman, B. S., Green, J. B., George, R., Jacob, C., Palm, M., Jones, D. H., Grunebaum, L., Beer, K., Cho, Y., Joseph, J., Almegard, B., Weinberg, F., & Bromée, T. (2024). A multicenter, randomized, evaluator-blinded study to examine the safety and effectiveness of hyaluronic acid filler in the correction of infraorbital hollows. *Aesthetic Surgery Journal*, sjae073.

Zhou, X., Yi, Y., Liu, Z., Zhang, Q., Wu, Y., & Luo, X. (2024). Clinical efficacy and safety of composite non-cross-linked hyaluronic acid for treating tear trough lower eyelid bag deformity. *Journal of Cosmetic Dermatology*.

Zaccaria, G., Dotti, A., Benanti, E., Vigliarolo, C., & Vaienti, L. (2024). A treatment algorithm for hyaluronic acid filler related complications of the face. *Journal of Plastic, Reconstructive & Aesthetic Surgery*, 207–217.

Tang, S. C., Tang, L. C., Liu, C. H., Liao, P. Y., Lai, J. C., & Yang, J. H. (2019). Glycolic acid attenuates UVB-induced aquaporin-3, matrix metalloproteinase-9 expression, and collagen degradation in keratinocytes and mouse skin. *Biochemical Journal, 476*(10), 1387–1400.

Ana Belén Uceda, Laura Mariño, Rodrigo Casasnovas, Miquel Adrover. An overview on glycation: molecular mechanisms, impact on proteins, pathogenesis, and inhibition. *Biophys Rev. 2024. Apr.; 16(2)*: 189–218. Published online 2024. Apr. 12.

Aschner M, Skalny AV, Gritsenko VA, Kartashova OL, Santamaria A, Rocha JBT, Spandidos DA, Zaitseva IP, Tsatsakis A, Tinkov AA. Role of gut microbiota in the modulation of the health effects of advanced glycation end-products (Review). *Int J Mol Med.* 2023 May;51(5):44.

Cassuto D., Cigni C., Bellia G., Schiraldi C. Restoring adipose tissue homeostasis in response to aging: Initial clinical experience with Profhilo Structura®. *Gels. 2023;9*:614.

Sparavigna A. Long-term efficacy and tolerance of high- and low-molecular-weight hyaluronans (Profhilo®) intradermal injections. *J. Plast. Pathol. Dermatol. 2022;18*:185–191.

Falten Teil 2 - Mimikfalten

Small, R. (2014). Botulinum toxin injection for facial wrinkles. *American Family Physician, 90*(3), 168–175.

Carruthers, J., & Carruthers, A. (2006). The use of botulinum toxin type A in the upper face. *Facial Plastic Surgery Clinics, 14*(3), 253–260.

McConaghy, J. R., & Fosselman, D. (2018). Hyperhidrosis: management options. *American Family Physician, 97*(11), 729–734.

Rempel, L., Malik, R. N., Shackleton, C., Calderón-Juárez, M., Sachdeva, R., & Krassioukov, A. V. (2024). From Toxin to Treatment: A Narrative Review on the Use of Botulinum Toxin for Autonomic Dysfunction. *Toxins, 16*(2), 96.

Rystedt, A., Karlqvist, M., Bertilsson, M., Naver, H., & Swartling, C. (2013). Effect of botulinum toxin concentration on reduction in sweating: a randomized, double-blind study. *Acta Dermato-Venereologica, 93*(6), 674–678.

Spiegel, L. L., Ostrem, J. L., & Bledsoe, I. O. (2020). FDA approvals and consensus guidelines for botulinum toxins in the treatment of dystonia. *Toxins, 12*(5), 332.

Cavallini, M., Cirillo, P., Fundarò, S. P., Quartucci, S., Sciuto, C., Sito, G., Tonini, D., Trocchi, G., & Signorini, M. (2014). Safety of botulinum toxin A in aesthetic treatments: a systematic review of clinical studies. *Dermatologic Surgery, 40*(5), 525–536.

Dorizas, A., Krueger, N., & Sadick, N. S. (2014). Aesthetic uses of the botulinum toxin. *Dermatologic Clinics, 32*(1), 23–36.

Stotland, M. A., Kowalski, J. W., & Ray, B. B. (2007). Patient-reported benefit and satisfaction with botulinum toxin type A treatment of moderate to severe glabellar rhytides: results from a prospective open-label study. *Plastic and Reconstructive Surgery, 120*(5), 1386–1393.

Carruthers, J. A., Lowe, N. J., Menter, M. A., Gibson, J., Nordquist, M., Mordaunt, J., Walker, P., Eadie, N., & Group, B. G. L. I. S. (2002). A multicenter, double-blind, randomized, placebo-controlled study of the efficacy and safety of botulinum toxin type A in the treatment of glabellar lines. *Journal of the American Academy of Dermatology, 46*(6), 840–849.

Ascher, B., Talarico, S., Cassuto, D., Escobar, S., Hexsel, D., Jaén, P., Monheit, G. D., Rzany, B., & Viel, M. (2010). International consensus recommendations on the aesthetic usage of botulinum toxin type A (Speywood Unit) – part I: upper facial wrinkles. *Journal of the European Academy of Dermatology and Venereology, 24*(11), 1278–1284.

Dressler, D., & Benecke, R. (2007). Pharmacology of therapeutic botulinum toxin preparations. *Disability and Rehabilitation, 29*(23), 1761–1768.

Blasi, J., Chapman, E. R., Link, E., Binz, T., Yamasaki, S., Camilli, P. D., Südhof, T. C., Niemann, H., & Jahn, R. (1993). Botulinum neurotoxin A selectively cleaves the synaptic protein SNAP-25. *Nature, 365*(6442), 160–163.

Dressler, D. (2012). Clinical applications of botulinum toxin. *Current Opinion in Microbiology, 15*(3), 325–336.

Jankovic, J. (2017). Botulinum toxin: State of the art. *Movement Disorders, 32*(8), 1131–1138.

Stephan, F., Habre, M., & Tomb, R. (2014). Clinical resistance to three types of botulinum toxin type A in aesthetic medicine. *Journal of Cosmetic Dermatology, 13*(4), 346–348.

Frevert, J. (2010). Content of botulinum neurotoxin in Botox®/Vistabel®, Dysport®/Azzalure®, and Xeomin®/Bocouture®. *Drugs in R & D, 10*, 67–73.

Whitcup, S. M. The History of Botulinum Toxins in Medicine: A Thousand Year Journey. *Handb Exp Pharmacol. 2021;263*:3–10.

França, K., Kumar, A., Fioranelli, M., Lotti, T., Tirant, M., Roccia, M. G. The history of Botulinum toxin: from poison to beauty. *Wien Med Wochenschr. 2017* Oct;*167*(Suppl 1):46–48.

Erbguth, F. J. Historical notes on botulism, Clostridium botulinum, botulinum toxin, and the idea of the therapeutic use of the toxin. *Mov Disord 2004;19*(Suppl. 8): 2–6.

Kreyden, O. P., Geiges, M. L., Böni, R., Burg, G. Botulinumtoxin: Vom Gift zum Medikament. Ein historischer Rückblick. *Hautarzt 2000; 51*: 733–737.

Steinbuch, J. G. Vergiftung durch verdorbene Würste. *Tübinger Blätter Naturwiss Arzneykunde 1817; 3*: 26–52.

Kerner, J. Vergiftung durch verdorbene Würste. *Tübinger Blätter Naturwiss Arzneykunde 1817; 3*: 1–25.

Kerner, J. *Neue Beobachtungen über die in Württemberg so häufig vorfallenden tödlichen Vergiftungen durch den Genuss geräucherter Würste.* Tübingen: Osiander, 1820.

Narben - die Zeichen der Vergangenheit

Saeg, F., Orazi, R., Bowers, G. M., & Janis, J. E. (2021). Evidence-based nutritional interventions in wound care. *Plastic and Reconstructive Surgery, 148*(1), 226–238.

Aschoff, R. (2014). Therapie hypertropher Narben und Keloide. *Der Hautarzt, 65*(12), 1067–1079.

Mustoe, T. A., Cooter, R. D., Gold, M. H., Hobbs, F. R., Ramelet, A. A., Shakespeare, P. G., Stella, M., Téot, L., Wood, F., Ziegler, U. E., & International Advisory Panel on Scar Management. (2002). International clinical recommendations on scar management. *Plastic and Reconstructive Surgery, 110*(2), 560–571.

Chung, V. Q., Kelley, L., Marra, D., & Jiang, S. (2006). Onion extract gel versus petrolatum emollient on new surgical scars: a prospective double-blinded study. *Dermatologic Surgery, 32*(2), 193–197.

Kerwin, L. Y., El Tal, A. K., Stiff, M. A., & Fakhouri, T. M. (2014). Scar prevention and remodeling: a review of the medical, surgical, topical and light treatment approaches. *International Journal of Dermatology, 53*(8), 922–936.

Juhasz, M. L., & Cohen, J. L. (2020). Microneedling for the treatment of scars: an update for clinicians. *Clinical, Cosmetic and Investigational Dermatology*, 997–1003.

Tan, M. G., Jo, C. E., Chapas, A., Khetarpal, S., & Dover, J. S. (2021). Radiofrequency microneedling: a comprehensive and critical review. *Dermatologic Surgery, 47*(6), 755–761.

Chopra, R., Punta, C., Leong, K., & Khachemoune, A. (2019, October). Efficacy of microneedling as monotherapy for atrophic acne scars: A systematic review and meta-analysis. *Journal of the American Academy of Dermatology, 81*(4), AB202–AB202.

Chandrashekar, B. S., Ashwini, K. R., Vasanth, V., & Navale, S. (2015). Retinoic acid and glycolic acid combination in the treatment of acne scars. *Indian Dermatology Online Journal, 6*(2), 84–88.

Moftah, N. H., El Khayyat, M. A., Ragai, M. H., & Alaa, H. (2018). Carboxytherapy versus skin microneedling in treatment of atrophic postacne scars: a comparative clinical, histopathological, and histometrical study. *Dermatologic Surgery, 44*(10), 1332–1341.

Alam, M., Han, S., Pongprutthipan, M., Disphanurat, W., Kakar, R., Nodzenski, M., Pace, N., Kim, N., Yoo, S., Veledar, E., Poon, E., & West, D. P. (2014). Efficacy of a needling device for the treatment of acne scars: a randomized clinical trial. *JAMA Dermatology, 150*(8), 844–849.

Meshkinpour, A., Ghasri, P., Pope, K., Lyubovitsky, J. G., Risteli, J., Krasieva, T. B., & Kelly, K. M. (2005). Treatment of hypertrophic scars and keloids with a radiofrequency device: a study of collagen effects. *Lasers in Surgery and Medicine: The Official Journal of the American Society for Laser Medicine and Surgery, 37*(5), 343–349.

Ruiz-Esparza, J., Barba Gomez, J. M., Rosales Berber, I. (2003). A possible role for non-ablative radiofrequency in the treatment of rosacea. *Journal of Drugs in Dermatology, 2*(6), 621–623.
Chandrashekar, B. S., Ashwini, K. R., Vasanth, V., & Navale, S. (2015). Retinoic acid and glycolic acid combination in the treatment of acne scars. *Indian Dermatology Online Journal, 6*(2), 84–88.
Loss, M. J., Leung, S., Chien, A., Kerrouche, N., Fischer, A. H., & Kang, S. (2018). Adapalene 0,3 % gel shows efficacy for the treatment of atrophic acne scars. *Dermatology and Therapy, 8*, 245–257.

Afra, T. P., Razmi, M., Narang, T., Dogra, S., & Kumar, A. (2019). Topical tazarotene gel, 0,1 %, as a novel treatment approach for atrophic postacne scars: a randomized active-controlled clinical trial. *JAMA Facial Plastic Surgery, 21*(2), 125–132.

Dréno, B., Bissonnette, R., Gagné-Henley, A., Barankin, B., Lynde, C., Kerrouche, N., & Tan, J. (2018). Prevention and reduction of atrophic acne scars with adapalene 0,3 %/benzoyl peroxide 2,5 % gel in subjects with moderate or severe facial acne: results of a 6-month randomized, vehicle-controlled trial using intra-individual comparison. *American Journal of Clinical Dermatology, 19*, 275–286.

Rana, S., Mendiratta, V., & Chander, R. (2017). Efficacy of microneedling with 70 % glycolic acid peel vs microneedling alone in treatment of atrophic acne scars – A randomized controlled trial. *Journal of Cosmetic Dermatology, 16*(4), 454–459.

Ash, K., Lord, J., Zukowski, M., & McDaniel, D. H. (1998). Comparison of topical therapy for striae alba (20 % glycolic acid/0,05 % tretinoin versus 20 % glycolic acid/10 % L-ascorbic acid). *Dermatologic Surgery, 24*(8), 849–856.

Berg, A., Peters, M., Deibert, P., König, D., & Birnesser, H. (2005). Bromelain – Overview and discussion of therapeutic application and its importance in sports medicine and sports traumatology.

Deutsche Zeitschrift für Sportmedizin, 56(1), 12–19.

Kamenícek, V., Holán, P., & Franěk, P. (2001). Systemic enzyme therapy in the treatment and prevention of post-traumatic and postoperative swelling. *Acta Chirurgiae Orthopaedicae et Traumatologiae Cechoslovaca, 68*(1), 45–49.

Sitohang, I. B. S., Sirait, S. A. P., & Suryanegara, J. (2021). Microneedling in the treatment of atrophic scars: a systematic review of randomised controlled trials. *International Wound Journal, 18*(5), 577–585.

Attia, E. (2024). Atrophic Postacne Scar Treatment: Narrative Review. *JMIR Dermatology, 7*, e49954.

Aust, M. C., Knobloch, K., Reimers, K., Redeker, J., Ipaktchi, R., Altintas, M. A., Gohritz, A., Schwaiger, N., & Vogt, P. M. (2010). Percutaneous collagen induction therapy: an alternative treatment for burn scars. *Burns, 36*(6), 836–843.

Zanon, E., Jungwirth, W., & Anderl, H. (1992). Cortisone jet injection as therapy of hypertrophic scars and keloids. *Handchir Mikrochir Plast Chir, 24*(2), 100–102.

Vaxman, F., Olender, S., Lambert, A., Nisand, G., Aprahamian, M., Bruch, J. F., Didier, E., Volkmar, P., & Grenier, J. F. (1995). Effect of pantothenic acid and ascorbic acid supplementation on human skin wound healing process: A double-blind, prospective and randomized trial. *European Surgical Research, 27* (3), 158–166.

Schneider, K. L., & Yahia, N. (2019). Effectiveness of arginine supplementation on wound healing in older adults in acute and chronic settings: a systematic review. *Advances in Skin & Wound Care, 32*(10), 457–462.

Chu, A. S., & Delmore, B. (2021). Arginine: what you need to know for pressure injury healing. *Advances in Skin & Wound Care, 34*(12), 630–636.

Spider Veins – die Spinnchen auf der Haut

Kikuchi, R., Grill, M. H., Caffaro, R. A., Silva, M. A., Neves, S., Cardoso, R. C., Ribeiro, C. M., da Silva, V. S., & Ramacciotti, E. (2023). Effects of long-pulsed 1064-nm Nd:YAG laser on telangiectasias and reticular veins: a human in-vivo histological study. *International Angiology: A Journal of the International Union of Angiology.*

Aslam, M. R., Muhammad Asif, H., Ahmad, K., Jabbar, S., Hayee, A., Sagheer, M. S., Rehman, J. U., Khalid, S., Hashmi, A. S., Rajpoot, S. R., & Sharif, A. (2022). Global impact and contributing factors in varicose vein disease development. SAGE Open *Medicine, 10*, 20503121221118992.

Pfisterer, L., König, G., Hecker, M., & Korff, T. (2014). Pathogenesis of varicose veins – lessons from biomechanics. *Vasa, 43*(2), 88–99.

Ross, E. V., & Domankevitz, Y. (2003). Laser leg vein treatment: a brief overview. *Journal of Cosmetic and Laser Therapy, 5*(3–4), 192–197.

Musil, D., Kaletova, M., & Herman, J. (2011). Age, body mass index and severity of primary chronic venous disease. *Biomed Pap Med Fac Univ Palacky Olomouc Czech Repub, 155*(4), 367–71.

Scovell, S., & Dover, J. S. (2022). Injection sclerotherapy techniques for the treatment of telangiectasias, reticular veins, and small varicose veins. Sclerotherapy of varicose veins and spider veins. *Radiological Society of North America.* https://www.radiologyinfo.org/en/info/sclerotherapy. Accessed Nov. 11, 2022.

Kang, S., et al., eds. Treatment of varicose veins and telangiectatic lower-extremity vessels. *Fitzpatrick's Dermatology. 9th ed.* McGraw Hill; 2019.

de Ávila Oliveira, R., Riera, R., Vasconcelos, V., & Baptista-Silva, J. C. (2021). Injection sclerotherapy for varicose veins. *Cochrane Database of Systematic Reviews*, (12).

Friedmann, D. P., Mishra, V., Hsu, J. S. Treatment of Varicose Veins and Telangiectatic Lower-Extremity Vessels. In: Kang, S., Amagai, M., Bruckner, A. L., Enk, A. H., Margolis, D. J., McMichael, A. J., Orringer, J. S., eds. *Fitzpatrick's Dermatology, 9th ed.* McGraw Hill; 2019: Chapter 212. Accessed 6/12/2022.

Watson, J. J., & Mansour, M. A. (2017). Cosmetic sclerotherapy. *Journal of Vascular Surgery: Venous and Lymphatic Disorders, 5*(3), 437–445.

Goldman, M. P., & Weiss, R. A. (2017). *Sclerotherapy: Treatment of Varicose and Telangiectatic Leg Veins (Expert Consult).* 6th ed. Elsevier Health Sciences.

Cornu-Thenard, A., Boivin, P., Baud, J. M., de Vincenzi, I., & Carpentier, P. H. (1994). Importance of the familial factor in varicose disease: clinical study of 134 families. *Dermatologic Surgery, 20*(5), 318–326.

Bossart S, Daneluzzi C, Cazzaniga S, Ramelet AA, Uthoff H, Seyed Jafari SM, Baumgartner M, Hunger RE, Heidemeyer K, Willenberg T. Skin hyperpigmentation after sclerotherapy with polidocanol: A systematic review. *J Eur Acad Dermatol Venereol.* 223. Feb.;37(2):274–283.

Gibson, K., & Gunderson, K. (2018). Liquid and foam sclerotherapy for spider and varicose veins. *Surgical Clinics, 98*(2), 415–429.

Haarentfernung – wie das Stachelschweinchen zur Nacktschnecke wird

Camargo Jr, F. B., Gaspar, L. R., & Maia Campos, P. M. (2011). Skin moisturizing effects of panthenol-based formulations. *Journal of cosmetic science, 62*(4), 361.

Paasch, U., Zidane, M., Baron, J. M., Bund, T., Cappius, H. J., Drosner, M., Feise, K., Fischer, T., Gauglitz, G., Gerber, P. A., Grunewald, S., Herberger, K., Jung, A., Karsai, S., Kautz, G., Philipp, C., Schädel, D., Seitz, A. T., & Nast, A. (2022). S2k-Leitlinie: Lasertherapie der Haut. *JDDG: Journal der Deutschen Dermatologischen Gesellschaft, 20*(9), 1248–1270.

Anderson, R. R., & Parrish, J. A. (1983). Selective photothermolysis: precise microsurgery by selective absorption of pulsed radiation. *Science, 220*(4596), 524–527.

Adotama, P., Papac, N., Alexis, A., Wysong, A., & Collins, L. (2021). Common dermatologic procedures and the associated complications unique to skin of color. *Dermatologic Surgery, 47*(3), 355–359.

Town, G., Ash, C., Dierickx, C., Fritz, K., Bjerring, P., & Haedersdal, M. (2012). Guidelines on the safety of light-based home-use hair removal devices from the European Society for Laser Dermatology. *Journal of the European Academy of Dermatology and Venereology, 26*(7), 799–811.

Braynova, I., Timonov, P., Fasova, A., & Alexandrov, A. (2023). Severe burns of the genital area after laser hair removal: a case report. *Cureus, 15*(10).

Gan, S. D., & Graber, E. M. (2013). Laser hair removal: a review. *Dermatologic Surgery, 39*(6), 823–838.

Haedersdal, M., & Gøtzsche, P. C. (2006). Laser and photoepilation for unwanted hair growth. *Cochrane Database of Systematic Reviews*, (4).

Shapiro, J., & Lui, H. (2005). Treatments for unwanted facial hair. *Skin Therapy Letter, 10*(10), 1–4.

Dierickx, C. C. (2000, December). Hair removal by lasers and intense pulsed light sources. *Seminars in Cutaneous Medicine and Surgery* (Vol. 19, No. 4, pp. 267–275).

McDaniel, D. H., Lord, J., Ash, K., Newman, J., & Zukowski, M. (1999). Laser hair removal: a review and report on the use of the long-pulsed alexandrite laser for hair reduction of the upper lip, leg, back, and bikini region. *Dermatologic Surgery, 25*(6), 425–430.

Lask, G., Elman, M., Slatkine, M., Waldman, A., & Rozenberg, Z. (1997). Laser-assisted hair removal by selective photothermolysis: preliminary results. *Dermatologic Surgery, 23*(9), 737–739.

Kao YC, Lin DZ, Kang YN, Chang CJ, Chiu WK, Chen C. Efficacy of laser in hair removal: a network meta-analysis. *J Cosmet Laser Ther*. 2023 May 19;25(1–4):7–19.

Abbas MA, Mohammad NK. Severe retinal damage and choroidal neovascularization following accidental laser exposure during hair removal: a case report. *Cureus*. 2024. Sep. 10;16(9):e69075.

Gold MH, Weiss E, Biron J. Novel laser hair removal in all skin types. *J Cosmet Dermatol*. 2023. Apr.;22(4):1261–1265.

Tätowierungen entfernen – wenn man seine Meinung ändert

Naga, L. I., & Alster, T. S. (2017). Laser tattoo removal: an update. *American Journal of Clinical Dermatology, 18*, 59–65.

Pfirrmann, G., Karsai, S., Roos, S., Hammes, S., & Raulin, C. (2007). Tattoo removal – state of the art. *JDDG: Journal der Deutschen Dermatologischen Gesellschaft, 5*(10), 889–897.

Jimenez, G., Weiss, E., & Spencer, J. M. (2002). Multiple color changes following laser therapy of cosmetic tattoos. *Dermatologic Surgery, 28*(2), 177–179.

Cannarozzo, G., Negosanti, F., Sannino, M., Santoli, M., Bennardo, L., Banzola, N., Negosanti, L., & Nisticò, S. P. (2019). Q-switched Nd: YAG laser for cosmetic tattoo removal. *Dermatologic Therapy, 32*(5), e13042.

Henley, J. K., Zurfley, F., & Ramsey, M. L. (2022). Laser tattoo removal. *StatPearls [Internet]*. StatPearls Publishing.

Mariwalla, K., & Dover, J. S. (2006). The use of lasers for decorative tattoo removal. *Skin Therapy Letter, 11*(5), 8–11.

Paasch, U., Zidane, M., Baron, J. M., Bund, T., Cappius, H. J., Drosner, M., Feise, K., Fischer, T., Gauglitz, G., Gerber, P. A., Grunewald, S., Herberger, K., Jung, A., Karsai, S., Kautz, G., Philipp, C., Schädel, D., Seitz, A. T., & Nast, A. (2022). S2k-Leitlinie: Lasertherapie der Haut. *JDDG: Journal der Deutschen Dermatologischen Gesellschaft, 20*(9), 1248–1270.

Hernandez, L., Mohsin, N., Frech, F. S., Dreyfuss, I., Vander Does, A., & Nouri, K. (2022). Laser tattoo removal: laser principles and an updated guide for clinicians. *Lasers in Medical Science, 37*(6), 2581–2587.

Hirtler, P., & Serup, J. (2022). A practical approach to cosmetic tattoo removal with the Nd: YAG laser. *Current Problems in Dermatology, 56*, 259–267.

Hsu, V. M., Aldahan, A. S., Mlacker, S., Shah, V. V., & Nouri, K. (2016). The picosecond laser for tattoo removal. *Lasers in Medical Science, 31*, 1733–1737.

Zenzie, H. H., Altshuler, G. B., Smirnov, M. Z., & Anderson, R. R. (2000). Evaluation of cooling methods for laser dermatology. *Lasers in Surgery and Medicine: The Official Journal of the American Society for Laser Medicine and Surgery, 26*(2), 130–144.

Bernstein, E. F. (2007, August). Laser tattoo removal. *Seminars in Plastic Surgery*, 21(3), 175–192.

Kurniadi, I., Tabri, F., Madjid, A., Anwar, A. I., & Widita, W. (2021). Laser tattoo removal: fundamental principles and practical approach. *Dermatologic Therapy, 34*(1), e14418.

Dank

Besonderer Dank gilt natürlich meiner Mami und meinem Papa, die auf vieles verzichten mussten, damit ich dahin komme, wo ich jetzt bin. Ebenfalls danke ich meinem Ehemann Marcel, den ich über alles liebe und ohne dessen mentale Unterstützung, Verständnis, Zutun und Trost ich all das nie hätte erreichen können.

Meinem einzigartigen Team: Ein ganz besonderer Dank geht an Rahel Hogg, ohne die das Buch nie zustande gekommen wäre und die über Monate versucht hat, meine Worte zu ordnen – sowohl auf Papier als auch in der englischen Sprache. Danke, Rahel! Ein großes Dankeschön auch an Timon Oberholzer für die besten Design-, Koordinations- und AI-Lösungen, an Kevin Hogg und natürlich an meine Töchter Alexa und Kyra.

Professor Hartmann, Dr. Bossen, Professor Hetzer, Professor Sterry, Professor Laube, Professor DeBakey, Professor Kuppe, Professor Christophers, George L., Professor Roubini, Sandra Navidi, Thomas Sevcik, meinen Patient:innen, meinen TikTok-, YouTube- und Instagram-Fans, Professor Nast und der gesamten Charité-Clique sowie meinen Student:innen. Alle, die mich geprägt haben und prägen, an mich geglaubt haben und glauben und die mich unterstützen. Jede:r braucht Mentor:innen und Vorbilder; ich hoffe, ich kann all das auch weitergeben. Deshalb liegen mir gewisse Programme, die hoffentlich auch bald in den UN umgesetzt werden, sehr am Herzen, und ich hoffe, in der Welt noch mehr bewirken zu dürfen.

Schließlich auch an alle, die mein Buch in die Welt hinaustragen und es lesen: Vielen Dank!